中医历代肿瘤术语集

主　编　王笑民

副主编　杨国旺　刘　声　张　青

编　委　赵文硕　徐咏梅　富　琦　胡凤山

　　　　杨　中　许炜茹　杨　霖　张　怡

　　　　杨　永

中国中医药出版社
·北　京·

图书在版编目（CIP）数据

中医历代肿瘤术语集/王笑民主编．—北京：中国
中医药出版社，2019.2
ISBN 978－7－5132－5322－2

Ⅰ.①中… Ⅱ.①王… Ⅲ.①肿瘤—中医治疗法
Ⅳ.①R273

中国版本图书馆 CIP 数据核字（2018）第 253889 号

中国中医药出版社出版

北京市朝阳区北三环东路 28 号易亨大厦 16 层
邮政编码 100013
传真 010－64405750
山东临沂新华印刷物流集团有限责任公司 印刷
各地新华书店经销

开本 710×1000 1/16 印张 16 字数 219 千字
2019 年 2 月第 1 版 2019 年 2 月第 1 次印刷
书号 ISBN 978－7－5132－5322－2

定价 78.00 元
网址 www.cptcm.com

社 长 热 线 010－64405720
购 书 热 线 010－89535836
维 权 打 假 010－64405753

微信服务号 zgzyycbs
微商城网址 https://kdt.im/LIdUGr
官 方 微 博 http://e.weibo.com/cptcm
天猫旗舰店网址 https://zgzyycbs.tmall.com

如有印装质量问题请与本社出版部联系（010－64405510）

内 容 提 要

　　本书系统整理了中医古籍中与现代肿瘤疾病相关术语 2000 余条，将所收集的词条根据肿瘤发生部位和人体生命功能系统相结合进行分类，按全身性、呼吸系统、消化系统、运动系统、泌尿及生殖系统、神经系统、内分泌系统、免疫系统肿瘤等分章；各词条下先对本词条进行古今释义，然后按照病因病机、治则治法、药物等收录古籍原文，方便读者查找。全书资料来源可靠，内容充实，具有较强的实用性和规范意义，可供中医院校师生、中医临床科研工作者阅读参考。

前　　言

　　中医学理论体系枝繁叶茂，肿瘤一词在古代虽未出现，但相关疾病在中医学古籍中有着众多的线索和依据。因历史条件所限，古人对肿瘤的认识不像现代肿瘤学那样分类清楚，表述确切；对肿瘤的论述，常和感染性疾病、炎性肿痛混杂在一起，而且恶性肿瘤与良性肿瘤往往不加区分。因此，要从古籍中抽提出与现代肿瘤疾病相对应的内容十分困难，不仅要耗费大量的时间和精力，还要求研究者既具备现代中医肿瘤病学的专业知识，又有较为深厚的中医古籍文献学基础。然而，随着学科专业的细化，同时具有这两种知识的人才少之又少，文献研究者虽有较好的校勘、考证、训诂等文献学基础，但缺乏现代肿瘤病学相关知识，难以准确把握古代文献描述的专科疾病，尤其是相关疾病的诊断和鉴别诊断等方面问题。鉴于此，北京中医医院肿瘤科与中国中医科学院文献所合作，采取中医肿瘤临床医生、中医古籍文献学者与信息研究者三方合作的方式开展中医肿瘤名词术语整理工作，将所得成果集结成书。肿瘤专业人员是研究工作的主导者，负责把握研究工作的总体方向，审核文献采集质量及术语的整理研究；文献研究人员负责文献调研、文献采集、标引加工；信息研究者负责数据维护。

　　首先，进行调研，挖掘古今文献中存在的与肿瘤疾病相关的文献词条。调研范围包括各类中医药、针灸及中西医结合杂志，古代文献，各级医药院校自编和统编教材，古代医家著述，当代中医学术著作等。凡属传统中医外科和癥瘕积聚、各类肿痛、胁痛及黄疸、鼓胀等疾病均是调研的目标文献。涉及各类中医药词典近 10 种；专著有郁仁存主编《中医肿瘤学》、周宜强主编《实用中医肿瘤学》、何裕民主编《现代中医肿瘤学》、周岱翰主编《中医肿瘤学》、余桂清主编《历代中医肿瘤案论选萃》等；论文方面，则利用"大成老旧期刊网""全国报刊索引"等期刊数据库，调研了民国时期与肿瘤相关论文，利用中国知网、万方数据库等，调研了1950年至今的肿瘤专题文献上百篇。在这些研究成果的基础上，初步列出与肿瘤相关的词汇150余条，并对这些词条进行了学科分类，以肿瘤发生部位和人体生命功能系统相结合进行分类，与临床直接对应，方便查阅。

之后，按照词表进行文献样本采集，文献涉及的时间从秦汉到民国，文献类型包括医经、方书、医案及各科专著，病种包括检索词表所列的各科疾病。

然后，对采集到的样本文献进行分析，抽提相关要素，如病名、病因病机、治则治法、方剂等。有些词汇的含义虽与现代肿瘤学相近，但并非肿瘤，既使同一个词汇，在不同著作中的解释也不尽相同，因此需要确定文献的纳入和排除标准。我们的纳入标准遵循就宽不就严的原则，只要与现代肿瘤学描述有关联的内容均可纳入，如果有关疾病描述中存在红、肿、热、痛等感染性表现者，或有明显的结核症状者均予以排除。

课题组文献检索尽量利用已有的电子资源，如《四库全书》《国家基本古籍数据库》《中华医典》等，可资查阅古籍总计达700余种。对于重点著作如《诸病源候论》《刘涓子鬼遗方》《备急千金要方》，特别是宋、元、明、清的外科学专著的相关章节，如宋代窦汉卿《疮疡经验全书》、明代陈实功《外科正宗》、清代《医宗金鉴·外科心法要决》等进行全文阅读，以便做到根据症状描述等综合信息进行收集，避免遗漏。对检索到的文献，进行校勘，疑问之处均核对版本可靠的纸质文献。共采集有效文献近3000条，在此基础上，进行甄别归类，以形成本书。

本书系统整理了中医古籍中与现代肿瘤疾病相关术语2000余条，将所收集的词条根据症状表述，并结合肿瘤发生部位和人体生命功能系统，按全身性、呼吸系统、消化系统、运动系统、泌尿及生殖系统、神经系统、内分泌系统、免疫系统肿瘤分章；各词条下先对本词条进行古今释义，然后按照病因病机、治则治法、药物等摘录古籍原文，方便读者查找。所涉及的古籍，在首次出现处注明作者及朝代，再次出现处仅写书名。全书资料来源可靠，内容充实，具有较强的实用性和规范意义，可供中医院校师生、中医临床科研工作者阅读参考。可以说本书为肿瘤术语的研究提供丰富的文献基础。同时通过对古今文献中有关肿瘤疾病内容的整理、分析，为全面了解中医治疗恶性肿瘤的历史、进展及存在问题提供借鉴。

谨借此机会，向参与本课题的各位老师及本书的编写人员致以崇高的敬意，感谢各位的辛苦劳动。

编　者

2018 年 10 月

目　　录

第三章 消化系统肿瘤

第四章　运动系统肿瘤

第五章 泌尿及生殖系统肿瘤

第六章 神经系统肿瘤

第七章 内分泌系统肿瘤

第八章　免疫系统肿瘤

第一章 全身性肿瘤

第一节 瘤

【古今释义】

"瘤"出自东汉许慎《说文解字》，又名"瘤赘"，是指在体表生长的赘生物，发生于体表或某组织中的一类肿块状病变，软硬不一，痛或不痛。南北朝萧统《文选笺证》中按其形态特征描述为："肉凸曰瘤，凸即肿也，肉凸谓之瘤。瘤者，皮肉中忽肿起，初如梅李大，渐长大，不痛不痒，又不结强。言留结不散，谓之为瘤。不治乃至堰大则不复消，不能杀人亦慎，不可辄破。"

根据形状和病因的不同，以及所在组织（皮、脉、肉、筋、骨）配合五脏分"气瘤""肉瘤""筋瘤""血瘤""骨瘤""石瘤"和"脂瘤"等。

【病因病机】

瘤可由气血凝滞结成，如汉代刘熙在《释名》中载："瘤，流也，血流聚所生瘤肿也，赘属也，横生一肉属着体也。"如果发展缓慢，没有自觉症状，长期不易消散，大都属于良性肿瘤。多因七情劳欲，复感外邪，脏腑失调，生痰聚瘀，气血凝结而成。

唐代王冰在《补注黄帝内经素问》中对瘤的病因做了系统概括，并给予了分类命名："夫病生之类其有四焉，一者始因气动而内有所成；二者不因气动而外有所成；三者始因气动而病生于内；四者不因气动而病生于外。夫因气动而内成者谓积、聚、癥、瘕、瘤、气、瘿、起、结核、癫痫之类也；外成者谓痈、肿、疮、疡、痂、疥、疽、痔、掉眩、浮肿、目赤、癥�、胕肿痛痒之类也；不因气动而病生于内者谓留饮、澼食、饥饱、劳损、宿食、霍乱、悲恐喜、怒思忧结之类也；生于外者谓瘴气、贼魅、虫蛇、蛊毒、蜚尸、鬼击、冲薄、坠堕、风寒、暑湿、斫射、刺割、棰朴之类也。"

宋代陈言在《三因极一病证方论》中认为，瘤之成主要是因腑脏受邪所致，因而曰："夫血气凝滞，结瘿瘤者，虽与痈疽不同，所因一也。瘿瘤受症，阳在六腑，流在经络，风寒湿热伤于心肝脾肾之经，血聚不散，日渐增长。"

宋代严用和在《济生方》中提出情志失调在瘿瘤形成过程中发挥着重要作用："夫瘿瘤者，多由喜怒不节忧思过度而成，而成斯疾焉。大抵人之气血循环，一身常欲无滞留之患，调摄失宜，气凝血滞，为瘿为瘤。"并对瘿和瘤做了区分和命名："瘿者多结于颈项之间，瘤者随气凝结于皮肉之中，忽然肿起，状如梅李子，久则滋长，气血凝滞结为瘿瘤。瘿则忧恚所生，多着于肩项，皮宽不急，槌槌而垂是也。瘤则随气留住，初作梅李之状，皮嫩而光，渐如杯卵是也。其肉色不变者谓之肉瘿，其筋脉呈露者谓之筋瘿，其赤脉交络者谓之血瘿，随忧愁而消长者，谓之气瘿，坚硬而不可移者，谓之石瘿。瘿之名有五者此也。一曰骨瘤，二曰脂瘤，三曰肉瘤，四曰脓瘤，五曰血瘤，六曰石瘤，瘤之种有六者此也。"

明代陈实功在《外科正宗》中将瘿瘤分阴阳："夫人生瘿瘤之症，非阴阳正气结肿，乃五脏瘀血、浊气、痰滞而成。瘿者阳也，色红而高突，或蒂小而下垂。瘤者阴也，色白而漫肿，亦无痒痛，人所不觉。"

清代吴谦《医宗金鉴》将瘤的病因分为内外两端："外因六邪，荣卫气血凝郁；内因七情，忧恚怒气，湿痰瘀滞，山风水气而成，皆不痛痒。"

【分　类】

唐代孙思邈在《备急千金要方》中将瘤分为"骨瘤、脂瘤、石瘤、肉瘤、脓瘤、血瘤"。

《三因极一病证方论》载："瘤者有六，骨瘤、脂瘤、肉瘤、脓瘤、血瘤，亦不可决溃，肉瘤尤不可治，治则杀人。惟脂瘤破而去其脂粉则愈。"

《济生方》亦载："瘿有五种，瘤有六证，五瘿者，石瘿、肉瘿、筋瘿、血瘿、气瘿是也；六瘤者，骨瘤、脂瘤、脓瘤、血瘤、石瘤、肉瘤是也。"

《医宗金鉴》中描述瘤有六种："坚硬紫色，累累青筋，盘曲若蚯蚓状者，又筋瘤，又名石瘤；微紫微红，软硬间杂，皮肤中隐隐若红丝纠缠，时时牵痛，误有触破，而血流不止者，名血瘤；或软如绵，或硬如馒，皮色如常，不紧不宽，始终只似覆肝，名肉瘤；软而不坚，皮色如常，随喜怒消长，无寒无热者，名气瘤，久日化脓流出，又名脓瘤也；形色紫黑，坚硬如石，疙瘩叠起，推之不移，昂昂坚贴于骨者，名骨瘤；软而不破，皮色淡红者，名脂瘤，即粉瘤也，六瘤之形色如此。"

【治则治法】

治瘤当从实际出发，审病因情状，辨内外深浅，把握恰当时机。

唐代王焘在《外台秘要》中论述治瘤当审坚软虚实为要："按之四边坚中软，此为有脓沈也。一边软，亦有脓。都坚者，此为疽核，或但有气也。都软者，此为有血，血瘤也。当审坚软虚实为要。若坚疽积久后，若更变熟，偏有软处，当软之，不可破者，疽当温暖裹置耳。若灸刺破疗，必暴剧不可救，及结筋、腄驰伪切肉、鼠乳，皆不当疗也。"另外，还应辨病之深浅："痈发肿高者病源浅，肿下者病源深；大热者易疗，小热者难疗；初便大痛伤肌，晚乃大痛伤骨。"并与其他痈脓疾病相鉴别，选择适宜的治疗措施："都坚者未有脓，半坚半软者有脓。发肿都软血瘤也，非痈。发肿以渐知，长引日月，亦不大热，时时牵痛，瘤也，非痈。……诸气结亦有肿，久久不消成痈，疗之宜散气。气已散，若初肿处有浮气，年衰皆发痈。疗之宜及年盛，并折散热，可无此忧。"治忌灸疗："无虚劳腹中疾，或发血瘤疮，疮状坟起，头黑正尔置，不当灸疗。疗之火熨便焦烂，剥刮去焦痂，则血泄不可禁，必死。痈起于节解，遇顽医不能即消，令至大脓者，岂膏药可得复生乎。"

另外，治疗还要重视固护中焦，慎用发表攻逐治法，如宋代杨士瀛《仁斋直指方》曰："瘿瘤二者虽无痛痒，最不可决破，决破则脓血崩溃，渗漏无已，必至杀人，其间肉瘤攻疗尤所不许，若夫脂瘤、气瘿随顺用药，尚庶几焉。"《外科正宗》曰："瘰疬痰注气痞瘿瘤之属，治法不必发表攻里，只当养气血，调经脉，健脾和中，行痰开郁治之，法为最善，此是三因理之尽矣。"

《外科正宗》认为治痈疽发背、脑疽对口、丹瘤、瘰疬、恶毒疔疮、湿痰流注及外科一切疮症当分新病和久病、未溃和已溃："未溃者即消，已成者即溃，宜宣热散风，行瘀活血，解毒消肿，疏通脏腑且药性平和，功效甚速。初起自无表里之症相兼，但结成形者，宜行散气血。已成无痛无痒或软或硬色白者，痰聚也，行痰顺气。已成色红坚硬渐大，微痒微疼者，补肾气活血散坚。形如茄蒂，瘤大下垂者，用药点其蒂茄落，生肌收敛已破，流脓不止，瘤仍不消，宜健脾胃为主，佐以化坚；已溃出血不常，瘤口开泛者，宜养血凉血，佐以清肝；溃后瘤肿渐消，脾弱不能收敛者，补肾气兼助脾胃。"

1. 方药

《外台秘要》收纳了生石灰煎治疗瘤赘、瘢痕、疵痣及痈疽恶肉等方：石灰一斗五升，湿桑灰四斗，柞栎灰四斗。上三味合九斗五升，以沸汤令浥浥调湿，纳甑中蒸之，从平旦至日中，还取釜中沸汤七斗，合甑三淋之，澄清纳铜器中，煎令至夜，斟量余五斗汁，微火徐徐煎，取一斗洗乱发干之，如鸡子大，内药中即消尽。又取五色彩，剪如韭叶大，量五寸，着药中，亦消尽。又令不强，药成以白罂子中贮之。作药时不得令妇人小儿鸡犬临见之。灰煎亦疗瘤，验。其肉瘤、石瘤，药敷之皆愈；其血瘤，瘤附左右胡脉，及上下悬痈、舌本诸险处，皆不可令消，消即血出不止，杀人，不可不详之。

《千金翼方》之陷脉散主"二十、三十年瘿瘤，及骨瘤、石瘤、肉瘤、脓瘤、血瘤或大如杯盂升斗，十年不差，致有漏溃，令人骨消肉尽，或坚或软或溃，令人惊惕，寐寤不安，体中瘈缩，愈而复发，疗之方。"

元代罗天益《卫生宝鉴》治瘤："土黄三钱，硇砂、雄黄各二钱另研，粉霜、轻粉各一钱，乳香、没药各半钱。上为末，假令瘤如胡桃大，用药末少许（半钱），用唾调如稀面糊，得所摊于瘤顶上如小钱大，唾湿纸花两重盖之，后用黄龙膏盖之，间日一度上药，次添药，彻的周回，大如韭叶，如此上之无度，复渐渐拆之，后根摇自然有裂萃，随后自然下来，大有神效。"

宋代唐慎微《证类本草》卷二将治疗瘤病的常用草药归纳为"小麦（微寒）、海藻（寒）、昆布（寒）、文蛤（平）、半夏（平生微寒熟温）、贝母（平微寒）、通草（平）、松萝（平）、连翘（平）、白头翁（温）、海蛤（平）、生姜（微温）"。

元代危亦林《世医得效方》以"大戟、芫花、甘遂为末，米醋调，别笔妆敷其中，不得近着甘草处，次日缩小，又以甘草膏妆小晕三次。中惟脂瘤决去其脂粉则愈"。

《外科正宗》"大田螺（五枚，去壳，日中线穿晒干）、白砒（一钱二分，面裹煨熟），冰片（一分），硇砂（二分）。用晒干螺肉切片同煨，白砒碾为细末，加硇片再碾，小罐密收，凡用时先用艾炷灸瘰病核上七壮，次后灸疮起泡，以小针挑破，将前药一二厘津唾调成饼，贴灸顶上，用绵纸以厚糊封贴核上，勿动泄气，七日后四边裂缝，再七日其核自落，换搽玉红膏。内服补药，兼助完口。此药又治瘿瘤，患大蒂小，及诸般高突异形难状者并效。"

2. 药线系瘤法

宋代窦汉卿《疮疡经验全书》："芫花根洗净，带湿不犯铁器，捣碎取汁，用生丝线浸汁一宿，以线系瘤上，一夜即落，不过二次，将龙骨、细茶、诃子末三味，敷疮口。如无根，以芫花煎浓汁浸之亦妙。下部痔亦可用。"

宋代苏轼《苏沈良方》："取稻上花蜘蛛十余个，置桃李枝上，候垂丝下，取东边者捻为线子，系定瘤子，七日候换，瘤子自落。花蜘蛛丝最毒，能系瘤断牛尾，人有小遗不幸而着阴，缠而后已切，宜慎之，曾有断其阴者。"

《外科正宗》："气瘿肿而绵软不痛者，血瘿肿而内垒成块者，顽毒结之日久，皮腐肉紫根硬，四边红丝缠绕者，以及结核之症渐大、渐痛、渐腐者，以上四症俱不可轻用针刀掘破，若妄用之，定然出血，不止者立危。但用针之法，妙在脓随针出而寂然无所知觉也。至于瘿、瘤、瘰疬诸痔诸漏，疔毒坚硬顽疮此等症者，若非线药之功亦不能刻期取效。夫线药乃有五六种难以概说，与其各病相应者，亦随症附例于各门以便选用。"

3. 针灸

《备急千金要方》："余三针者，正中破痈、坚、瘤结、息肉也。"

又："天府、臑会、气舍，主瘿瘤气咽肿（《针灸甲乙经》天府作天窗）。脑户、通天、消泺、天突，主颈有大气。通天主瘿，灸五十壮，堂羊屎灸一百壮。"

4. 外治

清代陈士铎《洞天奥旨》："统治各瘤神效，但不可治日久之瘤也。小瘤根细最效。水银一钱，儿茶二钱，共研至无星为度，加入冰片二分，再加入麝香五厘，再研，又入硼砂五厘，再研，不见水银始可用。此药敷于瘤处，肉瘤、血瘤、粉瘤、气瘤俱化为水，约三日必消尽。然后服消瘤丹，每用一两，滚水吞服，不拘时。如筋骨之瘤，内外二法俱不必用，盖二瘤无害于人，不必治亦不须治也。"

第二节　癌

【古今释义】

癌也写作"岩"，最早见于宋代东轩居士的《卫济宝书》，曰："有五发痈疽之患也……五发各有五色起因，瘭、癌、疽、痼之四发各有颜色，惟小者为痈，所治颇为易耳。癌者，上高下深，岩穴之状，颗颗累垂，裂如瞽眼，其中带青，由是簇头，各露一舌，毒根深藏，穿孔通里，男子多发于腹，女子多发于乳……"描述其形态曰"肿物凸凹不平，边缘不齐，坚硬难移，状如岩石"，并曰："癌疾初发，却无头绪，只是肉热痛，过一七或二七，忽然紫赤微肿，渐不疼痛，迤逦软熟紫赤色，只是不破。"

不同时代的医家对癌的特征有如下陈述。

明代朱橚等《普济方》言："癌者上高下深，岩穴之状，颗颗累垂，裂如瞽眼，其中带青，由是簇头，各露一舌，毒根深藏，穿孔透里，男则多发于腹，女则多发于乳，或项、或肩、或臂，外证令人昏迷。"说明了其致病特征。

明代李梴《医学入门》外集言："阔一寸至二寸为疖，一寸至五寸为痈，五寸至一尺为癌，一尺至二尺为蜂窝发。未溃色紫黑坚硬，已溃深陷如岩为癌；四畔生如牛唇黑硬，为癜；无头，面色淡红为瘤；四轮肿起为痈；沉溃为疽；发出于外者，为外疽；隐伏肠胃者，为内疽。"不但对癌的形态进行了形象描述，还与其他外科疾病做了鉴别。

《卫济宝书》曰："癌疾初发，却无头绪，只是肉热痛。过一七或二七，忽然紫赤微肿，渐不疼痛，迤逦软熟紫赤色，只是不破。"

明代赵宜真《外科集验方》说："俗以癌瘤癜附于痈疽之列，以是为五发，岂知癜与瘤癌，不过痈疽之一物，古书仅有所谓癜疽，则癜亦同出而异名也，若癌与瘤前所未闻，合是为五发其可乎。"

清代姚俊《经验良方全集》曰："癌音品，癌疮，上高下深，累垂如瞽眼，其中带青，头上各露一舌，毒孔透里，用生井蛙皮煅存性，蜜水调服良。"

本病相当于现代医学的"上皮性恶性肿瘤"，是指人体的上皮细胞失去控制，异常增生而导致的病症。其形态特点为细胞密集，形成大小不等的细胞巢或细胞索，周围包绕着纤维组织，细胞巢之间有血管结缔组织的间质。癌常易发生淋巴管转移，形成区域淋巴结转移或扩散至远处的淋巴结，也可发生血行转移。常见的癌有鳞状细胞癌、腺癌、未分化癌和基底细胞癌等。常以发生脏腑命名，如由乳腺导管上皮或腺上皮发生的恶性肿瘤叫乳腺癌，由食管黏膜上皮发生的恶性肿瘤称食管癌。

日本昭和时期大冢敬节《中国内科医鉴》对食道狭窄疾病做了陈述，曰有良性、恶性两种。"良性者，由于食道之慢性溃疡，药品之腐蚀，异物之误咽，及从食道外之压迫而起，起于甲状腺肿，或动脉瘤等是也。恶性见于食道癌之际，本病状态，则咽下困难，吐逆，或食道之一定部感食品之介在等，狭窄甚时，仅得通流动食物，癌肿时，往往患部诉疼痛，或压迫回归神经而起麻痹，致声音之障碍，此外陷于恶液质者，衰弱日加者以及他部之癌肿者同此。"

【病因病机】

肿瘤多因正气内虚，感受邪毒，情志怫郁，饮食损伤等因素，使脏腑功能失调，气血津液运行失常，产生气滞、血瘀、痰凝、湿浊等病理变化，蕴结于脏腑，相互搏结，日久积渐而成。

首先，肿瘤的形成与正气虚弱有密切关系，如《黄帝内经》云："虚邪中人，留而不去……息而成积。"明代李中梓在《医宗必读》中指出："积之成者，正气不足而后邪气据之。"清代余听鸿《外证医案汇编》中更明确地指出："正气虚则成岩。"明代张景岳《景岳全书》中云："凡脾肾不足及虚弱失调之人，皆有积聚之病。"

肿瘤的形成有内、外两类致病因素：如《灵枢·九针》云："四时八风之客于经络之中，为瘤者也。"认为外邪侵袭，可致肿瘤发生。《素问·异法方宜论》云："美其食……其病皆痈疡。"指出饮食不节能致肿瘤。《灵枢·百病始生》云："内伤于忧怒，则气上逆，气上逆则六输不通，温气不行，凝血蕴里而不散，津液涩渗，著而不去，而积皆成也。"指情志不畅，则易患肿瘤疾患。《世医得效方》总结曰："人之一身，血气周流则平，若冷热不调，喜怒不常，饮食不节，稍有壅聚，则随所发现。"道出了内在致病因素。

《普济方》论不同年龄阶段癌发病因有所不同："此病初发，不寒不热，肿处疼痛，紫黑色不破。里面坏烂，二十以前者积热所生，四十以后者，血气两衰，须早为治，十可全一二也。"在此基础上，明代申斗垣在《外科启玄》中进一步阐释："此疮发于神道灵台二穴，乃督脉兼膀胱经。多血少气，初起时不作寒热疼痛，紫黑色不破，里面先自黑烂。二十岁以后，不慎房事，积热所生。四十岁以上血亏气衰，厚味过多，所生十全一二，皮黑者难治，必死。"

不同脏腑癌，其病因有自身的独特性。

如明代丁凤在《医方集宜》论乳癌曰："妇人素有积忧，结成隐核，如鳖棋子大，不痒不疼，或三五年始发为疮，破陷空洞，名曰乳癌，此难治之疾也。"明代皇甫中《明医指掌》亦曰："若有不得于夫，不得于舅姑者，忧怒郁闷，朝夕积累，遂成隐核如棋子，不痛不痒，数十年后为陷空，名曰乳癌，其疮形凹嵌如岩穴，难治。"

民国张锡纯在《医学衷中参西录》陈噎膈之证曰："方书有谓贲门枯干者，有谓冲气上冲者，有谓痰瘀者，有谓血瘀者。愚向谓此证系中气衰弱，不能撑悬贲门，以致贲门缩如藕孔（贲门与大小肠一气贯通，视其大便若羊矢，其贲门大小肠皆缩小可知），痰涎遂易于壅滞，因痰涎壅滞，冲气更易于上冲，所以不能受食。"

日本昭和时期大冢敬节《中国内科医鉴》论胃癌："胃癌之原因，今尚不明，而胃黏膜之刺激，如慢性胃炎、胃溃疡、滥用酒精等实为本病之诱因。本病在癌肿之中，约占半数，尤在四十岁至七十岁间，最易犯本病。"

【治则治法】

总结历代文献，提炼出癌症治疗的三大原则：①调补脾胃是前提：调理脾胃，以理气为先、为基础；补益脾胃，以补气为先、为基础。②扶助正气是根本：养正积自除，治癌必先扶正，益气、养血、滋阴、温阳。③软坚散结是关键：最常用的有扶正软坚、解毒软坚、攻毒软坚、调气软坚、化痰软坚、化瘀软坚等。这些治法在临床上的灵活运用，贯穿于癌症整个治疗的始终。

《素问·至真要大论》有"虚则补之"、"坚者削之"、"结者散之"的治疗原则。软坚散结和扶助正气一样应贯穿于癌症整个治疗的始终。

《景岳全书》进一步说明攻补之宜，并注意培补脾胃："治积之要，在知攻补之宜，而攻补之宜，当于孰缓孰急中辨之。凡积聚未久而元气未损者，治不宜缓，盖缓之则养成其势，反以难制，此其所急在积，速攻可也。若积聚渐久，元气日虚，此而攻之，则积气本远，攻不易及，胃气切近，先受其伤，愈攻愈虚，则不死于积而死于攻矣。此其所重在命，不在乎病，所当察也。故凡治虚邪者，当从缓治，只宜专培脾胃以固其本，或灸或膏，以疏其经，但使主气日强，经气日通，则积痞自消。斯缓急之机，即万全之策也，不独治积，诸病亦然。"

《医宗必读·积聚》明确了治癌分期攻补的时机："初者，病邪初起，正气尚强，邪气尚浅，则任受攻；中者，受病渐久，邪气较深，正气较弱，任受且攻且补；末者，病魔经久，邪气侵凌，正气消残，则任受补。"治疗上始终要注意顾护正气，攻伐药物不可过用。

《医学入门》曰："疖比痈、疽更轻，癌、瘰、瘤多难治。癌多生乳、胁、臀、胯，全宜大补气血脾胃，及蜡矾丸护膜生肌，冀其万一。"

民国时期的《伤寒解毒疗法》最早阐释了中西医结合认识，并对当时治癌疗法进行了概说："最近世界防癌协会主席宣布，现已证明荷尔蒙确能制止毒癌细胞之发展。中医书早有脐带治癌方，言早期用之确效，与最新科学之发明一致，又有两方用鹿角胶及鹿角屑（鹿角荷尔蒙）治癌，与有强力之解毒剂木莲（即又名木馒头，薜荔藤之果，能解鸦片、砒霜等毒）同用，亦均言其确效。夫癌细胞亦系剧烈之毒素关系，古人则早知以荷尔蒙剂及其他解毒剂治之，大抵今日多数之神奇发明，皆为我国先民所实验。然则科学家欲求医学进步，当细玩日本渡边氏之言：今日西医为学问立场，尤当确认中医学之价值。要在屏除成见，勿视中国医药为不科学，盖科学者，实验与证实之谓也。有实验而又证实，尚视为非科学乎？更从何处以求科学乎？若徒从生理、解剖、细菌、化学以责难中医，而忽视其实验特长之点，尚未合于讲科学之方法也。"

【方 药】

《仁斋直指方》云："有人患癌疮……急宜用地胆为君，佐以白牵牛、滑石、木通利小便，以宣其毒，更服童便灌涤余邪，乃可得安也。"

又治疗痈疽、癌、瘰、恶疮妙方："生发（烧，留性，三分）、皂荚刺（烧，带生，二分）、白及（一分）。上细末，干掺或井水调敷，皂荚刺能行诸药。"

《卫济宝书》治癌疾初发曰："宜下大车螯散取之，然后服排脓败毒托里内补等散，破后用麝香膏贴之，五积丸散疏风和气，次服余药。"

《普济方》以外治法治疗癌病，并将其纳入痈疽范畴，重视心火从小便引出："癌者……治法急用蓖麻子等药外敷，多出其毒水，如痈疽方中，乳香膏、神功妙贴散是也。内则于小便利之，盖诸痛痒疮，皆属于心，心与小肠为表里，所当宣毒于小便，但诸发蕴毒，又非麦门冬、灯心草之所能宣。必如是斋方中立应散以地胆为主，以白牵牛、滑石、木通佐之，而后可以宣其毒矣，自此又于心肾同工。人之一身，水不能济火，则渴而后发疮，心肾相交，水火既济，于人何病之有？心主血也，清心行血，固所当然，亦使肾得其养，则水有所司，贞元凝合，彼疮自平，更服童尿，又可以灌涤余毒。切戒忌风邪入之。将理一节，米舖猪蹄可以益肾，可以养中，当加之意。"

又桃红散治疗癌疮口未敛，瘀血多，用此敛之："黄丹（隔纸炒一两）、明硫黄（三分）、茱萸（炒三分）、腻粉（四钱）。上为末，麻油调敷，湿则干粉。"

《普济方》治疗痈疽、癌、瘰、恶疮妙方："砒霜（半钱）、白矾（一钱）、黄丹（一字）。上为末，面糊为丸，捻作锭子，每用贴疮头欲出处，以膏药贴之自溃。"

另有治癌方："用生井蛙取皮，晒干，烧带生，为细末掺，或蜜水调敷。"

另有内补散治疗癌已破，脓多疮烂，肉未生者："附子（炮，一两），白姜（一两），人参、甘草（各三钱），陈皮、麻黄、官桂（半两）。上为末，一钱葱煎服，食前，去脓血寒热生肌。"

另有内消散治疗癌已破，去脓止痛，退寒热，进食，去瘀血："红内消（即何首乌红者一两），玄参、苦参、蔓荆子、威灵仙（半两），甘草节、赤小豆（三分）。上为末，每服二钱，麦门冬酒任下，日五服。"

另有黄芩散治疗癌疮烂肿化恶脓，止痛活血，以洗之："黄芩（五钱），羌活（各五钱），细辛、白芷、秦皮、川芎、黄连（各三两）。上为散，每一两半，雄猪蹄水二升，煎半，去油滓，煎药滤清，冷洗，春冬日一洗，夏日再麝香膏贴之。麝香膏：附子（生）、陈皮、黄连、白芷、当归（各五钱），白豆蔻（五个），槟榔（四个），羌活、白姜、大黄、缩砂（各一钱），皂角（三条），上为散，麻油十两，煎八两，药焦色为度，绵滤，再煎沸，入黄丹五两，熬至七两，水滴成膏，收瓷器中，仍出火毒，用时绢片火上开药，随大小贴。"

明代薛己《本草约言》载鼠矢治乳癌有效："猥鼠矢咸能软坚，苦寒泄结，得白芷、山慈菇、山豆根、连翘、银花、蒲公英、夏枯草、贝母、橘络、天花粉、紫花地丁、牛子，治乳痈乳癌有效。"

《本草纲目》治疗乳癌："因久积忧郁，乳房内有核如指头，不痛不痒，五七年成痈，名乳癌，不可治也。用青皮四钱，水一盏半，煎一盏，徐徐服之，日一服。或用酒服。"

《外科集验方》中百齿霜丸治吹乳结核不散，肿痛者神效，亦治乳癌："百齿霜（即梳齿上头垢）为丸，如鸡头子大，以黄丹为衣。每服一丸或二丸，好酒送下，如不饮酒白汤送下。不可化开，亦不可令病人知，极有效验。"

《医学衷中参西录》论述了胃病噎膈（即胃癌）及反胃的治法："向曾拟参赭培气汤一方，仿仲景旋覆代赭石汤之义，重用赭石至八钱，以开胃镇冲，即以下通大便（此证大便多艰），而即用人参以驾驭之，俾气化旺而流通，自能撑悬贲门使之宽展，又佐以半夏、知母、当归、天冬诸药，以降胃、利痰、润燥、生津，用之屡见效验。迨用其方既久，效者与不效者参半，又有初用其方治愈，及病又反复再服其方不效者。再三踌躇，不得其解，亦以为千古难治之证，原不能必其全愈也。后治一叟，年近七旬，住院月余，已能饮食，而终觉不脱然。迨其回家年余，仍以旧证病故，濒危时吐出脓血若干，乃恍悟从前之不能脱然者，系贲门有瘀血肿胀也，当时若方中加破血之药，或能全愈。盖愚于瘀血致噎之证，素日未有经验，遂至忽不留心。后读吴鞠通、杨素园论噎膈，亦皆注重瘀血之说，似可为从前所治之叟亦有瘀血之确征。而愚于此案，或从前原有瘀血，或以后变为瘀血，心中仍有游移。何者？以其隔年余而后反复也。迨辛酉孟夏阅天津《卢氏医学报》百零六期，谓胃癌由于胃瘀血，治此证者兼用古下瘀血之剂，屡屡治愈，又无再发之阢，觉胸中疑团顿解。盖此证无论何因，其贲门积有瘀血者十之七八。其瘀之重者，非当时兼用治瘀血之药不能愈。其瘀之轻者，但用开胃降逆之药，瘀血亦些些消散，故病亦可愈，而究之瘀血之根蒂未净，是以有再发之阢也。"

《医学衷中参西录》重视中西医结合治疗："古下瘀血之方，若抵当汤、抵当丸、下瘀血汤、大黄䗪虫丸诸方，可谓能胜病矣。而愚意以为欲治此证，必中、西之药并用，始觉有把握。盖以上诸方治瘀血虽有效，以消瘤赘恐难见效，西医名此证为胃癌，所谓癌者因其处起凸若山之有岩也。其中果函有瘀血，原可用消瘀血之药消之。若非函有瘀血，但用消瘀血之药，即不能消除。夫人之肠中可生肠蕈，肠蕈即瘤赘也，肠中可生瘤赘，即胃中亦可生瘤赘。而消瘤赘之药，惟西药沃剥即沃度加谟（碘化钾）最效，此其在变质药中独占优胜之品也。今愚合中、西药品，拟得一方于下，以备试用。变质化瘀丸：旱三七（一两，细末）、桃仁（一两，炒熟细末）、硼砂（六钱，细末）、粉甘草（四钱，细末）、西药沃剥（十瓦）、百布圣（二十瓦）。上药六味调和，炼蜜为丸，二钱重，服时含化，细细咽津。"

《医学衷中参西录》治疗食管癌："有病噎膈者，服药无效，偶思饮酒，饮尽一壶而病愈。后视壶中有大蜈蚣一条，恍悟其病愈之由，不在酒实在酒中有蜈蚣也。盖噎膈之证，多因血瘀上脘，为有形之阻隔（西人名胃癌，谓其处凸起如山石之有岩也），蜈蚣善于开瘀，是以能愈。观于此，则治噎膈者，蜈蚣当为急需之品矣。为其事甚奇，故附记于此。"

另"以新生小鼠新瓦上焙干，研末，温酒冲服，治噎膈极有效。盖鼠之性能消癥瘕，善通经络，故以治血瘀贲门成噎膈者极效也。"

另论"破瘀血之药，当以水蛭为最。然此物忌炙，必须生用之方有效。乃医者畏其猛烈，炙者犹不敢用，则生者无论矣。不知水蛭性原和平，而具有善化瘀血之良能。若服以上诸药而病不愈者，想系瘀血凝结甚固，当于服汤药、丸药之外，每用生水蛭细末五分，水送服，日两次。若不能服药末者，可将汤药中䗪虫减去，加生水蛭二钱"。

又拟定治噎膈（食管癌）之法云："无论其病因何如，先服参赭培气汤两三剂，必然能进饮食。若以后愈服愈见效，七八剂后，可于原方中加桃仁、红花各数钱，以服至全愈为度。若初服见效，继服则不能递次见效者，可于原方中加三棱二钱，䗪虫钱半；再于汤药之外，每日口含化服变质化瘀丸三丸或四丸，久久当有效验。若其瘀血已成溃疡，而脓未尽出者，又宜投以山甲、皂刺、乳香、没药、花粉、连翘诸药，以消散之。此证之脉若见滑象者，但服参赭培气汤必愈。而服过五六剂后，可用药汤送服三七细末一钱，煎渣服时亦如此。迨愈后自无再发之阨矣。"日本江户时期名古屋玄医的《名古屋玄医经验方》以利膈汤治疗食道癌之症："半夏、附子、山栀子、甘草、生姜，短时日中，完全治愈。亦有《家藏方》中有二气散，即《伤寒论》之栀子干姜汤也。此方之主治云二气散者，治阴阳痞结，咽膈噎塞，状如梅核，妨碍饮食，久久不愈而翻胃者。其病证实相当于今日之食道癌也。"

日本德川幕府时代末期富士川游《中国医药论文集》亦重视外治："中国之外科手术极少，日本则用麻醉药，或行足之切断术，或摘出癌肿。"

民国吴瑞甫《中西温热串解》论阿斯必林治疗癌痛时说："无论各种神经痛、偏头痛、正头痛、子宫癌、乳癌、脊髓痨之疼痛，服此药后皆有大效。"

日本宽政时期的片仓元周在《产科发蒙》附录中载乳癌神方："守宫（烧存性），为末，醋和敷患处。"

另有，化癌煎（大西洋方）治一切癌疮："奇良（上）、鹿角（生屑上）、桂枝（中）、甘草（下）。每服三钱，水二盏，煎一盏，日服三贴。"

又有十六味流气饮治乳癌："当归、川芎、白芍、黄芪、人参、官桂、厚朴、桔梗、枳壳、乌药、木香、槟榔、白芷、防风、紫苏、甘草（等分），上锉一剂，水煎服。"

又有神效栝蒌散治乳癌："大栝蒌（一个，去皮，焙为末）、甘草（生）、当归（酒浸，焙，各半两）、乳香（另研）、没药（另研，各二钱半），上为末，每用五钱，醇酒三钟，慢火熬，至一钟，去渣，食后服。如有奶癌便服此药，可杜绝病根，如毒气已成，能化脓为黄水，毒未成，即于大小便中通利。"

明代孙志宏在《简明医彀》治妇人乳中结核，恐成乳癌："人参、桔梗、当归、官桂、甘草（炙）、黄芪（炙）、厚朴、防风、紫苏、芍药、乌药、枳壳、槟榔、木香、川芎、白芷（各五分）水煎，食远服。"

另有，蜡矾丸治疗一切痈疽肿毒，阴阳虚实，肺痈、肠痈、乳痈、乳癌等证："未溃，消肿解散；已破，护心托里，溃后收敛生肌，多服有效。粉瘤、痰核、恶疮，三五年者可消。白矾（三两，生，研）、黄蜡（二两）溶化，和矾末为丸，但易冷难丸，一新瓦焙热，上铺湿布数层，放布上蒸软，众手丸；一以蜡煮汤中，乘软热捞起，和矾，丸；一再入银花末（一两），蜜（一两）捣匀，丸桐子大。每服三十丸，酒、米汤任下。"

《医方集宜》内托消毒散治乳癌初起内有结核不甚痛："人参、黄芩、当归、川芎、芍药、白术、茯苓、白芷、甘草、金银花。"

另有，加味八珍汤治乳癌日久不愈："当归、川芎、芍药、熟地黄、白术、茯苓、人参、甘草、贝母、青皮、桔梗、柴胡，姜三片、枣一枚，煎服。"

清代何英在《文堂集验方》中治疗乳癌："忧郁积成乳中隐核，如棋子大，其硬如石，不痛不痒，或一二年五七年始发为疮，破陷空洞，是为难治之症。若能清心寡欲，薄滋味，戒恼怒，仍服内托活血顺气之药，庶有可生之理，初起用生蟹壳（砂锅内焙焦为末）每服二钱，酒调下，日一次不间断效，或用巴豆肉、麻黄（焙燥，俱研极细，等分）作香袋入鼻中，数次渐消，外用圆蛤壳研极细末，皂荚末少许，米醋煎滚调敷即消。"

对于乳癌已破："甘草汤洗净，用白蜡三钱，好酒化服五七次，可愈；贝母（去心）、核桃楠、金银花、连翘（各三钱），水、酒各半煎服；荷叶蒂（七个，烧灰存性，研末），酒调久服见效；白糖（一两）、活鲫鱼一尾，连鳞同捣烂敷之，即烂见骨者，数次可效。"

清代王旭高《医方歌括》定癌散治疗乳癌："用两头尖、土楝（子）、蜂房各煅研，疡毒根深在脏腑，乳癌非此不能痊。"

【医　案】

有妇人积忧，结成隐核，有如鳖棋子大，不痛不痒，或一年二年，三五年者，为疮破陷，名曰奶癌，以其凹似癌穴也，不可治矣。若初起之时，便须消释病根，更宜清心远虑，薄滋味，全要息怒调理，自有可安之理。若妇人经行得此轻，若六十岁左右，味厚郁结而形实，七情所干，性急不调，结核前证，自觉神思不佳，不知食味，便可用人参汤调青皮、甘草末等分，少入生姜汁，细细呷之，一日夜五七次，其核自消。若不早治，隐至经年以后，如发不痛不痒，必于乳下溃一穴出脓，或经三五年，虽饮食如旧，洞见五内乃死。惟无夫妇人生者多。若有夫妇人生者，盖积气之所流滞也，故妇人夫乃妇之天，得夫则阴阳和。此证虽有而治自愈，无夫妇人得其癌者，以其穴之嵌深，其可畏哉！患此者必须早治，必经岁月，九死一生。有一初嫁之妇患此，只以青皮甘草煎汤常服，立安。又一妇人十八岁得此证者，性急脉实，所难者姑且与青皮一味煎汤与之，间以加减四物汤服之，不月而安。学者前人用青皮乃厥阴之药，四物汤行血分之功，信有理哉！又有五发及诸疮，十三疗痔漏阴疮时毒等证，《精义》备载其详。今略痈疽治疗之法，条列于后。（明·董宿《奇效良方》卷之五十四《疮疡门（附论）》）

丹溪云：乳房所属，阳明胃经；乳头所属，厥阴肝经。乳子之母，或忿怒伤肝，或厚味积热，以致气不流行，窍不得通，汁不得出，则结为肿、为痛。阳明之经，血热则化为脓，又有儿口之气，吹而燔热，次结成核。初起时，须便忍痛揉散气软，血脉通和，自然消散。失此不治，则成痈疽（红肿发热疼痛者是乳痈，坚硬腐烂者名乳疽）。初起，当用发散流气之药。若已成脓，又当内托排脓，养血顺气，慎勿妄用刀针取咎。有妇人积忧，结成隐核，如圆棋子大，其硬如石，不痛不痒，或一年二年，或三五年，始发为疮，破陷空洞，名曰乳癌，以其深凹，有似岩穴也，多难为治。得此症者，虽曰天命，若能清心寡虑，薄滋味，戒暴怒，仍服内托活血顺气之药，庶有可生之理。乳痈初起，芙蓉根切片，以无灰酒煎服，尽量饮，即内消。五味子二钱（陈壁泥炒）、真广胶二钱（干面炒），各研末，以陈好酒调，乘热服，盖被汗出即愈。蒲公英七钱、金银花一两、穿山甲三片（灰炒黄色，槌碎）、橘叶七片。生白酒一碗，水一碗，煎八分，半饱服。外用橘叶煎汤洗净，以药渣敷患处，少睡，得微汗即散。大瓜蒌一个（现取出子连壳，瓦上焙燥，研细），好酒冲，食后服，即愈。鹿角尖三寸，煅红存性，碾末三钱，热酒调服，重则二服必消。蒲公英一两、胡芦巴八钱（以四钱，炒），酒煎服，即愈。京墨、猪胆、玄参，三样和匀，搽上立效。蟹爪尖、鹿角尖，炒黄为末，酒下二三钱，仍以牙梳梳乳四旁，亦消。白芷研末，每服二钱，酒调下，服数次自散。萱草根（俗名鹅脚花），捣汁，热酒和，敷患处。结核作痛未成脓，酒化白醋一钱，服。乳痈乳肿，用芭蕉叶捣汁，生白酒下，渣敷患处。乳癌方：先以甘草水洗净，用白蜡三钱，好酒化服，五七次亦愈。圆蛤壳，研极细末，加皂荚末少许，米醋煎滚，调敷即愈。穿烂者，用贝母、知母各一钱半，麝香三分，鸡子白调敷。（清·王梦兰《秘方集验》卷之下《妇女诸症》）

天津盛××，年五旬，得噎膈证。病因处境恒多不顺，且又秉性褊急，易动肝火，遂得斯证。证候得病之初期，觉饮食有不顺时，后则常常如此，始延医为调治，服药半年，更医十余人皆无效验。转觉病势增剧，自以为病在不治，已停药不服矣。适其友人何××劝其求愚为之诊治，其六脉细微无力，强食饼干少许，必嚼成稀糜方能下咽，咽时偶觉龃龉即作呕吐，带出痰涎若干。惟饮粳米所煮稠汤尚无阻碍，其大便燥结如羊矢，不易下行。（《秘方集验》卷之下《妇女诸症》）

杨素园谓："此病与失血异证同源，血之来也暴，将胃壁之膜冲开则为吐血；其来也缓，不能冲开胃膜，遂瘀于上脘之处，致食管窄隘即成噎膈。"至西人则名为胃癌，所谓癌者，如山石之有岩，其形凸出也。此与杨氏之说正相符合，其为瘀血致病无疑也。其脉象甚弱者，为其进食甚少气血两亏也。至其便结如羊矢，亦因其饮食甚少，兼胃气虚弱不输送下行之故也。此宜化其瘀血兼引其血下行，而更辅以培养气血之品。"

处方：生赭石（一两，轧细）、野台参（五钱）、生怀山药（六钱）、天花粉（六钱）、天冬（四钱）、桃仁（三钱，去皮捣）、红花（二钱）、土鳖虫（五枚，捣碎）、广三七（二钱，捣细）。药共九味，将前八味煎汤一大盅，送服三七末一半，至煎渣再服时，再送服其余一半。

方解：方中之义，桃仁、红花、土鳖虫、三七诸药，所以消其瘀血也。重用生赭石至一两，所以引其血下行也。用台参、山药者，所以培养胃中之气化，不使因服开破之药而有伤损也。用天冬、天花粉者，恐其胃液枯槁，所瘀之血将益干结，故借其凉润之力以滋胃液，且即以防台参之因补生热也。

效果：将药服至两剂后，即可进食，服至五剂，大便如常。因将赭石改用八钱，又服数剂，饮食加多，仍觉胃口似有阻碍不能脱然。俾将三七加倍为四钱，仍分两次服下，连进四剂，自大便泻下脓血若干，病遂全愈。

说明：按噎膈之证，有因痰饮而成者，其胃口之间生有痰囊（即喻氏《寓意草》中所谓窠囊），本方去土鳖虫、三七，加清半夏四钱，数剂可愈。有因胃上脘枯槁痿缩致成噎膈者，本方去土鳖虫、三七，将赭石改为八钱，再加当归、龙眼肉、枸杞子各五钱，多服可愈。有因胃上脘生瘤赘以致成噎膈者（"论胃病噎膈治法及反胃治法"中曾详论），然此证甚少，较他种噎膈亦甚难治，盖瘤赘之生，恒有在胃之下脘成反胃者，至生于胃之上脘成噎膈者，则百中无一二也。（《医学衷中参西录》医案（五）肠胃病门）

在食道癌之患者与以旋覆花代赭石汤，可得非常良效之成绩。余曾诊一五十八岁之男子，往诊时，已呈衰弱，渐渐不能起床之状态。主证为剑状突起之下端感疼痛且觉咽下困难，可成噫气之状，便血已不止半年，贫血甚，有心悸亢进与息切，时时吐出黏稠之黏液，吐时食物，往往随之而出，自投旋覆花代赭石汤之后，翌日而疼痛去，三日而血便止，一月之后，得在庭中散步矣，目下仅有时感咽下困难，别无他苦，但后果已全治

与否，则将俟诸异日而知矣。（《中国内科医鉴》后篇《病证各论》）

第三节　岩

【古今释义】

岩出自明代武之望《济阴纲目》，曰："此谓之岩者，以其如穴之嵌岈空洞，而外无所见，故名曰岩。"指凡结块坚硬如石，表面高低凹凸不平，像山岩一样，溃后状如岩洞之体表。恶性肿瘤者曰岩，义同癌，可参照癌病。《医学衷中参西录》言："所谓癌者因其处起凸若山之有岩也。"

【病因病机】

本病的病因分内、外两个方面，外因为六淫之邪，内因为正气不足和七情刺激，阴阳失调，脏腑功能障碍，经络阻塞，气血运行失常，气滞血瘀，痰凝毒聚等相互交结而导致瘤、岩的发生。

清代汪宏在《望诊遵经》中称："五脏有所阻，则为岩也。"清代萧埙在《女科经纶》中曰："大抵痈属外感之风热，内伤之厚味，儿吮俱多；岩本于七情郁怒；脏气不平；肝脾亏损。"

【治则治法】

针对本病的治疗，力求早期发现、早期诊断、早期治疗。临证时应首先处理好整体与局部统一的辨证关系，把握扶正与祛邪、标本缓急等治疗原则。

《素问·至真要大论》云"虚则补之""坚者削之""结者散之"的治疗原则。扶正固本和攻毒祛邪应贯穿于岩症整个治疗的始终。

《景岳全书》进一步道出了攻补之宜，并注意培补脾胃，曰："治积之要，在知攻补之宜，而攻补之宜，当于孰缓孰急中辩之。凡积聚未久而元气未损者，治不宜缓，盖缓之则养成其势，反以难制，此其所急在积，速攻可也。若积聚渐久，元气日虚，此而攻之，则积气本远，攻不易及，胃气切近，先受其伤，愈攻愈虚，则不死于积而死于攻矣。此其所重在命，不在乎病，所当察也。故凡治虚邪者，当从缓治，只宜专培脾胃以固其本，或灸或膏，以疏其经，但使主气日强，经气日通，则积瘕自消。斯缓急之机，即万全之策也，不独治积，诸病亦然。"

《医宗必读·积聚》明确了治岩分期攻补时机："初者，病邪初起，正气尚强，邪气尚浅，则任受攻；中者，受病渐久，邪气较深，正气较弱，任受且攻且补；末者，病魔经久，邪气侵凌，正气消残，则任受补。"治疗上始终要注意顾护正气，攻伐药物不可过用。

明代薛立斋《女科撮要》曰："岩色赤，出水腐溃深洞，用前归脾汤等药，可延岁月，若误用攻伐，危殆迫矣。"

《女科经纶》云："痈轻而岩重，痈之来也骤，而岩之成也渐，故治痈易而治岩难。治岩之法与治痈微有不同，一宜补少而泻多，一宜泻少而补多也。"

【方 药】

《本草纲目》以"地胆敷恶疮，岩疮如舌，令人昏迷，速用此，同桑白皮、滑石、木通诸药服，以宣其毒。或米汤服二钱，外同白芨、皂荚刺灰敷"。

清代王子接《绛雪园古方选注》定岩散："猵鼠粪三钱（两头尖）、土楝实三钱（经霜有核者佳，不用川楝）、露蜂房三钱，上煅存性，各取净末三钱，和匀，每服三钱，酒下，间两日一服。定，止也，溃岩服之，痛定而烂止也。猵鼠粪性主走阴，专入厥阴血分，通经下乳；楝实用土者，取其微苦力薄，走中焦乳间泄热，不似川楝力厚，直行下焦；露蜂房入阳明经，驱肝经风毒犯胃，有收敛之性，凡外疡之毒根在脏腑者，非此不愈，故乳岩溃烂经年，仅存内膜者，服之痛止脓干，收敛合口。此方传自江西，允称神异。"

清代顾世澄在《疡医大全》中云："夫乳痈成岩，肉向外生，而筋束乳头，则伤乳即伤筋也。此症必须急救，否则有筋弛难长之虞矣。夫筋弛而又泄精，泄精则损伤元气，安得不变出非常乎？当失精后，即大用补精填髓之药，尚不至如此之横，今既阴虚而成岩，又因岩而败毒，不亦益虚其虚乎？治法必大补气血，以生其精，不必泄毒，以其无毒可泄耳。用化岩汤：人参、黄芪、忍冬藤、当归各一两，白术二两，茜草、白芥子各二钱，茯苓三钱，水煎服，二剂生肉，又二剂脓尽疼止，又二剂漏管重长，又二剂全愈，再二剂不再发也。此方全补气血，不去败毒，虽忍冬乃消毒之味，其性亦补，况入于补药亦纯于补矣。惟是失精以变岩，似宜补精，今止补气血何也？盖精不可速生，而功又缓，不若大补气血，反易生精，且乳房属阳明，既生乳岩而阳明必无多气多血矣。今补气血则阳明经旺，自生精液以灌乳房，又何必生精以牵制参芪之功乎？所以不用填精之味也。"

第四节　癥　瘕

【古今释义】

癥瘕出自《素问·骨空论》，曰："任脉为病，男子内结七疝，女子带下瘕聚。"此为瘕聚最早的记载。宋代陈彭年撰《广韵》曰："癥，腹病也。"东汉许慎《说文》中载："瘕，女病也。"癥瘕一证，泛指一切腹内结块，临床上以妇女为多见。正如清代徐灵胎在《医学源流论·妇科论》中所指出的："妇人之疾，与男子无异，惟经期胎产之病不同，并多癥瘕之疾，其所以多癥瘕之故，亦以经带胎产之血，易于凝滞，故较之男子为多。"

癥与瘕既有区别又有联系，如明代王肯堂在《证治准绳·女科》中说："癥积在腹内或肠胃之间，与脏气搏结坚牢，虽推之，不移，名曰癥。瘕者，假也，其结聚浮假而痛，推移乃动也。"

在分类方面，古人论述颇详，有五积六聚七癥八瘕之说。最早见于战国时秦越人撰《难经》，所谓五积者，即"心之积曰伏梁，肺之积曰息贲，肝之积曰肥气，脾之积曰痞气，肾之积曰奔豚"，六聚者，概指"六腑之气聚也"，但无详论。

《证治准绳·女科》积聚癥瘕篇中概括："古方有五积六聚七癥八瘕之名，五藏之气积名曰积，故积有五；六府之气聚名曰聚，故聚有六。……

若夫七癥八瘕则妇女居多。"

《三因极一病证方论》中解释曰："六腑失常，则壅聚不通，故实而不转。虚而输，随气往来，痛无定处。""久气积聚，状如癥瘕，随气上下，发作有时，心腹绞痛，攻刺腰胁，上气窒塞，喘咳，满闷，小腹䐜胀，大小便不利，或腹泄泻，淋沥无度，遗精、白浊，状若虚劳。"

《诸病源候论》中首载七癥八瘕，但有八瘕名证，而无七癥病形，仅在"癥病候"下列有暴、鳖、食、米、虱，发、蛟龙七证，后世又见血癥、疝癥、痞癥、肉癥之论，说法不一，难以统名。八瘕者，是指黄、青、燥、血、脂、狐、蛇、鳖瘕。该书还列有疝瘕候，是以突出其浮假而痛之特点也。

以上分类既有琐碎之弊，又令人迷惑难解，对临床缺乏指导意义。另外，尚有肠覃、疝、癖、疝、痞等名。肠覃者是指肠外之包块，乃寒浊凝结，腹生瘟肉，始如鸡卵，大如怀胎，按之坚，推之移，月经以时下。疝者，在腹内，近脐左右，各有一条筋脉急痛，大者如臂，次者如指，因气而成，如弦之状。癖者，僻在两胁之间，有时而痛。疝者，痛也，少腹痛引腰胁。痞者，胸脘痞满，腹胀如臌。疝、癖、疝、痞与癥瘕相近，但不属癥瘕范围。根据癥瘕症状的描述，除恶性肿瘤病外，似还应包括西医妇产科学中的肿瘤及炎性包块等一类疾病，亦可能将陈旧性宫外孕列在其中，目前大多倾向以子宫肌瘤、盆腔炎性包块，卵巢囊肿，陈旧性宫外孕，作为本病证内容较为合适。

【病因病机】

汉代华元化在《中藏经·积聚癥瘕杂病第十八》指出："积聚癥瘕皆五脏六腑真气失而邪气并，遂乃生焉。"说明癥瘕的形成，不仅是局部气血阻滞壅塞的结果，而且与脏腑经络的功能失调密切有关。临床上以气滞、血瘀、痰湿致癥瘕者为多。

一、气滞

《女科经纶·癥瘕疝癖证》认为"此证多兼七情亏损，五脏气血乖违而成"，气滞是癥瘕的起始因素，是病理演变的中心环节，气滞的形成多为七情内伤，主要指恚怒伤肝、忧思伤脾。另外由于妇女经带胎产屡耗阴血，肝木失养，稍有七情引动，则易失却条达之性，疏泄失常，气血郁滞，多成瘕疾；气滞日久生瘀、凝痰，可转化为癥积。

二、血瘀

血瘀的形成，除气滞所致外，还有妇女的生理特点，如经期产后，正气虚弱，血室正开，若感受风寒，则与血相搏；或房事不节，余血败精内留等，均可致瘀。瘀血结于胞宫，多为有形可征，推之不移之癥积，正如明代薛己在《校注妇人良方·妇人腹中瘀血方论第十》中云："妇人腹中瘀血者，由月经闭积，或产后余血未尽，或风寒郁滞，久而不消，则为积聚癥瘕矣。"瘀结成癥后可有两种发展，一损伤阳气，整体功能衰退，出现虚寒状态，导致水湿不运，泛滥而见浮肿、腹水；二是耗损阴血，肌肉经脉失养，虚热内生，热灼血络，可见反复性不规则出血。

三、痰湿

痰湿的形成，与肝脾肾功能失调有关。因肝主疏泄，调畅气机；脾为枢纽，运化水湿；肾乃水脏，司开阖，气化膀胱。然痰湿致癥，每多与气血相并，因为津液亦随气血而运行，小腹经脉丛集，气血易于瘀滞，津液随之蕴蓄而成。亦可因痰湿内蕴日久化热，致湿热与瘀血相并为症者。正如《女科经纶·疝瘕证》引武淑卿所说："盖痞气之中，未尝无饮，而血癥、食癥之内，未尝无痰，则痰、食、血未有不因气病而后形成。"

另外，对癥瘕之因，尚有食积成癥之说，《校注妇人良方·食症方论》指出："妇人食癥，由脏腑虚弱，经行不忌生冷饮食，或劳伤元气所致。"由于脾胃运化失常，致饮食停滞不消，与气血相结。"亦如明代张景岳在《妇人规·癥瘕类》所云："凡饮食留聚而成癥瘕，或以生冷、风寒、愤怒，气逆、劳倦、饥馁，饮食不节，皆能致之。然胃气强者，必不致留聚饮食，而饮食之不能化者必为脾胃气弱而然，结聚成块，日渐生成。坚牢不移，故谓之食癥。"

本病病因虽有多端，但其病理演变主要是气滞血瘀，至于痰湿、湿热，食积等均是促成气滞血瘀的病理因素；病变部位在于胞宫、胞脉、冲任；病理性质，初病多实，久则每多虚实夹杂。

【治则治法】

对本病的治疗，历代医家论述繁多，但总的治则不外攻邪、扶正两端。体质强者攻积为主。若肿块有形可征属血瘀者，治宜活血破瘀消癥；肿块无形可征，聚散无常，属气滞者，当以理气行滞散瘕为主。然攻伐之剂当遵"衰其大半而止"之旨，不可猛攻，峻伐以免损伤元气。正如《女科经纶·癥瘕疝癖证》引李东垣之言："人以胃气为本，治法当主固元气，佐以攻伐之剂，必需待岁月，若期速效，投以峻剂，反致有误也。"清代黄蕴兮在《脉确》曰："妇人瘕聚，脉虚弱者死。对于体质虚弱者，当扶正以祛邪，或先补后攻，或攻补兼施。"

【方　药】

《黄帝素问宣明论方》以大延胡索散，行气和血，治妇人经病，并产后腹痛，或腹满喘闷，或癥瘕癖块，及一切心腹暴痛。大延胡索散："延胡索一钱五分、肉桂一钱、木香八分、红花八分、青皮八分、枳壳八分、香附（醋炒）一钱五分、艾叶（搓熟）一钱、当归二钱、川芎一钱五分、赤芍一钱、生地一钱五分、吴茱萸八分（川连二分，汁拌炒）"。

《金匮要略》用桂枝茯苓丸或大黄䗪虫丸治疗血瘀癥瘕较重者，兼血虚者增味四物散，逐瘀破癥。

《济生方》用香棱丸，行气导滞，破瘀消癥。治疗经行腹痛剧烈者，带下过多。组方：木香、丁香、三棱、枳壳、莪术、青皮、川楝子、小茴香。

第五节　积　聚

【古今释义】

积聚之名，首见于《灵枢·五变》："人之善肠中积聚者……皮肤薄而不泽，肉不坚而淖泽，如此，则肠胃弱，恶则邪气留止，积聚乃伤。"《黄帝内经》里还有"伏梁""息贲""肥气""奔豚"等病名，亦皆属积聚范畴。

《难经》对积与聚做了明确的区别，并对五脏之积的主要症状做了具体描述："经云：病有积有聚，何以别之？夫积者，阴气也；聚者，阳气也。阴沉而伏，阳浮而动，故气之所积名曰积，气之所聚名曰聚。然积者，五脏所生；聚者，六腑所成。积之为病，其始发有常处，其痛不离其部，上下有终始，左右有所穷尽；聚之为病，其始发无根本，其痛亦无常处，上下无留止，此积聚之分别也。积属有形，结块固定不移，痛有定处，病在血分，是为脏病；聚属无形，包块聚散无常，痛无定处，病在气分，是为腑病。"

西医学的腹部肿瘤、肝脾大及增生型肠结核、胃肠功能紊乱、不完全性肠梗阻等疾病出现上述临床表现时，可参考本节辨证论治。

【病因病机】

积聚的发生，多因情志郁结，饮食所伤，寒邪外袭以及病后体虚，或黄疸、疟疾等经久不愈，以致肝脾受损，脏腑失和，气机阻滞，瘀血内停，或兼痰湿凝滞，而成积聚。

积聚的病因虽有多端，但其病机，主要是气滞而导致血瘀内结。至于湿热、风寒、痰浊均是促成气滞血瘀的间接因素，《景岳全书·积聚》篇说："积聚之病，凡饮食、血气、风寒之属皆能致之。"同时本病的形成与正气强弱密切相关，正如《素问·经脉别论》说："勇者气行则已，怯者则著而为病也。"本病的病机演变亦与正气有关，一般初病多实，久则多虚实夹杂，后期则正虚邪实。《诸病源候论·积聚病诸候》对积聚的病因病机有较详细的论述，并认为积聚一般有一个渐积成病的过程，"诸脏受邪，初未能为积聚，留滞不去，乃成积聚"。聚证以气机阻滞为主，积证以瘀血凝滞为主。但气滞日久，可致血瘀而成有形之积，有形之血瘀，亦必阻滞气机，故积聚在病机上有区别，亦有一定联系。积聚日久，均可导致正虚，一般初病多实，久病多虚。

《三因极一病证方论》对脏腑虚损，受邪相互传变而成积聚做了详细描述。

五积："五积者，五脏之所积。皆脏气不平，遇时相逆而成其病。如忧伤肺，肺以所胜传肝，遇长夏脾旺，传克不行，故成肝积，名曰肥气，肥气者，以其积气藏于肝木之下，犹肥遁于山林也。失志伤肾，肾以所胜传心，遇秋肺旺，传克不行，故成心积，名曰伏梁，伏梁者，以其积气横架于肓原也。怒则伤肝，肝以所胜传脾，遇冬肾旺，传克不行，故成脾积，名曰痞气者，以积气痞塞中脘也。喜则伤心，心所以胜肺，遇春肝旺，传克不行，故成肺积，名曰息贲，息贲者，以积气喘息贲溢也。思则伤脾，脾以所胜传胃，遇夏心王，传克不行，故成肾积，名曰奔豚。奔豚者，犹水畜奔行于心火也。《难经》以肥气成于戊己，伏梁成于庚辛，以至奔豚成于丙丁者，正合阴阳施化，休王乘克之大义也。又论曰：病有积，有聚，有气。积者，脏病也，始终不移。聚者，腑病也，发无定处，展转痛移为可治。谷气者，即宿食也，由谷饪之邪于口入。更有息积病，乃气息癖滞于胁下，非道引不行。"

六聚："六腑者，大小肠、胃、胆、膀胱、三焦者也，属于三阳。太阳利清气，阳明泄浊气，少阳化精气，如都会之府主，转输以为常也。六腑失常，则壅聚不通，故实而不转，虚而转，随气往来，痛无定处，在上则格，在下则胀，傍攻两胁，如有痞块，易于转变，非五脏比。"

《黄帝素问宣明论方》亦曰："传其所胜者，死，传不胜者，可治。假令肺病传肝，肝病传脾，脾病传肾，肾病传心，心病传肺，皆传所胜，五脏之气虚，而内外诸邪所侵，故留稽不行，遂成积聚。"

以气血论：《类经》认为："气虚，为血滞，故邪气留止而病为积聚。"

宋代王怀隐等在《太平圣惠方》中言："夫积聚者，由寒气在内所生也，血气虚弱，风邪搏于腑脏，寒多则气涩，气涩则生积聚。积者阴气也，五脏所生，始发不离其部，故上下有穷也。聚者阳气，六腑所成也，故无根本，上下无所留止，但诸脏腑受邪。"

《黄帝内经太素》认为虫积为积聚的一种："岐伯曰：喜怒不适，饮食不节，寒温不时，则寒汁流于肠中，流于肠中即虫寒，虫寒则积聚守于下管，守于下管则下管充郭，卫气不营，邪气居之。人食则虫上食，虫上食则下管虚，虚则邪气胜之，积聚以留，留则痈成，痈成则下管约。"

又曰："积聚、留饮、痞膈、中满、湿积、霍乱吐下、癥瘕坚硬腹满，皆太阴湿土，乃脾胃中气积聚之根也。（积者，不散。聚者，不化。留者，不行。饮者，停滞。痞者，不通。隔者，阻也。中满者，湿，为积。霍乱吐下，留停，为聚。癥者，徵也。瘕者，假也。）斯疾乃五脏六腑阴阳变化盛衰之制也。"

清代黄元御《素问悬解》亦曰："寒气客于小肠膜原之间，络血之中，络血凝涩，不得流注于大经，血气稽留于膜原空虚之处，结而不行，故宿昔而成积聚矣。"

明代李用粹《证治汇补》将病因分内外两端、证候分左右。

内因："因起居不时，忧恚过度，饮食失节，脾胃亏损，邪正相搏，结于腹中，或因内伤外感气郁误补而致"。

外候："或恶寒潮热，或痞满呕吐，或走注疼痛，或腹满泄泻，或眩晕嘈杂，胁肋攻冲"。

左右有别："旧说以积块在中为痰饮，在右为食积，在左为死血，此大概之论，不可拘执也，常有胃家食积而病发于中者，亦有气与食积相假而积留于左者"。

【治则治法】

本病的治疗可参照癌、岩论治。总的治则不外攻邪、扶正两端。体质强者攻积为主，若肿块有形可征属血瘀者，治宜活血破瘀消癥；肿块无形可征，聚散无常，属气滞者，当以理气行滞散瘕为主。然攻伐之剂当遵"衰其大半而止"之旨，不可猛攻、峻伐，以免损伤元气，并注意固护胃气。

《景岳全书·积聚》对攻补法的应用做了很好的概括："治积之要，在知攻补之宜，而攻补之宜，当于孰缓孰急中辨之。"

《证治准绳·积聚》和《医宗必读·积聚》把攻补两大治法与积聚病

程中初、中、末三期有机地结合起来，并指出治积不能急于求成，可以"屡攻屡补，以平为期"，并提出了"治疗是病必分初、中、末三法"的主张。颇受后世医家的重视。

清代王清任在《医林改错》中则强调瘀血在积聚病机中的重要作用，采用活血化瘀药进行治疗。

另外《素问·至真要大论》提出的"坚者削之""结者散之""留者攻之"等原则，具有一定的指导作用。

【方　剂】

《神农本草经》记载："丹参，味苦，微寒。主心腹邪气，肠鸣幽幽如走水，寒热积聚。"

《备急千金要方》治积聚癥瘕，去三尸，益气延年却老："雄黄二两为末，水飞九度，入新竹筒内，以蒸饼一块塞口，蒸七度，用好粉脂一两和，丸绿豆大。每服七丸，酒送下，日三服。"

宋代王璆原在《是斋百一选方》中用太仓丸治脾胃饥饱不时生病，及诸般积聚，百物所伤。"陈仓米四两，以巴豆二十一粒去皮，同炒至米香豆黑，勿令米焦，择去豆不用，入去白橘皮四两，为末，糊丸梧子大。每姜汤服五丸，日二服。"

又治心腹积聚。"五月五日午时，急砍一竹，竹节中必有神水沥，和獭肝为丸，甚效也。"

《太平圣惠方》中治腹中食积。"绿矾（二两，研）、米醋（一碗），瓷器煎，柳条搅成膏，入赤脚乌一两，研，丸绿豆大。每空心温酒下五丸。"

又治伏梁结气，在心下不散。"桃奴（二两）为末。空心温酒，每服二钱。"

宋代太医院编的《圣济总录》治疗气积成块。"用牛脑子一个去筋、雄鸡肫一个连黄，并以好酒浸一宿，捣烂，入木香、沉香、砂仁各三两，皮硝一碗，杵千下，入生铜锅内，文武火焙干，为末。每服二钱，空心酒下，日三服。"

又治奔豚气痛，上充心腹。"鳖甲（醋炙，三两）、京三棱（煨，二两，各为末）桃仁去皮尖四两汤浸，研汁三升，煎二升，入末煎良久，下醋一升，煎如饧，以瓶收之。每空心酒服半匙。"

又治腹内积聚，心肋气满，时吐清水，恶寒，不下食。鳖甲丸："鳖甲（醋炙）、大黄（炒）、槟榔二两，人参、附子、前胡、白术、黑干姜、枳壳、防葵、川归、桔梗、甘草一两，吴茱萸、紫朴三两，共末，入蜜杵，丸如梧子大。空心酒下三十丸。"

又治积聚滞气，胸膈痞闷，心腹刺痛。万灵丸："雄黄、陈皮（去白，炒）、大黄、白丑一两，肉苁蓉、京三棱（煨）、杏仁、巴豆（去皮心油）、干漆（炒烟）、青皮五钱，诃勒皮二分，天南星（姜制）、木香、藿香叶、白术（炒）一分，胡椒半分共末，薄荷汁糊，为丸如小豆大。伤食，姜汤下三五丸；伤酒，姜汤下十丸。"

又治五积，胸膈痞闷，腹胁胀满，宿食不消，积气成块，心腹痛，不能饮食。大五积丸："硇砂、芫花、干漆（炒烟）一两，木香（同后末）、巴豆（去皮心油）、皂荚（去皮子尖）、乌头（去皮脐）三分（同上五味入醋三升熬膏），大黄（炒）、京三棱（煨）、鳖甲（醋炙）、川归、陈曲、青皮（去白，炒）一两，桂心三分，共末，用膏丸如小豆大。茶酒任下五七丸。欲疏利，服十丸。"

又治五积气，呕吐酸水，心腹胀闷，不思食。十味五积丸："沉香、陈皮（去白，炒）、甘松、京三棱各五钱，芫花（醋炒焦）、牵牛（捣取末）、木香、甘遂（连珠者）、大戟、姜黄各一两，共末，糊为丸如梧子大。用陈皮汤，空心下二三十丸。"

又治五种积聚成块。木香丸："木香、槟榔、人参、郁李仁、诃勒皮、大黄（微煨）三两，苏子、白芍、赤茯、枳壳、黑干姜、硝石二两，共末，入蜜为丸如梧大。酒下三十丸。"

又治积聚癥癖气块。牛膝芍药丸："牛膝、白芍药、大黄（炒）、桔梗、赤茯苓、诃梨勒（取皮）、柴胡、紫朴（姜炒）三两，枳壳、槟榔、陈皮（去白，炒）一两。"

《丹溪心法》治疗脾积痰气冷块，每食后辄胸满不下。二贤散："用橘皮去穰一斤，甘草、盐花各四两，水五碗，慢火煮干，焙，研为末，白汤点服。治一切痰气特验，惟气实人服之相宜；气不足者，不宜久用之也。"

又治腹胁积块："风化石灰半斤，瓦器炒极热，入大黄末一两炒红，取起，入桂末半两，略烧，入米醋和成膏，摊绢上贴之。内服消块药，甚效。"

《奇效良方》枳壳散，治五种积气，三焦痞塞，胸膈满闷，呕吐痰逆，口苦吞酸，常服顺气宽中，除痃癖，消积聚。"枳壳（麸炒）、益智、陈皮、京三棱、莪术、槟榔、肉桂（以上各一钱）、肉豆蔻、厚朴、青皮、木香、干姜、甘草（炙，各半钱）。上作一服，水二盏，生姜三片，红枣二枚，煎一盏，不拘时服。"

又治诸积鼓胀、食积、气积、血积之类："石菖蒲（八两，锉）、斑蝥（四两，去翅足）同炒黄，去斑蝥不用。以布袋盛泄去蝥末。为末，醋糊丸梧子大。每服三五十丸，温白汤下。治肿胀尤妙，或入香附末二钱。"

《普济方》治疗一切积气，宿食不消。顺气丸："黑牵牛头末（四两），用萝卜剜空，安末盖定，纸封，蒸熟取出，入白豆蔻末一钱捣，丸梧子大。每服一二十丸，白汤下。"

又治气筑奔冲，兼追虫取积，不可忍。用"黑牵牛半两炒，槟榔二钱半，为末。每服一钱，紫苏汤下；用酒下，亦消水肿。"

《仁存方》治疗积聚痰涎，结于胸膈之间，心腹疼痛，日夜不止，或干呕啰食者，用炒粉丸："用蚌粉一两、巴豆七粒同炒赤，去豆不用。醋和粉，丸梧子大。每服二十丸，姜酒下。丈夫脐腹痛，尚香汤下；女人血气痛，童便和酒下。"

《摘玄方》治疗积聚痰涎，消积破气："石碱（三钱）、山楂（三两）、阿魏（五钱）、半夏（皂荚末制过，一两）为末，以阿魏化醋煮，糊丸服。"

《青囊方》治疗血积成块："用壁虎一枚，白面和一鸭子大，包裹，研烂作饼，烙熟食之，当下血块。不过三五次，即愈，甚验。"《多能鄙事》治男子败精，女人败血，不动真气用通仙散："用荞麦面三钱、大黄二钱半，为末。卧时酒调服之。"

《简便方》治伤米食积："白面（一两）、白酒药（二丸）炒，为末。每服二匙，白汤调下，如伤肉食，山楂汤下。"

《济生方》治诸果成积伤脾，作胀气急："用麝香一钱、生桂末一两，饭和，丸绿豆大。大人十五丸，小儿七丸，白汤下。"

《袖珍方》消导酒积："鸡膍胵、干葛（为末等分），面糊，丸梧子大。每服五十丸，酒下。"

明代王绍隆在《医灯续焰》以三因散聚汤治积聚，随气上下，发作心腹绞痛，攻刺腰胁，小腹胀，大小便不利："半夏（汤洗七次）、槟榔、当归（各七钱五分）、陈皮（去白）、杏仁（去皮尖，麸炒）、桂心（各二两），茯苓、炙甘草、附子（炮去皮脐）、川芎、枳壳（去瓤，麸炒）、厚朴（姜制）、吴茱萸（汤浸，各一两），每服四钱。水一盏，姜三片，煎七分，食前温服，大便不利，加大黄。"

【膏　贴】

《景岳全书》三圣膏贴治积聚癥块："石灰（十两）、官桂（半两，为末）、大黄（一两，绵纹者，为末），上将石灰细筛过，炒红，急用好醋熬成膏，入大黄、官桂末搅匀，以瓷器收贮，用铂纸或柿漆纸摊贴患处，火烘熨之。"

【针　灸】

宋代王执中在《针灸资生经》治积聚，穴用膈俞、阴谷。

《普济方·针灸》治疗如下：

积聚冷胀，穴上脘（一云灸百壮，三报之）。

治腹中积聚上下行，穴悬枢。

治腹中积聚，穴商曲。

治腹满积聚，穴阴郄。

治坚结积聚，穴膀胱俞。

治积聚坚满，穴脾募（灸百壮）。

治腹中积聚疼痛，穴冲门。

治积聚坚大如盘，冷胀，穴胃脘（灸二百壮，三报之）。

治腹满积聚，穴冲门、府舍。

治积聚，上下不行，水谷不化，下利腹中留积，腹中尽痛，穴悬枢。

治积聚，穴脾俞。

治腹中积聚，肠中切痛，不嗜食，穴商曲。

治脐下积聚，疝瘕、肠癖切痛、振寒、大肠有水，穴四满。

治结积留饮，穴通谷。

治积聚气，穴章门。

治冷气积聚，时上冲心，饥不能食，穴中极。

治积聚，穴中脘。

治积聚，穴灸肺俞，或三焦俞。

治黄疸积聚，穴脾俞。

治脏腑积聚，胀满，羸瘦不能食，灸三焦俞。

治心腹积聚，灸肝俞。

治喘逆卧不安席，咳逆，胁下积聚，穴期门。

第六节　脱营失精

【古今释义】

脱营失精首见于《素问·疏五过论》，曰："凡未诊病者，必问尝贵后贱，虽不中邪，病从内生，名曰脱营。尝富后贫，名曰失精。"其证"身体日减，气虚夫精，病深无气，洒洒然时惊。"原分脱营、失精，后世将脱营失精并称者，乃因精神刺激所致的虚劳证。

【病因病机】

精神刺激，五志过极化火伤精夺营，流窜经络所致。

《圣济总录》卷九十一曰："脱营之病，虚劳之类也。""形体日减，洒洒然时惊，甚则精气竭绝，形体毁沮，皮焦筋屈，痿躄拘挛，是其候也。"清代沈金鳌的《杂病源流犀烛·内伤外感源流》亦说："脱营失精，失志病也。"又曰："若后贫后贱之人，忧愁思虑，愤恨悲哀，无一不有，故内伤脏腑，伤则各经火动，并伤元气，日渐日深，病发则饮食无味，神倦肌瘦也。"指出颠沛不顺，所思不遂，气郁化火所致虚劳证。

清代张璐在《张氏医通》中进一步总结发病机制，认为五志过极均可化火伤精夺营，流窜经络，伤及脏腑，病从内生，与流注、结核等同。曰"尝读《内经》，有脱营失精之病，方家罕言。近惟陈毓仁痈疽图形，仅见失营之名，究无方论主治，故粗工遇此，靡不妄言作名，为害不浅。夫脱营者，营气内夺，五志之火煎迫为患，所以动辄烦冤喘促，五火交煽于内，经久始发于外，发则坚硬如石，毓仁所谓初如痰核，久则渐大如石，破后无脓，惟流血水，乃百死一生之证，是以不立方论，良有以也，其形着也。或发膺乳腋胁，或发肘腕胫膝，各随阴阳偏阻而瘕聚其处，久而不已，五气留连，病有所并，则上下连属，如流注然，不可泥于毓仁之耳前后及项间，方目之为失营也。以始发之时，不赤不痛，见证甚微，是以病者略不介意，逮至肿大硬痛，蟠根错节已极，岂待破后无脓，方为百死一生之证哉。原夫脱营之病，靡不本之于郁，若郁于脏腑，则为噎膈等证，此不在脏腑，病从内生，与流注、结核、乳岩同源异派……"。

【治则治法】

本病治在理气疏郁，和营解毒，滋阴降火。

《张氏医通》重在理中焦之气，解脏腑火毒，滋肝肾之阴。曰："推其主治，在始萌可救之际，一以和营开结为务，而开结全赖胃气有权，方能运行药力。如益气养荣之制，专心久服，庶可望其向安。设以攻坚解毒，清火消痰为事，必至肿破流水，津复外渗，至此日进参芪，徒资淋沥，其破败之状，有如榴子之裂于皮外，莲实之嵌于房中，与翻花疮形象无异，非若流注、结核之溃后，尚可图治，亦不似失精之筋脉痿躄也。详脱营失精，经虽并举，而死生轻重悬殊，脱营由于尝贵后贱，虽不中邪，精华日脱，营既内亡，瘕复外聚，攻补皆为扼腕。良工无以易其情志也。失精由于始富后贫，虽不伤邪，身体日减，内虽气结，外无瘕聚，投剂略无妨碍，医师得以施其令泽也。然二者之病，总关情志，每每交加，而有同舟敌国，两难分解之势，故毓仁以失营二字括之。惜乎，但启其端，而肯綮示人之术，则隐而不发，何怪粗工谬言为道，妄用砭石，宁免五过四失之咎欤。"

【方 药】

《杂病源流犀烛·内伤外感源流》曰："其治内服镇心丹，升阳顺气汤，外用香盐散，日擦牙齿。"

第二章 呼吸系统肿瘤

第一节 鼻部肿瘤

一、皶瘤

【古今释义】

皶，首见于《素问·生气通天论》："劳汗当风，寒薄为皶。"明代张烈的《正字通》示"皶"俗作"齇"字，《康熙字典》称：齇，鼻上疱，亦作齇疱。可见，"齇"与"皶"二字的释义相同，指鼻上疹起如疱，色赤肿痛，鼻头增大，表面隆起，高低不平，严重者形成瘤赘，成为皶瘤。

【病因病机】

本病由脾胃湿热上熏于肺所致。

《素问·热论》："脾热病者，鼻先赤。"

【治则治法】

明代胡濙《卫生易简方》曰："治鼻中外渣瘤脓血出，用蜂房炙为末，酒调方寸匕，日七服。"

二、鼻渊

【古今释义】

鼻渊首见《素问·气厥论》，曰："鼻渊者，浊涕流不止也"，是以鼻流浊涕，量多不止为主要特征的鼻病。

【病因病机】

本病多由外感风寒，郁久化热，壅塞清窍所致。

清代费伯雄《医醇賸义》云："脑漏者，鼻如渊泉……致病有三：曰风也、火也、寒也。"明代虞抟在《医学正传》中认为："火郁上焦，肺气不通，抑郁成涕。"清代陈士铎在《辨证录》中云："人有鼻塞不通，浊涕稠黏，已经数年，皆以为鼻渊而火结于脑也，谁知是肺经郁火不宜。"《张氏医通·卷八》："鼻出浊涕，即今之脑漏是也……要皆阳明伏火所致。"《医学摘粹·杂证要诀》："如中气不运，肺金壅满，即不感风寒，而浊涕时下者，此即鼻渊之谓也，而究其本源，总由土湿胃逆，浊气填塞于上，肺是以无降路矣。"

【治法治则】

本病治疗宜疏散风寒，清肺胃火邪为主，兼顾滋补肝肾。

《医学衷中参西录》言："而愚临证品验以来，知其热不但来自胆经，恒有来自他经者。而其热之甚者，又恒来自阳明胃腑。胆经之热，大抵由内伤积热而成。胃腑之热，大抵由伏气化热而成。临证者若见其脉象弦而有力，宜用药清其肝胆之热，若胆草、白芍诸药，而少加连翘、薄荷、菊花诸药辅之，以宣散其热，且以防其有外感拘束也。若见其脉象洪而有力，宜用药清其胃腑之热，若生石膏、知母诸药，亦宜少加连翘、薄荷、菊花诸药辅之。且浊涕常流，则含有毒性，若金银花、甘草、花粉诸药皆可酌加也。若病久阴虚，脉有数象者，一切滋阴退热之药皆可酌用也。后世方书治此证者，恒用苍耳、辛夷辛温之品，此显与经旨相背也。夫经既明言为胆之移热，则不宜治以温药可知。且明言辛鼻渊，不宜更用辛温之药助其益辛，更可知矣。即使证之初得者，或因外感拘束，宜先投以表散之药，然止宜辛凉而不可用辛温也。是以愚遇此证之脉象稍浮者，恒先用西药阿斯匹林汗之，取其既能解表又能退热也。着石膏解中，载有重用生石膏治愈此证之案数则，可以参观。又此证便方，用丝瓜蔓煎汤饮之，亦有小效。若用其汤当水煎治鼻渊诸药，其奏效当尤捷也。"

清代高秉均在《疡科心得集》曰："如以火烁金，热极则化为水。然究其原，必肾阴虚而不能纳气归元，故火无所畏，上迫肺金，由是津液之气不得降下，并于空窍，转为浊涕，津液为之逆流矣。于是肾肝愈虚，有升无降，有阳无阴，阴虚则病，阴绝则死。"

【方　药】

《证治准绳·类方》防风汤治"胆移热于脑，则鼻渊，浊涕不止，如涌泉不藏，久而不已，必成衄血之疾。防风（去芦，一两半）、黄芩、人参、炙甘草、川芎、麦门冬（去心，各一两）。上为细末，每服二钱，沸汤点服，食后日三"。

《明医指掌》载辛夷荆芥散："辛夷（一钱）、荆芥（八分）、黄芩（酒炒，八分）、神曲（炒，七分）、南星（八分，姜制）、半夏（八分，姜制）、苍术（米泔浸，炒，八分）、白芷（八分，锉），一剂，水二盏，煎至八分，食后温服。"

三、鼻窒

【古今释义】

鼻窒首见于《素问·五常政大论》，言："大暑以行，咳嚏、鼽衄，鼻窒。"《素问玄机原病式·六气为病》，曰"鼻窒，窒，塞也"，又曰"但见侧卧上窍通利，下窍窒塞"。

【病因病机】

本病多为脏腑虚弱，邪滞鼻窍所致。多因素体肺脾虚弱，伤风鼻塞反复发作，或因鼻窍附近病灶或自身的异常累及其功能所致。也可因邪气久滞，肺经伏热致发病。如《东垣试效方·卷五》："若因饥饱劳役损伤脾胃，生发之气既弱，其营运之气不能上升，邪害空窍，故不利而不闻香臭也矣。"《证治准绳》曰："鼻塞不闻香臭或但遇寒月多塞，或略感风寒便塞，不时举发者，世俗皆以为肺寒而用解表通利、辛温之药不效，殊不知此是肺经素有火邪，火郁盛则喜得热而恶见寒，故遇寒便塞，遇感便发也。"

【治法治则】

《证治准绳》曰："疏散风寒，清肺降火为主，而佐以通气之剂。"

《东垣试效方·卷五》曰："宜养胃气，使营运阳气宗气上升，鼻则通。"

【方　药】

《太平圣惠方》治鼻窒，眼昏疼痛，脑闷，曰："苦葫芦子，碎以醇酒半升浸之，夏一日，冬七日。一方用童子小便浸之。"

《本草纲目》指出，辛夷花善治"鼻渊、鼻衄、鼻窒、鼻疮及痘后鼻疮"。

第二节　喉部肿瘤

一、喉瘤

【古今释义】

喉瘤出自清代程国彭《医学心悟》，曰："喉瘤，生于喉旁，形如圆眼，血丝相裹，不犯不痛。"指咽喉部一两侧发生红色肉瘤，其表面光滑，质地坚硬触之即痛；重症则表现呼吸困难，吞咽不利。

【病因病机】

本病多因气血痰涎，凝滞于喉部而起。

明代尤仲仁在《尤氏喉症指南》曰："喉瘤，本源不足，怒气伤肝，或仰高叫、或诵读太急，所以气血相凝，生于关内，两旁有小紫块，不时而发，治宜培养本源。"

清代张宗良《喉科指掌》称："此症因恼怒伤肝，或迎风高叫，或本源不足，或诵读太急，以致气血相凝，生于关内，不时而发。"

清代包三述在《包氏喉证家宝》称："双单喉瘤，是肺热。"

【治则治法】

本病治宜行气活血，健脾化痰。

《尤氏喉症指南》曰："喉瘤，治宜培养本源。"

清代焦氏《焦氏喉科枕秘》曰："喉瘤，养神晏息得安康，不可轻用刀针刺，益气疏风是妙方，麝香散末时吹上，何必求神告上苍。"

《喉科指掌》："治以调本养源之药，玉枢丹、地黄丸俱可常服，难许速痊，外吹。"

【方 药】

《医学心悟》治喉瘤以加味甘桔汤。

《喉科指掌》治喉瘤："玉枢丹、地黄丸俱可常服。"

《焦氏喉科枕秘》曰："喉瘤，益气疏风是妙方。"

清代鲍相璈《验方新编》曰："喉瘤，治以调本养原之药，玉枢丹、地黄丸，俱可常服。"

【吹点法】

《医学心悟》曰："喉瘤，宜吹麝香散。"

《焦氏喉科枕秘》曰："喉瘤，麝香散末时吹上。"

清代祁坤的《外科大成》曰："喉瘤，吹黄连冰麝散。"

《包氏喉证家宝》：治双单喉瘤："麝二、连一、冰四，日频吹。"

清代刘清臣的《医学集成》曰："喉瘤，硼砂（三钱）、冰片、胆矾（各三分）共研细末。用时，以箸头蘸药，点之即效。"

【刀针法】

《包氏喉证家宝》曰："喉瘤，不可用刀针，极熟者，以笔针刺之。"

二、叉喉瘤

【古今释义】

叉喉瘤出自《喉科指掌》："叉喉瘤，亦有生于关外，亦名曰瘤，故法以着症同，而地部异耳，治法如前。"本病先见咽喉作紧，继而风痰上涌，多有绵涎，内紧外浮肿，不能饮食，渐至咽喉紧闭，如叉叉住，故名叉喉。清代郑梅涧在《重楼玉钥》中说："症见咽喉肿痛，甚或颈项亦肿，咽喉缩紧感，呼吸迫促，甚则头面浮大。"

【病因病机】

《重楼玉钥》："多因风痰上涌，肺气壅塞，阻于咽喉所致。"

【治则治法】

《喉科指掌》曰："治宜疏风解毒，消肿祛痰。可选用紫正散、清咽利膈汤、普济消毒饮等加减，外吹冰硼散。"

《重楼玉钥》曰："严氏赤麞散，治一切喉痹、缠喉、双单鹅、叉喉恶症。"

又云："叉喉之症最为殃，迟了三时命不长，病者能依方法治，管教依旧进茶汤。先用冰硼散开窍，次用风路针，三用摩风膏少许和角药调噙，取喉内痰涎，并用角药敷颈外浮肿处，服紫正散加开关散。"

三、喉菌

【古今释义】

喉菌出自《杂病源流犀烛》，曰："喉菌，状若浮萍，色紫，生喉旁。"系指喉内生物如菌或如浮萍的病证。《尤氏喉症指南》曰："喉菌因夫忧郁生，略高而浓象浮萍。"《包氏喉证家宝》曰："妇人多患此，状如浮萍，略高而浓，紫色，生在喉旁。"

西医学的喉癌、喉咽恶性肿瘤等可参考本篇进行辨证施治。

【病因病机】

《喉科指掌》言："此症因胎毒所致，或因心胃火邪。"

《尤氏喉症指南》："喉菌，忧郁过度，心胃两经邪火入络，气血滞而不散，妇人患者最多。"

《包氏喉证家宝》言："忧郁血热气滞而发，妇人多患此。"

【治则治法】

本病治宜清火、化痰、散瘀。

【方 药】

《喉科指掌》曰："黄连解毒汤、玉枢丹可使其不发，然未见全退者。"

《尤氏喉症指南》曰："喉菌，用黄连解毒汤。"

【噙化方】

《包氏喉证家宝》凉药方，专治喉癣喉菌等证："薄荷（一钱，研）、制硝（八分）、制矾（八分）、百草霜（一分）、灯草灰（一分）、川贝母（一分，研）、生甘草（一分，研）、冰片（三厘），先将硝、矾、百草霜研匀后，入灯草灰，再研，入薄荷、贝母、甘草末，再研末，后加入冰片研细，用上白蜜调如青灰色，时时噙咽，若重证多用黄药凉药吹。"

清代王龙九在《重订囊秘喉书》中治喉癣及喉菌等症："薄荷（八分）、玉丹（五分）、川贝（一钱）、灯草灰（五厘）、柿霜（八分）、甘草（一分五厘）、天花粉（一钱），上药研匀一处，用白蜜调膏频咽，噙之即效。若症重，兼服剂，并用吹丹。"

《尤氏喉症指南》曰："先将百草霜与矾研入元丹，再研诸药。研匀后，入冰片，以蜜调之。遇喉痹、喉癣、喉菌，须时时噙化。若症重者，宜兼服煎剂。"

另用："龙脑、薄荷为君，玉丹为臣，川贝去心为佐，灯草灰、百草霜、甘草、冰片为使。先将玉丹、百草霜研和后，入灯草灰再研，再入薄荷、甘草、川贝，研极细，再入冰片，再研匀，蜜调服。喉痈喉菌，须时时噙咽。若症重兼服三剂，及吹药。"

【吹点法】

《尤氏喉科秘书》治喉菌初起："碧丹五分，金丹一分，后用碧三、金三和吹，亦须频咽膏滋药煎剂，不可间断。"

《尤氏喉症指南》治喉菌："因夫忧郁生，略高而浓象浮萍，患此应吹何等药，金一分兮玉五分，继用玉三金且和，煎方膏子不宜停，若能守戒勤调治，片月功成或可平。"

《包氏喉证家宝》治喉菌初起："青药五分，黄药一分，后用青三、黄二和吹，内服煎药，不可间断，亦难速愈，轻则半月余，重则经年，治之得法则愈，要守忌戒口。"

四、喉球

【古今释义】

喉球出自《包氏喉证家宝》，曰："喉内生肉球，如圆眼大，根如线，五寸余长，相连肺上，吐球出，方可饮食，手轻扯，痛彻心内。"系指咽喉之内生肉球，疼痛碍食的病证，名"口中肉球"。

【病因病机】

《包氏喉证家宝》与《焦氏喉科枕秘》曰："外感六气，内伤七情，喉内生肉球。"

【治则治法】

本病治宜疏风解郁，化痰散结。

【方　剂】

《包氏喉证家宝》曰："服益气疏风汤，升麻、葛根、防风、紫苏、桔梗、前胡、白芍、白蒺藜、生地、当归、川芎、生甘草、黄芩、麦冬、连翘、青皮，水煎服。再用麝香二钱研，分二次水调服，或服麝香散三次，根化而愈。"

五、喉癣

【古今释义】

喉癣出自《景岳全书》，曰："喉癣，满喉白色，时医每误认白喉。"系指咽喉干痒、生疮溃腐、溃烂疼痛、腐衣叠生、其形似苔癣的病证，又名天白蚁、肺花疮。本病多继发于肺痨，发病年龄以中年为多。西医学的咽、喉结核等病可参考本病进行辨证施治。

【病因病机】

本病多由肺胃积热或阴虚火旺所致。

《喉科指掌》曰："此症因肾虚火旺，发癣于喉，不肿而微红，上有斑点，青白不一，如芥子大，或绿豆大，每点生芒刺，入水大痛，喉干声哑，咳嗽无痰，六脉细数者是。"

《包氏喉证家宝》："喉癣，满喉白色，时医每误认白喉，分烂喉风癣、弱证喉癣，二证虚实不同。"

【治则治法】

本病治疗宜清热解毒，滋阴降火。

【方　药】

《喉科指掌》用"知柏地黄汤兼四物汤加麦冬盐水炒、玄参、女贞（盐水炒）、枸杞、首乌、阿胶（各二钱）等服十服后；用八味丸加女贞、枸杞、人参、洋参俱盐水炒，淡盐汤每早服四五钱，如服前知柏地黄汤、四物汤不应，加桂、附每帖各三分，水煎冷服，此引火归原之法也，玄武膏亦可服，如六脉洪数，恐难脱体，吹紫雪、金不换。"

【噙化方】

《包氏喉证家宝》用凉药方治喉癣、喉菌等证："薄荷（一钱，研）、制硝（八分）、制矾（八分）、百草霜（一分）、灯草灰（一分）、川贝母（一分，研）、生甘草（一分，研）、冰片（三厘），先将硝、矾、百草霜研匀后，入灯草灰，再研，入薄荷、贝母、甘草末，再研末，后加入冰片研细，用上白蜜调如青灰色，时时噙咽，若重证多用黄药凉药吹。"

【吹点法】

《喉科指掌》曰："吹紫雪、金不换。"

六、喉单

【古今释义】

喉单出自《喉科秘旨》，曰："喉单，关口上部下垂，根大头小，红色大痛。"系指喉关上部红肿疼痛的病证。《包氏喉证家宝》曰："喉单，满喉微肿而红。"

【病因病机】

《喉科指掌》曰："喉单，此症因肝风郁热，动气而生。"

【治则治法】

《喉症全科紫珍集》曰："宜泻火解毒。"

【方　药】

《包氏喉证家宝》治喉单"服三黄凉膈"。

【刀针法】

《包氏喉证家宝》治喉单"针首尾出血"。

七、烂喉痹

【古今释义】

烂喉痹出自《喉科指掌》，曰："形如花瓣，烂肿白斑，痛叫不食，眼睛泛上，六脉洪大。"指喉痹而咽喉溃烂者，同时症见咽喉肿痛，腐溃白斑、形如花瓣、疼痛难咽，甚则目睛上泛，脉洪而大。"

【病因病机】

《喉科指掌》曰："此症因肝胃热毒，外感时邪而发。"

【治则治法】

《喉科指掌》曰："治宜疏风解毒，凉血消肿。"

【方　药】

《喉科指掌》用六味汤加："生大黄（五钱）、盐水炒玄参（二钱）、酒炒黄芩（二钱）、生地（二钱）、丹皮（二钱）、浮石（二钱）、山栀（一钱）、木通（一钱）。两服后去大黄，并六味汤再加：生石膏（三钱）、诃子（一钱五分）、柏子仁（二钱，囫囵用），冲制柏枝汁半杯，四服而愈。"

【吹点法】

《喉科指掌》曰："口吹金不换，兼服八仙散，每日二钱，津化咽下。此症身凉不治。"

【针　灸】

《喉科指掌》曰："针少商、商阳、关冲、少冲（两手八穴），有血则生，无血者死。"

八、烂沙喉

【古今释义】

烂沙喉出自《喉科指掌》，曰："此症发于寒伤之后，表邪未尽生在关内肿烂，右关脉急。"此指喉关内肿烂。

【病因病机】

《喉科指掌》云："多发于伤寒之后，表邪未尽，邪结咽喉，肺脾之毒可知。"

【治则治法】

《喉科指掌》载："治宜清咽散邪。"

【方　药】

《喉科指掌》用六味汤半服加："酒炒黄芩（二钱）、花粉（一钱）、盐水炒玄参（二钱）、葛根（一钱）、生石膏（二钱五分）、淡竹叶（二钱）、河车（二钱五分），连服三四剂。"

【嚼化方】

《喉科指掌》治疗烂斑不退："生大黄（三钱），津化八仙散、玉枢丹，每服五分，三服可收功。"

九、烂喉风

【古今释义】

烂喉风出自《包氏喉证家宝》，曰："喉生赤肉，层叠渐肿，孔出臭气者，不过三日死"。又言："色如猪肝，肿起，形如松子，满喉皆赤，气逆、关闭、不食；壅塞痰涎，肿痛，面黑、声雷、颈肿者，不治"。《喉科指掌》曰："生于喉之关内，上下红色，白斑痛烂，不肿，六脉细数者是也。"

【病因病机】

本病分虚实两端。实者肺胃热炽，虚者虚火上炎。

《包氏喉证家宝》曰："因受污秽气及风热。"

《喉科指掌》曰"虚烂喉风，此症因本原不足，虚火上炎；肿烂喉风，此症因风火内炽肺胃。"

【治则治法】

清代何廉臣在《重订广温热论》中言："治宜解毒消肿，清热止痛。方选银翘散、普济消毒饮加减；外治以冰硼散。"

【方　药】

《喉科指掌》治虚烂喉风："初起用六味汤加盐水炒玄参（二钱）、酒炒黄芩（二钱）、盐水炒山栀（一钱）、花粉（一钱）、生地（三钱）、丹皮（二钱），连进二服后，去六味汤，加盐水炒知母、黄柏（各钱半），服五帖，如两关沉大，作结毒治，用药照胃热毒门。"

治肿烂喉风用六味汤加"葛根、花粉（各一钱）。如红烂不退，药不能入，再用六味汤加淡豆豉、木通、山栀、盐水炒知母（各一钱）、花粉、当归、柏子仁（各钱半）、丹皮（二钱）、生地（钱半）、浮石（三钱）。连服二帖，兼用柏枝汁一钟，冲药漱之，六剂乃安。"

【吹点法】

《包氏喉证家宝》治松子喉风："刺肿处，吹药宜去痰，服药宜三黄、石膏、竹叶，加荆、防。"

十、肿烂喉痈

【古今释义】

肿烂喉痈出自《喉科指掌》，曰："肿烂喉痈，此症因脾家积热而生红肿赤烂，两寸关脉洪大者是也。"系指喉痈肿痛而溃烂的病证。

【病因病机】

《喉科秘旨》认为："此症因脾家积热而生红肿赤烂。"

【治则治法】

《喉科指掌》载："治宜解毒泻火消肿，方用黄连解毒汤加减。"

【方　药】

《喉科指掌》治肿烂喉痈："先服八仙散（放于舌上津化咽下），再用六味汤加盐水炒玄参（二钱）、盐水炒黄柏（一钱）、酒炒黄芩（钱半）、生大黄（三钱）、山栀、木通（各一钱）、河车（二钱），如一服后泻过，可去大黄。三日后，用十八味神药，柏枝汁咽漱即愈。"

【针　灸】

《喉科指掌》治肿烂喉痈："针少商、商阳、关冲、少冲（两手四穴），血多为妙。"

十一、开花疔

【古今释义】

开花疔出自清代过铸的《增订治疗汇要》，曰："症见疔生舌旁，形若开花，舌多紫色。"《包氏喉证家宝》："开花疔，形若开花，红易紫难黑不治。"

【病因病机】

《增订治疗汇要》曰："多由七情郁怒忧思，气血瘀滞，或食秽恶之品所致。"

《包氏喉证家宝》曰："开花疔，病原鼻滴汗于豆腐内，食自死禽兽肉，水缸内有米粒生毛，此三因，皆致喉中生开花疔之原。"

清代程永培《咽喉经验秘传》曰："此症……犯者极凶，因怒气伤心肾，不开花者易治，开花而黑色者，心肾二经之气先绝也。"

【治则治法】

《咽喉经验秘传》曰："治此者，须要根下割去方好。或内服行气活血、祛痰散结。"

【方　药】

《包氏喉证家宝》治开花疔："三黄凉膈煎服。"

《咽喉经验秘传》曰："内服行气活血、祛痰散结之仙方活命饮、桃红四物汤、三黄凉膈散等。"

【刀针法】

《包氏喉证家宝》曰："开花疗，形若开花，根下割去，吹药，三黄凉膈煎服，红易紫难黑不治。"

十二、喉百叶

【古今释义】

喉百叶出自清代杨龙九《囊秘喉书》。曰："咽喉中有生肉，层层相叠，渐肿有孔出臭气者。"

【治则治法】

《囊秘喉书》曰："臭橘叶煎服而愈，如肿痛，用连砂散频吹为妙。"

第三节　肺　积

【古今释义】

肺积一名出自《难经》，曰："肺之积，名曰息贲，在右胁下，覆大如杯。久不已，令人洒淅寒热，喘咳，发肺壅"，其症状与肺癌相似，主要症状为咳嗽、胸痛、咯血、体倦乏力。在《灵枢》中有相似的描述，谓："大骨枯槁，大肉陷下，胸中气满，喘息不便，内痛引肩项，身热脱肉破䐃。"颇似晚期肺癌，精气耗竭之恶病质的临床表现。《圣济总录》也有对肺积、息贲的记载，"肺积、息贲气胀满咳嗽，涕唾脓血"，这些症状在肺癌中均可见到。西晋王叔和《脉经》有"诊得肺积，脉浮而毛，按之辟易，胁下气逆，背相引痛，少气，善忘，目瞑，皮肤寒，秋瘥夏剧。主皮中时痛，如虱喙之状，甚者如针刺，时痒，其色白"等的描述，与晚期肺癌，肝、淋巴管转移引起的腋下及锁骨上淋巴结肿大的体征及皮下组织转移颇为相似。

【病因病机】

本病的基本病机是正气虚损。《素问遗篇·刺法论》曰"邪之所凑，其气必虚"，《素问·评热病论》曰"正气存内，邪不可干"，金代张元素《活法机要》云："壮人无积，虚人则有之。脾胃怯弱，气血两衰，四时有感，皆能成积。"《医宗必读·积聚》亦强调"积之成也，正气不足。而后邪气踞之，如小人在朝，由君子之衰也"。《景岳全书》中说："脾肾不足及虚弱失调之人，多有积聚之病。"

其次，阴阳失调，六淫之邪乘虚而入，邪滞于肺，导致肺脏功能失调，肺气阻郁，宣降失司，气机不利，血行受阻，津液失于输布，津聚为痰，痰凝气滞，气滞血瘀，瘀阻络脉，于是痰气瘀毒胶结，日久形成肺部积块。这是一种全身属虚，局部属实的疾病，虚则以气虚、阴虚、气血两虚为多见，实则以痰凝、气滞、血瘀毒结为多见。如《圣济总录》言："此本心病传肺，肺当传肝，肝以春适旺而不受。邪复贲于肺，故结为积，久不已，令人洒淅寒热喘咳发肺壅，所以然者，肺主气，外合于皮毛，今肺气留积，故有寒热喘咳肺壅之病。"

【治则治法】

治疗首当扶正培本。朱丹溪云："养正气，积自除。"早在《黄帝内经》中就提到了顾护正气的必要性，大积大聚，衰其大半而止。"《活法机要》中指出："故治积者，当先养正则积自除。譬如满座皆君子，纵有一小人，亦无容地而去，但令其真气实，胃气实，积自消矣。"本法可贯穿于肺癌的各阶段。

其次，应辨证使用攻补方法。病变早期，邪气壅盛，正气亏虚不著，实多虚少，可以攻邪为主，扶正为辅。《丹溪心法》指出："凡积病不可用下药，徒损真气，病亦不去，当用消积药使之融化，则根除矣。"《景岳全书》云："凡积聚未久而元气未损者，治不宜缓，盖缓之则养成其势，反以难制，以其所急在积，速攻可也。"病变后期，正虚明显或虚多实少，应以扶正为主，祛邪为辅，宜顾护正气，缓消积块，不可急攻。又曰："若积聚渐久，元气日虚，此而攻之，则积气本远，攻不易及，胃气切近，先受其伤，愈攻愈虚，则不死于积而死于攻矣。……盖凡治虚邪者，当从缓治，只宜专培脾胃以固其本。"《活法机要》中说："实中有积，大毒之剂治之，尚不可过，况虚而有积者乎？此治积之一端也。邪正盛衰，固宜详审。"《医宗必读》中说："盖积之为义，日积月累，匪朝伊夕，所以去之，亦当有渐，太亟则伤正气，正气伤则不能运化，而邪反固矣。"清代喻昌在《医门法律》中更是提出了"大要缓而图之，生胃津，润肺燥，下逆气，开积痰，止浊唾，补真气，以通肺之小管，散火热，以复肺之清肃"，对后世研究肺癌治疗具有重要启迪意义。

总之，应根据病变发展之阶段，详审邪正盛衰，辨清虚实，以及虚实的多少，辨证的使用攻补之法。正如《医宗必读》指出："初者，病邪初起，正气尚强，邪气尚浅，则任受攻；中者，受病渐久，邪气较深，正气较弱，任受且攻且补；末者，病魔经久，邪气侵凌，正气消残，则任受补。"

【方　药】

《圣济总录》曰："治肺积息贲气胀满，咳嗽涕唾脓血，桑白皮汤方。"

又治："肺积息贲，上气胸满咳逆，枳实汤方。治结癖气块，饮食不消，肺积气发，心胸痰逆气喘，卒中风毒，脚气，大肠秘涩。"

又治："奔豚气痛，羌活丸方。"

《黄帝素问宣明论方》曰："松花膏治三二十年劳嗽，预于九月间，宣利一切痰涎，肺积喘嗽不利。"

金元时期朱丹溪的《丹溪手镜》治肺积："桔梗、天门冬、山棱、青皮、陈皮、白豆蔻（各一钱）、川椒、紫菀（各一钱半）。"

《普济方》治肺积息贲，咳嗽，半夏汤："半夏（汤洗去滑，切片焙干）、桑根白皮（炙，锉）、细辛（去苗叶）、前胡（去芦头，各一两半）。"

《景岳全书》治："肺积息奔，温白丸加人参、紫菀；肾积奔豚，温白丸加丁香、茯苓、远志。"

《证治准绳·杂病》治用大七气汤加桑白皮、半夏、杏仁，兼吞息奔丸，参息奔条。

《类证治裁》息贲丸："浓朴（八钱）、黄连（一两二钱）、人参（二钱）、炮姜、茯苓、川椒、紫菀（各钱半）。"

又防己汤治肺积、息贲下气："防己、大腹（取皮去子用，各一两半）、郁李仁（浸，去皮）、大麻仁（炒）、槟榔（锉）、陈橘皮（汤浸去白，焙）、桑根白皮（炙，锉）、甘草（炙，锉）、诃黎勒（微煨，去核）各一两。"

又紫菀散治息贲气，在右胁下，结聚胀痛，喘促咳嗽："紫菀（一两，去苗土）、吴茱萸（半两，汤浸，七次焙干微炒）、白术（半两）、鳖甲（一两，涂醋炙令黄）、枳实（半两）服。"

又枳实木香丸治肺积，息贲气："枳实（去瓤，麸炒，二两）、木香、陈橘皮（汤浸，去白焙）、人参、海藻（水洗去咸，焙）、葶苈（纸上炒令紫色，各一两）、芍药（锉）、丁香（各三分），上为末，枣肉和丸，如桐子大。"

又息贲汤治肺之积，在右胁下，大如覆杯，久久不愈，病洒洒寒热，气逆喘咳，发为肺痈，其脉浮而毛："半夏（汤浸七次）、吴茱萸（汤洗）、桂心（各二两半）、人参、甘草（炙）、桑白皮（炙）、葶苈（炒，各二两半）。枳实汤治肺积息贲，上气胸满咳逆。枳实（去穰，麸炒）、木香、槟榔（锉）、甘草（炙，锉）、吴茱萸（汤浸焙干炒）、葶苈（纸上炒令紫）。"

又桑白皮汤治肺积息贲，上气胀满，咳嗽，涕唾脓血："桑白皮（锉）、麦门冬（去心，焙，各一两半）、桂（去粗皮，一两半）、甘草（炙，锉，半两）、陈橘皮。"

皂荚丸治肺积息贲，上气。"皂荚（二梃，不蛀者，酥炙去皮子锉）、桂（去粗皮）、干姜（炮）、贝母（去心），上等分捣罗为末。"

又羌活丸治结瘕气块，饮食不消，肺积气发，心胸痰逆，气喘，卒中风毒脚气，大肠秘涩，奔豚气痛："羌活（去芦头）、桂（去粗皮）、芎䓖、木香、槟榔（锉，各一两）、郁李仁（汤浸去皮、研如膏，五两）、大黄（锉炒，二两），上除郁李仁外，捣罗为末，与郁李仁研匀，炼蜜和丸，如梧桐子大。"

【针　灸】

清代吴谦在《刺灸心法要诀》中曰："尺泽穴，主治咳唾脓血，喉痹，肺积息贲，及绞肠痧痛，伤寒汗不出，小儿急慢惊风等证。刺三分，或三棱针出血，禁灸。"

第四节 息 积

【古今释义】

息积出自《素问·奇病论》，曰："病胁下满，气逆，二三岁不已，是为何病？岐伯曰：病名曰息积，此不妨于食。"《证治准绳·杂病》："又有息积者，乃气息癖滞于胁下……名曰息积。"清代张数在《医学阶梯》则谓："息积仅右胁下满，息难，未见形块。"

【病因病机】

《丹溪手镜》曰："乃气息癖滞于胁下，不在脏腑荣卫之间，积久形成，气不干胃，故不妨食，病者胁下满，气逆息难，频岁不已。"

【治则治法】

《奇效良方》曰："治息积病，胁下满逆，妨闷喘息，不便呼吸，引痛不可针灸，宜导引服药。"

【方 药】

《张氏医通》用三因化气散治息积上下贲胀。

《普济方》用桔梗丸治息积，胁下气逆妨闷，岁久不已："桔梗（锉碎）、枳实（麸炒）、鳖甲（去裙，醋炙）、人参、当归（切焙）、白术、姜桂（去粗皮）、吴茱萸（汤浸，焙干，炒）、甘草（炙，各三分）、人参、诃黎勒皮、青橘皮（汤浸，去白，焙）。"

又白术丸治息积，胁下妨闷，喘息气逆，呼吸引痛不已："白术、枳实（麸炒）、桂（去粗皮，各一两半）、人参（二两）、桔梗（锉炒）、陈橘皮（汤浸，去白焙）。"

又赤茯苓汤治息积，胁下气逆，满闷妨胀："赤茯苓（去黑皮，一两半）、大腹（锉，半两）、高良姜（一两）、吴茱萸（汤洗七次，焙干，炒，三分）。"

又槟榔汤治息积，胁下气逆满闷："槟榔（锉）、诃黎勒（煨，去核，各二两）、陈橘皮（浸，去白，焙，三两）、吴茱萸（陈者淘七次焙干，炒，一两）。"

磨积丸（出《三因》方）治肠胃因虚："气癖于肓膜之外，流于季胁，气逆息难，日频年，医所不治，久则荣卫停凝，一旦败浊，溃为痈脓，多致不救。胡椒（一百五十粒）、木香（一分）、全蝎（十枚，去毒），上为末。粟米炊丸，如绿豆大。"

又陈橘皮汤治息积胁下气逆满闷："陈橘皮（汤浸，去白，焙干）、吴茱萸（陈者，水淘七次，炒干，各一两半），上二味，粗捣筛。"

第五节 息 贲

【古今释义】

息贲出自《素问》，曰："息积，即息贲。"《难经·论五脏积病》："肺之积，名曰息贲。"如《难经·五十四难》："在右胁下，覆大如杯。久不已，令人洒淅寒热，喘咳，发肺壅。"《灵枢·邪气脏腑病形》："肺脉……滑甚为息贲，上气。"《灵枢·经筋》曰："手太阴之筋……其病当所过者支转筋痛，甚成息贲，胁急吐血。"在《难经》中对息贲的症状描述更加详细，如《难经集注》曰："息，长也；贲，鬲也。言肺在膈上，其气不行，渐长而通于膈，故曰息贲。一曰：贲，聚也，言其渐长而聚蓄，肺为上盖，脏中阳也，阳气盛，故令人发肺壅也。"《济生方》卷四："息贲之状，在右胁下，大如覆杯，喘息奔溢，是为肺积。诊其脉浮而毛，其色白，其病气逆，背痛少气，喜忘，目瞑，肤寒，皮中时痛；或如虱缘，或如针刺。"当代王笑民教授认为肺积和息贲是与肺癌在病机上相似程度非常高的疾病。

【病因病机】

本病是心病不已，火邪乘肺；或肝气犯肺，肺气郁闭，或痰热互结，壅闭于肺，致使肺失宣降所引起。

有认为乃心病所致者，如清代汪昂撰《素问灵枢类纂约注》曰："心病不已，火邪乘肺，故气息奔迫。"《难经·五十六难》云："以春甲乙日得之。何以言之？心病传肺，肺当传肝，肝以春适旺，旺者不受邪，肺复欲还心，心不肯受，故留结为积。故知息贲以春甲乙日得之。"《三因极一病证方论》解释曰："喜则伤心，心以所胜传肺，遇春肝旺，传克不行，故成肺积，名曰息贲。"《圣济总录·积聚门》中的观点也与此类似："此本心病传肺，肺当传肝，肝以春适旺而不受。邪复贲于肺，故结为积，久不已，令人洒淅寒热喘咳发肺壅，所以然者，肺主气，外合于皮毛，今肺气留积，故有寒热喘咳肺壅之病。"

《灵枢·经筋》中有记载："手太阴之筋，起于大指之上……下结胸里，散贯贲，合贲下，抵季胁。其病当所过者支转筋痛，其成息贲者，胁急吐血。"以及"手心主之筋，起于中指……其支者，入腋，下散胸中，结于臂，其病当所过者支转筋，前及胸痛息贲。"

《灵枢·本脏》言肝的异常也可造成此病："肝高则上支贲，切胁悗，为息贲。"

【治则治法】

《素问·奇病论》曰："息积，此不妨于食，不可灸刺，积为导引服药，药不能独治也。"

明代叶桂的《临证指南医案》认为："此虽言病发心脾，而实重在胃气……奇经八脉，固属扼要，其次最重调肝。因女子以肝为先天，阴性凝结，易于拂郁，郁则气滞血亦滞，木病必妨土，故次重脾胃，余则血虚者养之，血热者凉之，血瘀者通之，气滞者疏之，气弱者补之。"

【方　药】

息贲的治疗依照辨证，选取适宜方药。理气降逆，疏肝调脾胃，凉血活血，并可配合针灸、导引等法。

《太平圣惠方·治肺积气诸方》记载了息贲病之方药十个："治息贲气，胸膈妨实，右胁下坚急，上气咳嗽，宜服槟榔散方；治息贲气，在右胁下，结聚胀痛，喘促咳嗽，宜服紫菀散方；治息贲气，腹胁胀硬，咳嗽见血，痰粘不利，宜服枳实散方；治息贲气，腹胁胀满，喘急咳嗽，坐卧不安，宜服大腹皮散方；治息贲气，令人喘咳，心腹胀满，胁下疼痛，宜服牛蒡子散方；治息贲气，右胁下结硬如杯，心胸胀痛，不能饮食，胸膈壅闷，咳嗽喘促，宜服桃仁煎丸方；治息贲气，右胁下结聚成块，喘咳胸痛，呕吐痰涎，面黄体瘦，宜服三棱丸方；治息贲气，胸膈闷，腹胁坚急，四肢不和，食少无力，宜服木香丸方；治息贲气，结块在右胁下，疼痛，芫花煎丸方；息贲气，喘咳，心膈不利方。"此书根据不同症状施以相应方药，应记载有详细的服用方法，是相对较早且比较全面的对息贲方药进行总结的古籍。

《圣济总录》也有专门篇目介绍，如："治肺积息贲气胀满，咳嗽涕唾脓血，桑白皮汤方；治肺积息贲，上气胸满咳逆，枳实汤方；治肺积息贲下气，防己汤方；治肺积息贲咳嗽，半夏汤方；治肺积息贲气，右胁下坚急，枳实木香丸方。"

《普济方》收录了息贲汤、推气散、大枣丸、息贲丸及加减息贲丸。

【针　灸】

晋代皇甫谧《针灸甲乙经》也提出："息贲时唾血，巨阙主之。腹中积上下行，悬枢主之。"

《圣济总录·任脉》还提出具体针灸操作手法："巨阙一穴，心之募也，在鸠尾下一寸，人有鸠尾短者，少饶分寸，任脉气所发，治心中烦满，热病胸中痰饮，腹胀暴痛，恍惚不知人，息贲时唾血，蛔虫心痛，蛊毒霍乱，发狂不识人，惊悸少气，针入六分，留七呼，得气即泻，灸亦良，可灸七壮至七七壮止。"

清代廖润鸿撰《针灸集成》言"息贲取巨阙、期门"，并提出肺经尺泽穴及胃经缺盆穴皆可治疗息贲。

第六节　劳　嗽

【古今释义】

劳嗽，又名"邪嗽""痎嗽""火郁嗽"，指久嗽成劳或劳极伤肺所致的咳嗽。最早出自宋代张锐《鸡峰普济方》，曰："今之所谓劳嗽者，无所经见，意其华佗所谓邪嗽，真人所谓痓嗽者是也。"《丹溪心法·咳嗽》曰：
"劳嗽即火郁嗽。"《肘后备急方》曰："证见寒热往来，或独热无寒，咽干嗌
痛，精神疲极，嗽痰或浓，或时有血，腥臭异常，语声不出。"《景岳全书·
·虚损》云："劳嗽，声哑，声不能出或喘息气促者，此肺脏败也，必死。"

【病因病机】

久嗽成劳或劳极伤肺。明朝戴元礼《证治要诀·诸嗽门》，曰："劳
嗽，有久嗽成劳者，有因病劳久嗽者。"

或因痰火郁肺，如《丹溪心法·咳嗽》曰："劳嗽即火郁嗽。"

【治则治法】

本病治疗宜开郁化痰或补脾益肺。

【方　药】

《肘后备急方》治劳嗽："补肺汤半贴，加杏仁、贝母、款冬花、阿
胶、百合各半钱。"

明代王纶《明医杂著》卷二："火郁嗽，为痰郁火邪在中，宜开郁消
痰。用诃子及香附、瓜蒌仁、半夏曲、海石、青黛、黄芩为末，蜜调为
丸，嚼化。"

又："若因肺胃蕴热、痰气不利，宜用前药。若因脾肺不清，气郁痰
滞，用二陈加山栀、枳壳、桔梗。若因郁结伤脾，气血虚损，用济生归脾
加山栀、桔梗。若因怒动肝火，脾土受克，用四君子加山栀、柴胡。若劳
役失宜，伤损元气，用补中益气加山栀、桔梗。"

明代孙一奎《赤水玄珠》卷七言："火郁嗽用诃子、海石、瓜蒌仁、
青黛、半夏曲、香附以开之。"

第七节　肺脏痰毒

【古今释义】

肺脏痰毒出自《圣济总录》，曰："肺脏痰毒壅滞之病，其证目眩头

旋，胸膈痞满，常多痰唾，不思饮食，鼻闻腥臭。"

【病因病机】

《圣济总录》曰："盖肺主气，居于膈上，为四脏之盖，邪热壅滞，熏散胸膈，与津液相搏，故郁结成痰也。"

【治则治法】

《普济方》治肺脏久积痰毒，在于胸膈不散，少思饮食。半夏散："半夏（一两，汤洗七次，去滑）、木香（半两）、人参（一两，去芦头）、槟榔（三分）、桔梗（半两，去芦头）、陈橘皮（三分，汤浸去白，焙）、前胡（一两，去芦头）、赤茯苓（二两）、桂心（半两）、旋复花（半两）、麦门冬（一两，去心）、枇杷叶（三分，拭去毛，炙微黄）、细辛（三分）、甘草（半两，炙微赤，锉）、枳壳（二两，麸炒，微黄去瓤）。上为散，每服三钱，以水一中盏，入生姜半分，煎至六分去滓，不计时候，温服，忌爆热、面、猪犬肉等。"

又治肺脏壅热咽喉肿痛，头目昏重，烦饮食，客热痰毒，大小便闭涩："人参防己汤：人参（半两）、防己（一两）、羌活（去芦头）、芎劳、槟榔（锉）、连翘、天麻、玄参、防风、犀角（镑）、木香（各半两）、恶实（微炒）、甘草、（炙，各一两），上箩匀，每服三钱，水一盏，入生姜三片，葱白一寸煨热，同煎六分，不拘时候，去滓温服。"

又治肺脏痰毒胸膈壅滞："甘菊花、人参（去芦头）、大腹皮（锉）、半夏（汤洗七次去滑）、木香、白术、威灵仙、桔梗（麸炒微黄去瓤）、肉桂（去皱皮）、河黎勒皮、赤茯苓、郁李仁（汤洗去皮尖，炒）、甘草（炙微赤，锉，各一两）。上为散，每服三钱，以水一中盏，入生姜半分，煎至六分去滓，不计时候，温服。人参散，治肺脏痰毒壅滞，气逆咳嗽，不思饮食：人参（一两，去芦头）、麻黄（三分，去根节）、甜葶苈（三分，隔纸炒令紫色）、枳壳（三分，麸炒令黄，去瓤）、木通（三分，炒）、乌梅（七枚，用肉微炒）、桔梗（三分，去芦头）、紫菀（三分，去芦头）。"

又治肺脏痰毒壅滞，头旋目眩："旋复花散，旋复花（半两）、人参（半两，去芦头）、枇杷叶（半两，拭去毛，炙微黄）、赤茯苓（一两）。"

又治肺壅热痰毒，头眩呕逆："柴胡汤：柴胡（去苗）、甘草（炙，各一两）、芎、独活（去芦头）、羌活（去芦头）、贝母（去心）、款冬花（各半两）、麻黄（去根节）、桑根白皮（锉，各一两半），上粗捣筛，每服三钱，水一盏，煎至七分去滓，温服，不计时候。"

又治肺脏痰毒滞，心胸满闷，肩背烦疼，不欲饮食。桑白皮散："桑根白皮（一两，锉）、半夏（半两，汤浸七次去滑）、赤茯苓（一两）、前胡（一两，去芦头）、大腹皮（三分，锉）、白术（半两）、木香（半两）、甘草（炙，一分，微赤锉）、川大黄（一两，炙，微锉碎）。"

又治肺脏痰毒壅滞以六神散："人参、百合、白术、山芋、白茯苓（去黑皮，各一两）、甘草（炙，半两）上为散，每服二钱。"

又治肺脏多热，面上生疮，胸中积滞，或痰唾稠黏。紫苏子散："紫苏子（微炒）、木香、诃黎勒皮、萝卜子（微炒）、杏仁（汤漫，去皮、尖、双仁，麸炒微黄）、人参（去芦头）各半两，甘草（炙微赤，锉）、青橘皮（汤浸，去白、瓤，焙）各一两。"

第三章 消化系统肿瘤

第一节 口部肿瘤

口菌

【古今释义】

口菌出自清代何梦瑶的《医碥》，其与清代方成培的《重楼玉钥续编》均言："口菌，生牙肉上，隆起形如菌，紫黑，或生舌上。"系指口内或牙龈上肿起色紫黑其形如菌者。

【病因病机】

如《重楼玉钥续编》言："口菌，生牙龈肉上隆起，形如蕈，或如木耳，紫黑色，此火盛血热气滞所致。"

【治则治法】

《重楼玉钥续编》与《医碥》治口菌："茄母蒂烧灰，盐拌醋调，时时擦之，以愈为度。"

第二节 牙部肿瘤

一、牙岩

【古今释义】

牙岩出自清代马培之著的《马培之医案》，曰："牙岩，内外穿溃，肉翻峥，高年得此恶候，极难调治。"指牙龈赘生肿块，因其质硬如石而名之，伴见牙龈出血、溃烂等证候。

【病因病机】

本病多因热毒痰火郁结于牙龈而致。

《马培之医案》曰："肝火上升致发牙岩；胃火上升，牙岩溃腐，肉翻且坚，难治之症。"民国丁甘仁在《丁甘仁医案》中曰："营血久亏，肝郁不达，郁从火化，火性上炎，致发牙岩。"

【治则治法】

《马培之医案》云："姑拟养阴清肝胃积热。"

【医　案】

一人牙根作痛，渐烂穿牙床，日见深嵌，延开及腮，仍痛不休，此为牙岩，禁用刀刺，辞不可治，延年余死。（清·赵濂《医门补要》卷下）

一老人由牙床烂穿过腮，深陷可畏，并无脓水，亦无臭味，其名牙岩，诸医推辞，年余方死。（《医门补要》卷下）

西门外棉花巷雷静安，右牙龈上发一粒子，不红而肿，牙关稍觉不利。诸医皆谓牙痈也。温君明远嘱偕至业师马培之徽君处视之，业师曰：前医皆不识此证耳。此名牙岩，药不可为矣。两月后牙关紧闭，不能饮食，必致饿毙。后果然。（民国·裘庆元《三三医书》第三集）

二、牙菌

【古今释义】

牙菌出自《杂病源流犀烛》，曰："牙根龈肉肿起，色紫，因其形似菌者故名。"多由阳明火炽，血热气滞所致。《咽喉经验秘传》言："牙菌生于牙根，其状紫黑色如菌，此系火盛血热而兼气滞。"清代包三述《包氏喉证家宝》曰："牙菌证，生牙龈，其状紫花色，高起如菌状。"

【病因病机】

本病多因气郁化火，结于牙龈而致。

《包氏喉证家宝》云："牙菌证，生牙龈，其状紫花色，高起如菌状，此乃血热而兼气滞也。"

《疡科心得集》曰："牙菌生于牙龈，其形状紫黑色，高低如菌。此属火盛血热兼气郁而成。"

【治则治法】

《疡科心得集》言："牙菌，加味逍遥散主之，犀角地黄汤，或黄连解毒汤等亦可服。"

【吹点法】

《疡医大全》曰："牙菌生于牙龈，其形状紫黑色，高低如菌，此属火盛血热而兼气郁而生，宜吹口疳药。"

三、牙疳

【古今释义】

牙疳出自《儒门事亲》，曰："牙疳者，龋也。龋者，牙龂腐烂也。"指牙龈红肿，溃烂疼痛，流腐臭脓血等症。

【病因病机】

据病因及其特点可分为风热牙疳、青腿牙疳、走马牙疳三种。其中以风热牙疳较为多见；青腿牙疳因其下肢兼见青色肿块而故名；走马牙疳多发生在小儿，因发病急骤，故名走马，是一种较危重的急性口腔病，多因病后余毒未清而发。

【治则治法】

本病以清阳明胃热为主。属风热者，宜疏风清热，泻火解毒；属寒湿凝滞者，宜祛寒燥湿；属余毒未尽者，治宜解毒，清热，祛腐。

第三节　舌部肿瘤

一、舌瘤

《咽喉经验秘传》："舌上生恶肉，渐肿不痛，名舌瘤。"参见舌疳条。

二、舌上生菌

【古今释义】

舌上生菌出自《杂病源流犀烛》，言："舌菌属心经，多因气郁而生。舌上如菌状，或如木耳，其色红紫。"指舌上生菌系指舌上肿起如菌者。《包氏喉证家宝》曰："舌菌证，属心经，多因气郁而生，生于舌上，如菌状，或如木耳，红紫色。"

【病因病机】

本病多为心脾郁火或阴虚火毒内生。

《类证治裁》曰："舌菌，生舌上，如菌状，色红紫，多因气郁所致。"

《包氏喉证家宝》言："舌菌证，属心经，多因气郁而生。"

清代石寿棠《医原》曰："心开窍于舌，脾之大络系于舌本，肝、肾脉亦通舌本。舌菌、舌垫、舌肿大塞口，属脾经湿热，挟心火上壅。"

《验方新编》言："舌上生菌，此恶症也。初起如豆，渐大如菌，疼痛红烂，由心脾热毒所致。"

《马培之医案》曰："舌为心苗，肾阴不足，心火肝阳上升，发为舌菌。舌菌，生舌上，隆起如菌，或如木耳，色红紫，心火郁炽也。"

【治则治法】

本病治疗当滋水制阳，兼清肺肾。

《马培之医案》曰："舌为心苗，肾阴不足，心火肝阳上升，发为舌菌。舌尖肉翻如豆，内热呛咳，头眩，心神不安，肺肾亦亏。当滋水制阳，兼清肺肾。"

又言："舌菌，舌尖肉翻如豆，内热呛咳，头眩，心神不安，肺肾亦亏。当滋水制阳，兼清肺肾。"

【方　药】

《尤氏喉症指南》曰："舌菌生来似舌样，或如木耳，属心经，斯为漫痛红紫色，金玉匀吹久自平，一样名为紫舌胀，内多烦闷费调停。竹刀刮垢丹吹玉，犀角煎方要减增。"

《重楼玉钥续编》言："舌菌，生舌上，隆起如菌，或如木耳，色红紫，心火郁炽也。治同口菌，煎剂用导赤散加减。"

《类证治裁》："舌菌，生舌上，如菌状，色红紫，多因气郁所致。舌症主方，掺青黛散：连、栀、地、芍、丹、麦冬、翘、草、犀角、木通、灯心。兼口唇加石膏，郁痰加贝母，便秘加元明粉。"

【外 治】

《疡医大全》用青液散（《锦囊》）治鹅口疮及舌疮、舌菌、重舌。

民国陈守真在《儿科萃精》治疗舌菌恶症："先用外治之法，以吴茱萸三钱研末，好醋调敷两脚心，用布捆紧，对时一换，其效如神。"

【吹点法】

《尤氏喉症指南》言："入铜勺内化研。专治喉痹、菌瘤、牙宣、舌菌、松子风等症。用时酌加禁药、珠黄散吹之。"

清代马文植《外科传薪集》言："炭火烧三炷香为度，候冷，用罐取出，入冰片麝香各一分，共研细末，用针破舌菌，以丹少许点上，以蒲黄末盖之。"

三、舌疳

【古今释义】

舌疳亦名舌菌，出自《医宗金鉴》，曰："舌疳心脾毒火成，如豆如菌痛烂红，渐若泛莲难饮食，绵溃久变瘰疬风。"初起舌肿如豆，渐之肿如菌样，头大蒂小，类似今之舌癌。

【病因病机】

《医宗金鉴》与《马培之医案》均言："舌疳心脾毒火成。"

【治则治法】

《马培之医案》曰："心脾火郁致发舌疳，舌根肿溃，连及咽喉，症非轻候。宜养阴清解。"

《重楼玉钥续编》详论曰："一舌疳及舌傍两边肿疼，或舌底生烂宕疮，中间黄白、周遭一线红者，皆不易治。而诸医亦不识，治无不认为心火，每用泻心导赤，如不应，便投犀角、黄连、黄柏、知母之类，愈凉而愈遏，以致舌烂弥漫，或高肿而不能消，经年累月，变为败症者比比，良可悲夫。盖是症由于七情忧郁，肝木不舒，思虑烦闷而致者多。经云：肝脉系舌傍，五脏皆系于舌，非专属心也，故从肝治，乃得其旨。凡起初未服清凉者，犹易疗。一经寒凉杂进，便难施治。若论延医之法，起初则以黑逍遥散加丹皮，其次归芍地黄汤。其忧思郁久者，黑归脾汤去远志加丹皮，或因肝血不足而火旺者，滋肾生肝饮。木郁不条达者，滋肾疏肝饮，或逍遥散更妙。清凉降火，日久不愈，即成牙痛，转为骨槽风等候。及至延烂穿腮，诚难治者，恒多也。惟是虚实之辨，升清之法，须遵薛氏。若成骨槽风者，则根据《证治全生集》法为宜。"

【方　药】

《太平圣惠方》言："治小儿口、鼻、齿、舌疳疮，无不瘥。芦荟散方。"

日本天保年间浅田宗伯《先哲医话》曰："舌疳者用紫圆，若由梅毒者，龙门丸主之。"又言："治舌疳，内服凉膈散加石膏，时时与豆黄丸下之。"

【外　治】

《先哲医话》言："治舌疳，椰子油一味煮沸，以木绵浸之，色黄为度，将其绵贴疳上，以烧针熨其上，日二，以不堪其热为知。"

【医　案】

一妇年五十余，患舌疳。其形舌傍疳蚀为翻肉，而腐烂及于齿龈。乃以腐药拔去其翻肉，服以黄连解毒汤，而外用熏药者，凡百日余毒尽病痊愈。（《先哲医话》卷上华冈青洲）

四、舌岩

【古今释义】

舌岩首见于清代邹岳的《外科真诠》，曰："舌岩舌根腐烂如岩……其症最恶，难以调治。"《医宗金鉴》谓："其证最恶，初如豆，次如菌，头大蒂小，又名舌菌。"多发于 40～60 岁之人，男性多于女性，好发于舌体中三分之一的边缘部位，其次为舌根、舌面及舌尖部。

【病因病机】

本病多为心脾郁久化火所致。

《马培之医案》言："心脾之火夹痰上升，舌岩坚肿，破碎，饮咽不能，症非轻浅。"

清代高秉钧撰《谦益斋外科医案》曰："心开窍于舌，心邪郁滞，舌尖结粒，时大时小，久成舌岩重症。"

《医宗金鉴》谓："由于心脾毒火炽盛，结于舌部所致。"类于舌癌等病症。

【治则治法】

清代马培之的《马培之医案》言："拟清火化痰。"

五、舌蕈

【古今释义】

舌蕈出自《验方新编》，言："舌蕈，生舌上，出血不止，即不救。"见舌岩条。

【病因病机】

本病多为心脾郁久化火所致。

【治则治法】

《马培之医案》言："拟清火化痰。"

【方　药】

民国曹炳章《中国医学大成》言："五倍子一钱（炙，研），乌梅一钱（去核，炙，研），铜绿三分，共研细末。搽蕈上，小膏盖住，日换一次，愈后乃止。"

六、舌垫

【古今释义】

舌垫出自《类证治裁》，曰："舌垫，舌下肿起核。"《杂病源流犀烛》言："有舌下忽高肿起核名舌垫。"

【病因病机】

《外科正宗》："舌下痰包者，乃痰饮乘火流行，凝注舌下，结成瓠肿，绵软不硬，有妨言语，作痛不安。"

【治则治法】

《外科正宗》曰："治当用利剪当包剪出黄痰，若鸡蛋清，稠黏难断，捺尽，以冰硼散搽之，内服二陈汤加芩、连、薄荷。"

《类证治裁》载舌垫方："荆、防、辛、芷、羌、独、陈、香附、灯心。"

七、舌上痰核

【古今释义】

舌上痰核出自《外科正宗》，曰："舌上痰核，乃痰气结于舌上，成核作痛。"

【病因病机】

《医宗金鉴》曰："因痰火邪热循心脾二经上炎所致。"

【治则治法】

《类证治裁》痰核丸："硼砂、沉香、贝母、百草霜、钟乳粉、陈皮、茯苓、白术、甘草、苏叶、鹅管石、石膏。"

【外　治】

《外科正宗》曰："舌上痰核，乃痰气结于舌上，成核作痛。硬强者，用线针点破出血，冰硼散搽之。"

第四节　唇部肿瘤

一、唇菌（菌唇）

【古今释义】

唇菌出自清代丁尧臣辑《奇效简便良方》，曰："嘴唇陡然翻突，形如猪嘴名唇菌症，不救对时必死。"又称"菌唇"，又名"沉唇"，指口唇肿起，翻突如菌状，伴疼痛，破溃出血不止。《验方新编》亦曰："嘴唇陡然翻突，形如猪嘴，此名唇菌症。"其似今之唇癌。详参茧唇条。

【病因病机】

本病多由心脾热毒所致。

《验方新编》曰："此名唇菌症，乃心脾热毒所致，对时必死，无药可救。"

《儿科萃精》曰："小儿唇忽翻突，形如猪嘴，此名唇菌，乃心脾热毒所致，非急救不可。"

【治则治法】

本病治宜凉血解毒，清脾除火。

【方　药】

《儿科萃精》曰："小儿唇忽翻突，形如猪嘴，此名唇菌。内服唇疔汤剂，以愈为度。"

【外　治】

《验方新编》与《儿科萃精》曰："急烧两手少商穴，一面用活地龙（又名蚯蚓、曲鳝）十条，捣烂，吴茱萸二钱研末，加灰面少许，醋调敷两脚心，用布捆住，半日一换。"

二、茧唇（唇茧、唇裂如茧）

【古今释义】

茧唇出自窦汉卿《疮疡经验全书》，曰："若肿起白皮皱裂如蚕茧，故名曰茧唇也，又名白茧唇、紧唇、沉唇。"指生于口唇部位的肿块，形如蚕茧的病证。明代无忌撰《保幼新编》言："小儿初生，口唇紧小不能开，名曰茧唇"。清代蒋廷锡等编纂的《古今图书集成·医部全录》曰："茧唇者，此证生于嘴唇也，其形似蚕茧，故名之。"《医碥》曰："唇茧，肿起白皮，皱裂如蚕茧。亦有唇下肿如黑枣者。亦有不肿，缩紧小，起白皮者，名紧茧。"

【病因病机】

本病多为脾胃积火结聚而成，日久变证较多，如消渴、虚劳等。

《外科正宗》言："茧唇乃阳明胃经证也，因食煎炒，过餐炙煿，又兼思虑暴急，痰随火行，留注于唇。"

明代龚廷贤在《寿世保元》言："或因七情动火伤血，或因心火传受脾经，或因厚味积热伤脾。"

《医宗金鉴》谓："此症由脾胃积火结聚而成。"又言："唇口属脾舌属心，口舌疮糜蕴热深，口淡脾和臭胃热，五味内溢五热淫。木舌重舌舌肿大，唇肿唇疮紧茧唇，暴发赤痛多实热，淡白时痛每虚因。"

《医碥》曰："唇茧，皆燥热所致。"

清代吴谦《外科心法要诀》言："茧唇脾胃积火成，初如豆粒渐茧形，痛硬溃若翻花逆，久变三消定主凶。"

《外科大成》曰："茧唇，初结似豆，渐大若蚕茧，突肿坚硬。甚则作痛，饮食妨碍，或破流血，久则变为消渴、消中难治之证。或如番花、灵芝等样，肿硬疼痛，破流血水，如日久流血不止，见形羸虚热，面黑颧红，口干渴甚者，不治。"

《洞天奥旨》则曰："至于茧唇，治法少轻，其形似茧，然亦脾之病也。经云："脾气开于口，脾之荣在唇。虽本于七情六气，总因肾火枯而脾火炽也。"

《冯氏锦囊秘录》曰："唇本脾之外候，然足阳明之脉，亦起于鼻，而环于唇，故凡停滞伤脾，必气粗唇坚而发肿，名曰唇肿。"

《古今图书集成·医部全录》云："脾气开于口"，又云："脾之荣在唇。但燥则干，热则裂，风则瞤，寒则揭。皆由六气七情相感而成。或心思太过忧虑过深，则心火焦炽，传授脾经；或食酽酒厚味，积热伤脾，而肾水枯竭以致之。"

【疾病分类】

《冯氏锦囊秘录》从色泽分："唇茧淡白者，主伤食复伤，热壅脾家，肠鸣腹鼓；唇间紫色者，主蛔刺攻冲，痛逆霍乱。"

《医碥》从脏腑分："唇茧，肾虚者，内热口干，吐痰体瘦，济阴地黄丸；肝火，柴胡清肝散；胃火，清胃散（见齿）；脾经风湿，泻黄饮子。"

【治则治法】

本病治宜内外结合，辨证施治，早期可考虑手术治疗。

清代程文囿《医述》言："唇肿，治宜清胃热、生脾津，兼滋肾水、燥润、火降而肿自消。"

《医碥》曰："唇茧，治须润燥、清火、消风，大概以养血为要。大要审本证，察兼证，补脾气，生脾血，则燥自润火自除，风自息肿自消。若患者忽略，治者不察，妄用清热消毒之药，或用药线结去，反为翻花败证矣。"

【方　药】

《疮疡经验全书》以归脾养荣汤治茧唇。

明代徐春圃在《古今医统大全》中以黄柏煎治茧唇。

《外科正宗》曰："内证作渴者，早服加减八味丸，午服清凉甘露饮，以滋化源。日久流血不止，形体瘦弱，虚热痰生，面色鼋黑，腮颧红现，口干渴甚者，俱为不治之证也。"

《医学入门》曰："内治，实者，泻黄散；虚者，菊睛丸；肿者，薏苡仁汤。若暴发赤肿痛甚，多为实热，宜以凉膈散，栀子金花汤，急下甚热，可即愈也。若日久色淡疮白，时痛不痛，每属虚热，宜清心莲子饮，知柏四物汤，补中兼清可也。或服凉药久不愈者，以七味地黄汤冷服，引火归原。不效甚者，加附子可立愈也。"

《古今图书集成·医部全录》言："肾虚唇茧，时出血水，内热口干，吐痰体瘦，宜济阴地黄丸。"

《医碥》曰："唇茧，肾虚者，内热口干，吐痰体瘦，济阴地黄丸；肝火，柴胡清肝散；胃火，清胃散（见齿）；脾经风湿，泻黄饮子。"

《外科大成》中曰："阴虚火燥，唇裂如茧"，治以滋阴地黄丸。

《洞天奥旨》曰："归脾养荣治于内，以金银烙于外，亦易愈也。此症妇人多生之，用四物汤、逍遥散合治为佳，外先以苋茶散搽之，后以生肌散掺之，自瘥。"

《类证治裁》治："唇口紧小，不能开合，名茧唇者，苡仁汤。"

《外科心法要诀》以清凉甘露饮治茧唇："清凉甘露医茧唇，润燥止渴又生津，麦冬知草芩斛壳，枇杷银胡犀地茵。"

【外　治】

《医学入门》治唇茧以黄柏散："黄柏二两，五倍子、密陀僧各二钱，甘草二分，为末。水调涂黄柏上，炙干再涂，药尽为度，然后将柏作薄片，贴茧唇上。"

又外用"青皮烧灰，猪脂调搽，仍将青皮灰末，每一钱，酒调服之。又方，用乱发、蜂房、六畜毛烧灰，猪脂调搽，或橄榄烧灰，或黄柏散。"

《保幼新编》曰："小儿初生，口唇紧小不能开，名曰茧唇。黄柏、五倍子、甘草等分为末，和白清涂之。"

《洞天奥旨》外治唇茧："先用烙铁艾火内燃烧通红，烫患处五六次，后敷此药。"

《洞天奥旨》曰："归脾养荣治于内，以金银烙于外，亦易愈也。此症妇人多生之，用四物汤、逍遥散合治为佳，外先以苋茶散搽之，后以生肌散掺之，自瘥。"

《外科正宗》曰："初起及已成无内证者，用麻子大艾炷，灸三壮，贴蟾酥饼，膏盖，日久渐消。"

《古今图书集成·医部全录》曰："若久不愈者，急用金银烙铁在艾火内烧红荡之，内服归脾养荣汤，庶易愈矣。若外用追蚀恶毒线结之法，反为所伤，慎哉慎哉！若妇人患此，阴血衰少故也，宜用四物逍遥散治之。

肝经怒火，风热传脾，唇肿裂，或患茧唇，宜柴胡清肝散。"

清代朱世杰《外科十法》曰："唇上起泡如茧，初起即用小小艾炷灸之，贴以万金膏。"

《外科证治全书》曰："茧唇，唇上起白皮，小疱渐肿渐大，如蚕茧，或唇下肿如黑枣，燥裂痒痛者。紫归油，紫草、当归各等分。"

【医　案】

魏子一患嘴唇干燥，皮渐裂痛，自服甘露饮大剂旬日，微获小效，而病成痼疾，乞诊于余。诊得左右两关脉弦而散，显是津液不能上滋，延成茧唇。（明·王肯堂《肯堂医论》卷下神水治验）

州守刘克新患茧唇，时出血水，内热口干，吐痰体瘦，肾虚之证悉具，用济阴地黄丸，年许而愈。（《古今图书集成·医部全录》卷一百五十四）

一妇人怀抱久郁，患茧唇。杂用消食降火，虚证悉具，盗汗如雨，此气血虚而有热也。用当归六黄汤，内黄芩、连、蘗炒黑，二剂而盗汗顿止。乃用归脾汤八珍散兼服，元气渐复。更以逍遥散归脾汤，间服百余剂，而唇亦瘥。（《古今图书集成·医部全录》卷一百五十四）

林某之子，二岁，尚未断乳。发热自汗，上下唇肿痛，下唇肿势特剧，自汗不止，焮肿之状如蚕茧，食乳困难，日夜啼哭，由楚雄来昆就医。先经西医诊断为口腔炎，服西药无效，肿势益甚，始求余诊，此时病已迁延二十余日。诊其脉，濡软无力，舌润。以乳幼小儿罹患此症，体力元气既已不足，此时如忽于固本，妄投清凉消肿之剂，势将促其恶化。考其唇肿之状，名曰茧唇。其发热者，虚热也。而自汗亦属卫虚不固，津液外泄，阳越之候。《内经》云："脾气通于口，脾之荣在唇。"《医学心悟》谓是症："唇上起小泡，渐肿渐大如茧，此心脾郁热所致。"《寿世保元》治本症大要云："审本病，察兼证，补脾气，生脾血，则燥自润，火自除，风自息，肿自消。若患者忽略，治者不察，妄用清热消毒之药，或用药线揭去其皮，反为翻花败症矣。"惟二书所列施治之方于此症多不可取。细审此症，初起固属心脾郁热，胃浊不降，只因不能及时施治，或过服清凉消炎之剂，日久元气损耗，胆胃浊气上逆，以致病势转甚。当此之际，治疗之法，应标本兼顾，既求补虚而化郁热，又求消肿以止疼痛。因法仲景《金匮》治狐惑一症："其面目乍黑乍白，蚀于上部则声嗄，甘草泻心汤主之。"（《戴丽三医疗经验选》）

一妇人产后，腹痛后重，下痢无度，形体倦怠，饮食不甘，怀抱久郁，患茧唇，寐而盗汗如雨，竟夜不敢寐，神思消烁。余曰："气血虚而有热。用当归六黄汤内黄芩、连、柏炒黑，一剂汗顿止，再剂全止。乃用归脾汤、八珍散兼服，元气渐复而愈。"（《古今名医汇粹》卷八《病能集六》）

关颖庵患寒热。医者泥于今岁之司天在泉，率投温燥，以致壮热不休。阮某用小柴胡和解之治。遂自汗神昏，苔黑舌强，肢掣不语，唇茧齿焦。许芷卿诊断伏暑，病家疑便溏不可服凉药。孟英诊曰："阴虚之体，热邪失清，最易劫液，幸得溏泄，邪气尚有出路。正宜乘此一线生机迎而导之，切勿迟疑。"遂与芷卿商投晋三犀角地黄汤加知母、麦冬、天花粉、西洋参、元参、贝母、石斛之类。（自汗神昏四句，为温药劫液，热邪由气侵营，尚未全离气分之象，镑犀角磨冲一钱，大生地泡冲去渣八钱，酒炒知母四钱，花麦冬四钱，南花粉五钱，西洋参三钱，元参片泡冲去渣一两，川贝母杵四钱，鲜钗斛杵先一两）大剂服八九日，甫得转机，续予甘凉充液（蜜水拌芦根二两，麦冬五钱，蜜水炒枇叶刷包三钱，连皮荸荠二两，淡海先煎一两，银花八钱，钗石斛杵先一两，姜竹沥一酒杯冲，连皮北梨二两，连皮嫩蔗一两同榨汁冲，药温服）六七剂。忽大汗如雨者一夜，人皆疑其虚脱，孟英曰："此阴气复而邪气解也，嗣后果渐安谷，投以滋补而愈。"（清·王世雄《王氏医案绎注》卷三）

三、沉唇（沈唇、唇沈）

【古今释义】

沉唇出自《诸病源候论》，曰："口唇紧缩，不能开合，又名瀋唇、茧唇。"《世医得效方·唇病》曰："口紧唇小，不能开合，饮食不得，不急治则死……名曰紧唇，又名瀋唇。"《杂病源流犀烛·口齿唇舌病源流》补充曰："多见于小儿。"《古今图书集成·医部全录》曰："若发于唇上生疮，乍瘥乍发，谓之紧唇，又曰沉唇。"《华佗神方》认为患者唇部多有微肿湿烂，曰："唇部微肿湿烂，或冷或热，乍瘥乍发，积年累月，不易告痊。"沉唇可与茧唇相参。

【病因病机】

本病多为内有脾胃积热，外感风寒热燥，日久变证较多。

《圣济总录》曰："脾主肉，其华在唇，脾胃有热，熏发于口。则令唇际生疮，又为风邪寒湿之气，搏于肿处，故结不消，湿烂汁出，时发时瘥，积久不愈。"

《折衷方》云："脾脏应唇通口气，脾与胃为合。足阳明胃之经，其脉夹口环唇，故脾胃受邪则唇为之病。风则动，寒则紧，燥则干，热则裂。气郁则生疮，血少则色白。"

【治则治法】

治疗内而清理脾胃，外而疏风散寒化燥。

《古今医统大全》言："内对证清理脾胃，外敷以药，无有不愈者。"

【方　药】

《备急千金要方》与《千金翼方》曰："鳝鱼，味甘，大温，无毒。主补中，益血，疗沉唇。五月五日取头骨烧之。"

《本草纲目》言："海鳗鲡补中益血，疗沈唇。"

【外　治】

《备急千金要方》："烧乱发及蜂房、六畜毛，作灰，猪脂和敷之，亦治沈唇。"又："缠白布作大灯炷如指，安斧刃上，燃炷令刃汗出，拭以敷唇上，日二三度，故青布亦佳，并治沈唇。"

《千金翼方》："紧卷故青布，烧令燃斧上柱，取斧上热汁涂之，并治沉唇。"

《三因极一病证方论》："凡沉唇紧唇、唇上生疮、唇裂，并以甲煎敷之，弥效。"

《本草纲目》："（草菜）葵根治紧唇湿烂，乍瘥乍发，经年累月，烧灰，和脂涂。"

《本草纲目》："治沈唇紧裂用鳖甲及头，烧研敷之。"

《普济方》治沈唇："唇常疮烂，黑肿，疼痛不可忍。以鲤鱼血磨墨，相调涂之。又用胆汁磨墨涂之，瘥。或用干蚵蟆烧末，和猪脂，临卧敷之，一方水敷之。"

四、唇核（唇生核、唇上生恶核肿、唇生肿核）

【古今释义】

本病出自《沈氏尊生书》名："唇核，症见唇肿生核，色赤坚硬。"《圣济总录》论曰："唇生核之候，大概与唇疮、紧唇相类。"

【病因病机】

本证由脾经湿热凝聚所致。

《太平圣惠方》曰："治唇上生恶核肿，由脾胃风热壅滞。"

《圣济总录》论曰："唇生核之候，大概与唇疮、紧唇相类，然其肿至于生核者，盖足阳明与太阴为表里，脏腑俱有风热，风热之气，冲发二经，与血气相搏而为唇肿，外复为风冷所乘，血气凝结，聚而不散，故生核也。"

【治则治法】

治宜清利消散。

【方　药】

《备急千金要方》治唇上生恶核肿，由脾胃风热壅滞，独活散方："独活（三分）、川升麻（三分）、沉香（三分）、桑寄生（三分）、连翘（三分）、犀角屑（三分）。"

《圣济总录》治脾胃风热："唇生核，地黄煎方。"

《普济方》治唇生核："猪屎平量一升，投水绞取汁，温服。"另外，

"治脾胃蕴积热气，为风冷相搏，唇边生核，结硬疼痛。防风汤：防风（去皮半两）、菊花（一两）。"

《本草纲目》治唇核："温服猪屎汁。"

【外　治】

《普济方》与《重楼玉钥续编》治唇生核，肿痛如弹："牛膝（烧灰存性研），上一味，先以针刺出恶血，次用药少许，以新汲水调涂核上，此药亦能治紧唇。又方：疗唇里忽生丸核稍大，上以刀锋决之，令血出瘥。"

五、紧唇（唇紧、口唇紧小）

【古今释义】

紧唇出自《诸病源候论》，曰："口唇紧缩、不能开合，又名濔唇、茧唇。"《世医得效方·唇病》："口紧唇小，不能开合，饮食不得，不急治则死。……名曰紧唇，又名濔唇。"《杂病源流犀烛·口齿唇舌病源流》："更有茧唇一症，又名紧唇，又名濔唇。"茧唇相当于西医的唇癌，为口腔的常见恶性肿瘤之一。

【病因病机】

本病多由思虑伤脾，心火内炽或脾胃积热所致。

《普济方》曰："唇紧之候，其本与唇疮间，疮未及瘥，热积在胃，复为风湿所搏，致令唇发肿疮，紧而痛。"

《疡医大全》曰："唇口紧小不能开，饮食不得入者，名曰唇紧。又曰：唇紧湿烂，乍好乍发，经年累月，又名唇沈。"

【治则治法】

早期宜润燥生津；若唇燥、便秘，宜通便泄热；若阴虚火旺，滋阴降火。

【方　药】

明代刘文泰《本草品汇精要》曰："膝头垢主唇紧疮，以绵裹烧研，敷之。"

《备急千金要方》治唇紧生核方："取猪矢平量一升，以水绞取汁，温服。"

《普济方》治唇紧以顺脾养肌散："山芋、桂（去粗皮）、白芷、甘草、白术（各一两）、人参、诃子肉、白茯苓、黄木香。"

《本草纲目》曰："治口唇紧小，不能开合饮食，不治杀人，作大炷安刀斧上，烧令汗出，拭涂之，日三五度。仍以青布烧灰，酒服。"

《保幼新编》曰："泻黄饮子治口唇紧小，不能开合，或唇燥深裂无色，名曰重唇。"

【针　灸】

《世医得效方》曰："唇紧不能开，宜灸手虎口穴，男左女右。又灸承浆三壮。"

《备急千金要方》治紧唇："灸虎口，男左女右。"

《古今医统大全》曰："治唇紧不能关口，灸合谷，男左女右手，灸三壮。"

《类经图翼》云："小儿唇紧，灸三壮。"又云："凡哕令人愧恨，灸七壮，炷如小麦。"又十三鬼穴云："此名鬼市，治百邪癫狂，当在第八次下针。"又云："治小儿唇紧，灸虎口，男左女右，七壮，又兼灸承浆三壮。又治烦热头疼，刺虎口三分。又治心痛，灸两虎口白肉际，七壮。"

《疡医大全》唇紧难开灸法："承浆穴（在颐前唇下陷中，足阳明之会，一名天池，灸三壮）、合谷穴（在大指歧骨间，一名虎口，男左女右，灸三壮）。"

《刺灸心法要诀》曰："承浆主治男七疝，女子瘕聚儿紧唇，偏风不遂刺之效，消渴牙疳灸功深。"

【外　治】

《备急千金要方》载："小儿唇紧，蜻蟧研末，猪脂和，敷之；屠几垢烧存性，敷之。"

宋代刘元宾《伤寒类要》治口唇紧："用鳖甲及头烧灰为末敷之。"

《太平圣惠方》治唇紧面肿："用马齿菜捣取汁涂之，立瘥。"

《丹溪手镜》载："唇紧燥裂生疮，青皮（烧灰）、猪脂调敷。夜卧头垢亦可。"

《医学正传》治唇紧燥裂生疮："青皮烧灰敷之立愈。"

《古今医统大全》治唇紧口小不能开："以生采马齿苋浓煎汁洗之。冬月以干者浓煎汤用。"

《本草纲目》曰："小儿唇紧，用马芥子捣汁曝浓，揩破，频涂之。"

又曰："唇紧作痛，五倍子、诃子等分，为末，敷之。"又曰："人屎灰敷之。"

明代张时彻《急救良方》治唇紧燥裂生疮："用橄榄不拘多少，烧灰，猪脂和涂患处。"

《急救良方》治口唇紧小，不能开合，不能饮食，不治即死："用白布作灯炷，如指大，安斧刀上燃烧，令刀上汗出，拭取敷唇上，日二三度。或用旧青布烧灰，酒调服，或和猪脂涂敷；又以蛇蜕烧灰，先拭净敷之；又以蛴螬虫烧灰，猪脂调敷；又烧乱发蜂房六畜毛灰，用猪脂调敷；又马齿苋煮汁洗之。"

《普济方》治唇紧燥生疮"上橄榄不拘多少，烧灰为细末，以猪脂和，涂患处，一方用核中仁细研敷之。或缠白布作大灯柱如指，安斧刃上，燃灯柱令刀汗出，拭取，敷唇上，日二三度。又诃子肉、五倍子（各半两），上为细末。干贴唇上。"

又治冬月唇干坼，血出："上捣桃仁，猪脂和敷之。"

又治唇紧："用马齿苋煮汁，洗紧唇。"

又治唇紧，燥裂生疮："用猪肾包安肾丸，以纸固之煨熟，好酒送下，临卧服之。"

又治唇紧："刺蓟（一两）捣汁，日曝之令浓，先捏口唇令血出，以药汁涂之，兼疗刺风甚验。"

又治唇紧："皂荚末以少许，水调涂之。"

《古今图书集成·医部全录》云："凡小儿口疮唇紧，用酸浆水洗去白痂，临困点绿袍散；如或不愈，贴赴筵散；又不愈，贴铅白霜散则愈。"

《重楼玉钥续编》曰："唇紧燥裂生疮青皮烧灰存性，猪脂调涂。"

《验方新编》治丹毒热疮面肿唇紧："俱捣浓汁频涂之。"

《儿科萃精》曰："小儿唇紧，初起即不能饮食，宜急治之。但用新白布作卷，如酒杯大，烧燃放刀口上，俟刀口汁出，取汁搽之，日搽十余次，并以青布烧灰冲酒服之，过夜即愈。"

【刀针法】

《葛氏方》治唇紧重忽生丸核稍大方："以刀锋决去其脓血，即愈。"

【医　　案】

俗谚言：良方善技，出于阿氏。是余少时触风，乘马行猎，数苦紧唇，人教缠白布作大灯炷，着空斧中烧布，斧刃有汗出，以指沥取涂唇即瘥。（《小品方》卷第十《治耳眼鼻口齿诸方》）

第五节　反　胃

【古今释义】

反胃与胃反同，《金匮要略》中称为"胃反"，曰："朝食暮吐，暮食朝吐，宿谷不化，名曰胃反。"又有霍乱病之别称一说，《诸病源候论》曰："霍乱有三名，一名胃反。"宋代朱端章《卫生家宝产科备要》作"翻胃"。《严氏济生方》论："夫翻胃者，本乎胃，食物呕吐，胃不受纳，言胃口翻也。"

【病因病机】

本病多因脾胃虚寒、肝郁乘脾所致。

《素问》曰："木郁之发，太虚埃昏，云物以扰，大风乃至，屋发折木，木有变。故民病胃脘当心而痛，上肢两胁，膈咽不通，食饮不下。"

《金匮要略》言："脉弦者虚也。胃气无余，朝食暮吐，变为胃反，寒在于上，医反下之，今脉反弦，故名曰虚。"

又曰："趺阳脉浮而涩，浮则为虚，涩则伤脾，脾伤则不磨，朝食暮吐，暮食朝吐，宿谷不化，名曰胃反。脉紧而涩，其病难治。"

《脉经》曰："寸口脉微而数，微则无气，无气则荣虚，荣虚则血不足，血不足则胸中冷，趺阳脉浮而涩，浮则为虚，涩则伤脾，脾伤则不磨，朝食暮吐，暮食朝吐，宿谷不化，名曰胃反，脉紧而涩，其病难治。"

《诸病源候论》言："荣卫俱虚，其血气不足，停水积饮在胃脘则脏冷，脏冷则脾不磨，脾不磨则宿谷不化，其气逆而成胃反也。则朝食暮吐，暮食朝吐，心下牢，大如杯，往来寒热，甚者食已则吐。其脉紧而弦，紧则为寒，弦则为虚，虚寒相搏，故食已则吐，名为胃反。"

《严氏济生方》曰："多因胃气先逆，饮酒过伤，或积风寒，或因忧思悒怏，或因蓄怒抑郁，宿滞痃癖，积聚冷痰，动忧脾胃，不能消磨谷食，致成斯疾。原其所自，女人得之，多由血气虚损；男子得之，多因下元冷惫。有才食而便吐者，有食久而后翻胃者，受病既若异同，医疗固宜审察。"

宋代窦材《扁鹊心书》曰："凡饮食失节，冷物伤脾，胃虽纳受，而脾不能运，故作吐，宜二圣散、草神丹，或金液丹。若伤之最重，再兼六欲七情有损者，则饮蓄于中焦，令人朝食暮吐，名曰番胃，乃脾气太虚，不能健运也，治迟则伤人。若用攻克，重伤元气立死，须灸左命关二百壮，服草神丹而愈，若服他药则不救。此证由忧思恼怒，饮食生冷，醉饱入房，损其脾气，又伤肝气，故两胁作痛。庸医再用寒凉药，重伤其脾，致变大病，成中满、番胃而死。或因恼怒伤肝，又加青陈皮、枳壳实等重削其肝，致令四肢羸瘦，不进饮食而死。"

【分　类】

《丹溪心法》称："翻胃大约有四，血虚、气虚、有热、有痰兼病。"

【治则治法】

辨治应肝、脾、胃三者结合，以疏肝健脾治其本，通降胃气治其标。

如《景岳全书》曰："治反胃之法，当辨其新久及所致之因，或以酷饮无度，伤于酒湿，或以纵食生冷，败其真阳；或因七情忧郁，竭其中气，总之，无非内伤之甚，致损胃气而然。故凡治此者，必宜以扶助正气，健脾养胃为主。但新病者胃气犹未尽坏，若果饮食未消，则当兼去其滞；若有逆气未调，则当兼解其郁；若病稍久，或气体禀弱之辈，则当专用温补，不可标本杂进，妄行峻利，开导，消食，化痰等剂，以致重伤胃气，必致不起也。"

【方　药】

《神农本草经》曰："铅丹，味辛，微寒。治吐逆，胃反，惊痫，癫疾，除热，下气，炼化还成九光，久服通神明，生平泽。"

《金匮要略》曰："胃反呕吐者，大半夏汤主之：半夏二升（洗完用），人参三两，白蜜一升，上三味，以水一斗二升。和蜜扬之二百四十遍，煮药取升半，温服一升，余分再服。"

"胃反，吐而渴欲饮水者，茯苓泽泻汤主之：茯苓半斤、泽泻四两、甘草二两、桂枝二两、白术三两、生姜四两，上六味，以水一斗，煮取三升，内泽泻，再煮取二升半，温服八合，日三服。"

《肘后备急方》曰："治胃反，朝食暮吐，暮食朝吐，旋旋吐者，甘蔗汁七升，生姜汁一升，二味相和，分为三服。"

又治人胃反不受食，食毕辄吐出，方："大黄四两，甘草二两，水二升，煮取一升半，分为再服之。"

《备急千金要方》治胃反，朝食暮吐，食讫腹中刺痛，此由久冷方："橘皮（三两）、甘草、浓朴、茯苓、桂心、细辛、杏仁、竹皮（各二两）、槟榔（十枚）、前胡（八两）、生姜（五两）、参（一两）。上十二味，咬咀，以水一斗三升，煮取三升，分三服。（一方有甘皮二两）。"

又方："治伤寒后，呕哕反胃，及干呕不下食，芦根饮子方：生芦根（切）、青竹茹（各一升）、粳米（三合）、生姜（三两）。上四味，以水七升，先煮千里鞋底一只，取五升，澄清下药，煮取二升半。随便饮，不瘥，重作取瘥。"

治反胃而渴方："茯苓、泽泻、半夏（各四两）、桂心、甘草（各三两）。上五味，咬咀，以水五升，煮取二升，分三服。一方入生姜四两。"

《千金翼方》茯苓汤主胃反吐而渴，方："茯苓（八两）、泽泻（四两）、生姜（切）、桂心、白术（各三两）、甘草（一两，炙），上六味，㕮咀，以水一斗，煮小麦三升，减三升，去麦纳诸药，煮取二升五合，每服八合，日再。"

《斗门方》治翻胃："用附子一个，最大者，坐于砖上，四面着火渐逼碎，入生姜自然汁中，又根据前火逼干。复淬之，约生姜汁可尽半碗许，捣罗为末，用粟米饮下一钱，不过三服瘥。"

《外台秘要》疗胃反不受食，食已呕吐，大半夏汤方："人参一两，茯苓四两，青竹茹五两，大黄六两，橘皮、干姜各三两，泽泻三两，上九味切，以水八升，煮取三升，服七合，日三夜一，已利去大黄，用泉水，东流水尤佳。忌海藻、菘菜、生葱、大酢。"

又疗胃反，朝食暮吐，食讫腹中刺痛，此由久冷者方："橘皮一两，白术、人参各二两，蜀椒一百二十粒（汗），桂心一两，薤白一握去青，上六味切，以水二升渍一宿，内猪肚中缝合，三升水煮，水尽出之，决破去滓，分三服。忌桃李、雀肉、生葱。"

又云："橘皮汤，治呕吐反逆、食饮不下方：人参（一两）、橘皮（二两）、白术（一两）、生姜（三两）、甘草（二两，炙）。凡五物，切，以水一斗，煎取三升，先食，服一升，日三。"

《证类本草》载："代赭，畏附子。止吐血，鼻衄，肠风，痔瘘，月经不止，小儿惊痫，疳疾，反胃，止泻痢，脱精，尿血，遗溺，金疮长肉，安胎，健脾，又治夜多小便。司勋徐郎中于汉南患反胃两月余，诸方不瘥，遂与此方，当时便定，瘥后十余日发入京，绛每与名医持论此药，难可为俦也。"

唐代李绛《兵部手集方》曰："疗反胃呕吐无常，粥饮入口即吐，困弱无力垂死者，以上党人参二大两，拍破，水一大升，煮取四合，热顿服，日再。兼以人参汁煮粥与啖。"

又曰："白术，治一切风疾，五劳七伤，冷气腹胀，补腰膝，消痰，治水气，利小便，止反胃呕逆，及筋骨弱软，痃癖气块，妇人冷癥瘕，温疾，山岚瘴气，除烦长肌。用米泔浸一宿，入药如常用，又名吃力伽，苍者去皮。"

"木香，治心腹一切气，止泻，霍乱，痢疾，安胎，健脾消食。疗羸劣，膀胱冷痛，呕逆反胃。"

"五味子，明目，暖水脏，治风，下气，消食，霍乱转筋，疝癖，奔豚，冷气，消水肿，反胃，心腹气胀，止渴，除烦热，解酒毒，壮筋骨。"

"干姜，消痰，下气，治转筋，吐泻，腹脏冷，反胃干呕，瘀血，扑损，止鼻洪，解冷热毒，开胃，消宿食。"

"通草，主胃口热闭，反胃不下食，除三焦客热。"

"前胡，治一切劳，下一切气，止嗽，破症结，开胃下食，通五脏，主霍乱转筋，骨节烦闷，反胃，呕逆，气喘，安胎，小儿一切疳气。"

《拯要方》疗吐不得食，并胃反呕逆，食即吐方："甘草（一两）、橘皮（一两）、生姜（八两）、葱白（干，四枚）。上以水六升，煮取二升半，分三服，不止更作。"

《严氏济生方》载："治脾胃虚弱，不进饮食，翻胃不食，亦宜服之。陈仓米（一升，用黄土炒米熟，去土不用）、白豆蔻（二两）、丁香（一两）、缩砂仁（二两）。上为细末，用生姜自然汁法丸，如梧桐子大，每服百丸，食后，用淡姜汤送下。"

《丹溪心法》言："气虚，入四君子汤，右手脉无力；血虚，入四物汤加童便，左手脉无力。切不可用香燥之药，若服之必死，宜薄滋味。治反胃，用黄连三钱，生姜汁浸，炒山楂肉二钱，保和丸二钱，同为末，糊丸如麻子大，胭脂为衣，人参汤入竹沥再煎一沸，下六十丸。有痰，二陈汤为主，寸关脉沉或伏而大；有气结，宜开滞导气之药，寸关脉沉而涩；有内虚阴火上炎而反胃者，作阴火治之。"

《卫生宝鉴》治诸呕逆膈气，反胃吐食。红豆丸："胡椒、缩砂、拣丁香、红豆（各二十一粒）。上为末，姜汁丸如皂角子大，每服一丸，枣一个去皮，填药，面裹煨熟，细嚼，白汤下，空心日三服。"

明代戴元礼《证治要诀类方》曰："翻胃之病，所以重于呕吐者，呕吐食入即吐，翻胃则或一日、半日，食复翻上，不化如故。腹中非不欲食，不肯留。胃气不温，不能消食，食既不消，不为糟粕，而入大肠，必随气逆，上从口而出。故翻胃，胸膈多为冷气所痞。二陈汤，加丁香十粒，枳壳半钱；或治中汤，加枳壳、砂仁各半钱，半夏一钱，入米与生姜同煎。"

唐代朱佐的《朱氏集验方》曰："治胃气先逆，饮食过伤。或忧思蓄怒，宿食痼癖，积聚冷痰，动扰脾胃，不能消磨谷食，致成斯疾。女人得之，多由血气虚损；男子得之，多因下元冷惫。有食罢即吐，有朝食暮吐，暮食朝吐，所吐酸臭可畏，或吐黄水。凡有斯疾，乃有脾败，惟当速疗，迟则发烦渴，大便秘，水饮纤悉不得入口，不旋踵毙矣。安脾散：高良姜（一两，以百年壁上土三合，敲碎，用水二碗煮干，薄切成片）、南木香、草果（面裹煨，去壳）、胡椒、白茯苓、白术、丁香（怀干）、陈橘皮（汤洗，去瓤）、人参（去芦，各半两）、甘草（炙，一两半）。上为末，每服二大钱，食前米饮入盐点服。盐、酒亦得。"

【针 灸】

《灵枢》曰："胃脘当心而痛，上支两胁，膈咽不通，食饮不下，取之三里也。"

《备急千金要方》曰："反胃，食即吐出，上气，灸两乳下各一寸，以瘥为限。"

又："灸脐上一寸二十壮。又，灸内踝下三指稍斜向前有穴，三壮。"又曰："饮食不下，膈塞不通，邪在胃脘。在上脘，则刺抑而下之；在下脘，则散而去之。"

第六节 噎膈

【古今释义】

噎膈出自《济生方》，曰："阴阳平均，气顺痰下，嗝噎之疾，无由作矣。"《黄帝内经》作隔、鬲、膈中、隔塞、鬲咽；《备急千金要方》称噎塞，又名膈噎、噎、膈、膈气。

噎膈有三种含义：①指食入阻隔，未曾入胃即吐出者，明代赵献可《医贯》卷五："噎膈者，饥欲得食，但噎塞迎逆于咽喉胸膈之间，在胃口之上，未曾入胃即带痰涎而出。"②指饮食不得下，大便闭结不得出者，《医学入门》卷五："食不下而大便不通，名膈噎。"③指反胃，《丹溪心法》卷三："翻胃即膈噎，膈噎乃翻胃之渐"，有虚实之分。

西医中的食道炎、食道狭窄、食道溃疡、食道癌及贲门痉挛等均属本病范畴。

【病因病机】

噎膈多因情志抑郁、饮食偏嗜、年老肾虚等多种因素造成痰气、瘀滞、积热浸淫胃脘食道，日久形成。

情志抑郁所致者，因忧思可以伤脾，脾伤则气结，气结则津液不得输布，遂聚而为痰，痰气交阻食道，于是渐生噎膈。《儒门事亲》俗谓"噎食"一证，在《黄帝内经》载："三阳结，谓之膈。三阳者，谓大肠、小肠、膀胱也。结，谓结热也。小肠热结则血脉燥；大肠热结则后不圊；膀胱热结则津液涸。三阳既结则前后闭塞。下既不通，必反上行，此所以噎食不下，纵下而复出也。今病噎者，三日、五日，或五七日不便，是乖其度也，亦明矣。岂非三阳俱结于下，广肠枯涸，所食之物，为咽所拒。纵人太仓，还出咽嗌。此阳火不下，推而上行也。"《医宗必读·反胃噎膈》说："大抵气血亏损，复因悲思忧恚，则脾胃受伤，血液渐耗，郁气生痰，痰则塞而不通，气则上而不下，妨碍道路，饮食难进，噎塞所由成也"，是指噎膈初起，若因郁怒伤肝，肝为藏血之脏，肝郁则血液不能畅行，久之积而成瘀，痰瘀二者，又往往互相搏结，阻塞胃口，则食不得下。《景岳全书》曰："气滞隔塞，总属脾虚不运，故为留滞，若不养脾而但知破气，则气道日亏，而渐成噎膈等病"；徐灵胎评《临证指南医案·噎膈》说："噎膈之证，必有瘀血、顽痰、逆气，阻膈胃气"，即指此类情况。

饮食偏嗜所致者，因酒食助湿生热，若嗜酒无度，又多进肥甘之品，则易酿成痰浊；若恣食辛香燥热等物，则易致津伤血燥，前者使食道窄隘，后者使咽管干涩，均能妨碍咽食而发生噎膈。《景岳全书·噎膈》说：

"酒色过度则伤阴，阴伤则精血枯涸，气不行则噎膈病于上，精血枯涸则燥结病于下。"其病机亦不外精少液枯，气不运行，导致血液枯竭，为内耗肾阴而然。《临证指南医案·噎膈反胃》谓："酒湿厚味，酿痰阻气。"《医碥·反胃噎膈》说："酒客多噎膈，饮热酒者尤多，以热伤津液，咽管干涩，食不得入也。"即包括了上述两个方面。

【分　类】

《太平圣惠方》和《诸病源候论》曰："夫五膈者，谓忧膈、恚膈、气膈、寒膈、热膈也。"

《鸡峰普济方》："夫噎病亦有五种，谓气噎、忧噎、食噎、劳噎、思噎。噎者，乃噎塞不通，心胸不利，饮食不下也，治法各随其证而治。"

《严氏济生方》："五膈者，忧、恚、寒、热、气也；五噎者，忧、思、劳、食、气也。"

【治则治法】

本病治疗以开郁理气，滋阴润燥为原则。如理气化痰，破血行瘀，滋阴养血，补脾益肾等法，亦每需根据具体病情，有所侧重地结合运用。

在辨证方面，首先应察其虚实。实者系指气、血、痰三者互结于食道，虚者系属津血之日渐枯槁。由于病期太长，故往往由实转虚，由气及血，而治法亦当权衡其虚实之程度，与气、血、痰郁结之微甚，适当加以处理。初期以标实为主，根据气结、痰阻、血瘀的不同，分别进行治疗，但均需加入滋阴养血润燥之品；后期以本虚为主，应根据津血枯涸及阳气衰弱的程度，给予不同治疗。《严氏济生方》中曰："治疗之法，调顺阴阳，化痰下气，阴阳平匀，气顺痰下，膈噎之疾无由作矣。"

【方　药】

《神农本草经》曰："蝼蛄，一名蟪蛄，一名天蝼，一名谷。味咸寒，生平泽，无毒。治产难，出肉中刺，溃痈肿，下哽噎，解毒，除恶疮，夜出者良。"

《金匮玉函》治五噎膈气烦闷，吐逆不下食："芦根五两，锉，水三盏，煮一盏，去渣，服无时。"

《肘后备急方》曰："膈中之病，名曰膏肓，汤丸经过，针灸不及，所以作丸含之，令气势得相熏染，有五膈丸方。麦门冬（十分，去心），甘草（十分，炙），椒（六分，汗），远志、附子（炮）、干姜、人参、桂心、细辛（各六分），上九味捣筛，以蜜和丸，如弹子。以一丸含，稍稍咽其汁，日三丸，服之，主短气，心胸满，心下坚，冷气也。此疾有十许方，率皆相类，此丸最胜，用药虽多，不合五膈之名，谓忧膈，气膈，恚膈，寒膈，其病各有诊别，在大方中，又有七气方，大约与此大同小别耳。"

又治吐逆立效，碧霞丹："北来黄丹四两，筛过，用好米醋半升，同药入铫内，煎令干，却用炭火三秤。就铫内透红，冷取，研细为末，用粟米饭丸。如桐子大，煎醇汤下七丸，不嚼只一服。"

又治胸胁痰冷气满，通气汤："半夏（八两，洗）、生姜（六两）、桂肉（三两）、吴茱萸（三十枚），凡四物，以水八升，煮取三升，分三服。"

《古今录验》曰："五噎丸，主胸中久寒，呕逆，逆气，食饮不下，结气不消。气噎、忧噎、劳噎、食噎、思噎。气噎者，心悸，上下不通，噫哕不彻，胸胁苦痛。忧噎者，天阴苦厥逆，心下悸动，手足逆冷。劳噎者，苦气膈，胁下支满，胸中填塞，令手足逆冷，不能自温。食噎者，食无多少，惟胸中苦塞常痛，不得喘息。思噎者，心悸动，喜忘，目视肮肮。此皆忧恚嗔怒，寒气上入胸胁所致也。干姜、蜀椒（汗）、食茱萸、桂心、人参各五分，细辛、白术、伏苓、附子（炮）各四分，橘皮六分。上十味，末之，蜜和丸如梧子大。以酒服三丸，日三服；不知，稍加至十丸。"

《备急千金要方》治胸满气噎，通气汤："半夏（八两）、生姜（六两）、桂心（三两）、大枣（三十枚）。右四味，㕮咀，以水八升，煮取三升，分五服，日三夜二服。"

《千金翼方》治噎病："酥蜜、生姜汁合一升，微火煎二沸，每服两枣许，纳酒中温服。"

又方："以手巾布裹舂杵头糠拭齿。"

《外台秘要》深师疗噎方："羚羊角（屑）、前胡、甘草各一两，人参、橘皮各二两。右五味，切，以水六升，煮取二升，分四服。忌海藻、菘菜。又方：鸬鹚。上一物，当噎时以衔之则下。"

《本草拾遗》载："淡竹茹主噎膈，鼻衄。"

《太平圣惠方》治五膈气，胸心气滞，满闷不通，宜服利膈散方："郁李仁（四两，汤浸，去皮，捣研如膏，看多少入白面，滴水和溲，硬软得所，擀作饼子，于炖上煿令黄色）、木香（半两）、厚朴（半两，去粗皮，涂生姜汁，炙令香熟）、肉豆蔻（半两，去壳）、槟榔（半两）、陈橘皮（半两，汤浸，去白瓤，焙）、诃黎勒（一两，煨，用皮）、甘草（一分，炙微赤，锉）、桂心（半两）、麝香（半分，细研）。上十药，捣细罗为散，入麝香研令匀，不计时候，以生姜汤调下二钱。"

《太平圣惠方》治五噎五膈，胸中久寒，诸气结聚，呕逆噎塞，食饮不化，结气不消。常服宽气通噎，宽中进食。沉香散："白术、茯苓（各半两）、木通、当归、橘皮、青皮、大腹子、大腹皮、槟榔、芍药（各一两）、甘草（炙，一两）半夏、白芷（三两）、紫苏叶（四两）、枳壳（麸炒去瓤取，三两）。上为末。每服二钱，水一盏，姜三片，枣一枚，煎七分，空腹温服。"

宋代寇宗奭《本草衍义》曰："蓬砂，含化咽津，治喉中肿痛，膈上痰热。初觉便治，不能成喉痹也。兼能去口气，消障翳，除噎膈反胃，积块瘀肉，阴癀，骨哽，恶疮，折伤，及口齿诸病。"

《兰室秘藏》治疗瘀血内结型噎膈，通幽汤："生地黄、熟地黄、桃仁泥、红花、当归、炙甘草、升麻为主方。方中地黄、当归滋阴养血，桃仁、红花破结行瘀。甚者可加三七、乳香、没药、丹参、赤芍、五灵脂、蜣螂虫之类以祛瘀通络，海藻、昆布、贝母、栝蒌以软坚化痰。如服药即吐，难于下咽。可先服玉枢丹：山慈姑、续随子、大戟、麝香、雄黄、朱砂、五倍子；或用烟斗盛药，点燃吸入，以开膈降逆，随后再服煎药。"

《丹溪心法》治大便难，幽门不通，上冲，吸门不开，噎塞不便，燥秘，气不得下。治在幽门，以辛润之。导滞通幽汤："归身、升麻、桃仁泥（各一钱）、生地黄、熟地黄（各半钱），甘草（炙）、红花（各三分），上作一服，水煎。食前。槟榔末半钱，或加麻仁泥一钱。加大黄，名当归润燥汤。"

《世医得效方》治五种噎，食饮不下，胸背痛，呕哕不彻，攻刺疼痛，泪与涎俱出。五噎散："人参、茯苓、厚朴（去粗皮，姜汁制）、甘草（炙），枳壳（麸炒，去瓤），诃子（炮，去核），桂心、白术、橘皮、白姜、三棱（炮），神曲、麦芽（炒，各二两），木香、槟榔、蓬莪术（炮，各半两）。上锉散。每服二钱，水一盏，生姜三片，枣子一枚，煎至七分，空心服。为末，盐汤下亦得。"

又治喜怒不节，忧思兼并，多生悲恐，或时振惊，致脏气不平，憎寒发热，心腹胀满，傍冲两胁，上塞咽喉，有如炙脔，吐咽不下。皆七气所生。大七气汤："半夏（汤泡七次，五两）、白茯苓（四两）、厚朴（姜制炒，三两）、紫苏（二两）上锉散，每服四钱，水一盏，姜三片，枣一枚煎，空腹温服。"

元代王好古《汤液本草》曰："芦根，气寒，味甘。《本草》云：主消渴客热，止小便。"

明代叶文龄《统旨方》治疗气虚阳微型噎膈，用补气运脾汤："人参、白术、茯苓、甘草、黄芪、陈皮、砂仁、半夏曲、生姜、大枣；温肾用右归丸：熟地黄、山药、山茱萸、枸杞子、杜仲、菟丝子、附子、肉桂、当归、鹿角胶。"

明代缪希雍《神农本草经疏》曰："乳腐，味甘，微寒，无毒，主润五脏，利大小便，益十二经脉。……同人乳、羊乳、梨汁、芦根汁、蔗浆，熬膏，治反胃噎膈，大便燥结。宜时时饮之，兼能止消渴。"

清代王孟英《随息居饮食谱》曰："牛乳，甘平。功同人乳而无饮食之毒、七情之火。善治血枯便燥，反胃噎膈，老年火盛者宜之。水牛乳良，小儿失乳者，牛、羊乳皆可代也。"

《医学心悟》治疗痰气交阻型噎膈，启膈散：沙参、茯苓、丹参、川贝、郁金、砂仁壳、荷叶蒂、杵头糠为主方，方中丹参、郁金、砂仁壳化痰利气以开郁；沙参、川贝、茯苓润燥化痰以散结；荷叶蒂、杵头糠化浊和胃以降逆。同时可加栝蒌、陈皮以增加化痰力量。如津伤便秘，可配增液汤：玄参、麦冬、生地加白蜜以助生津润燥之力。

第七节 关 格

【古今释义】

关格之名，始见于《黄帝内经》曰："阴阳不响应，病名曰关格。"在《伤寒论》中正式作为病名提出，《平脉法》篇曰："关则不得小便，格则吐逆。"认为关格是以小便不通和呕吐为主证的疾病，属于危重证候。

《医贯》卷之五："关格者，粒米不欲食，渴喜茶水饮之，少顷即吐出，复求饮复吐。饮之以药，热药入口即出，冷药过时而出，大小便秘，名曰关格。关者下不得出也，格者上不得入也。即指上不得入而呕吐，下则大小便秘结者。"《诸病源候论》描述症状为："关格者，大小便不通也。大便不通，谓之内关；小便不通，谓之外格；二便俱不通，为关格也。"《伤寒论》以脉论之："寸口脉浮而大，浮为虚，大为实。在尺为关，在寸为格，关则不得小便，格则吐逆；又曰：趺阳脉伏而涩，伏则吐逆，水谷不化，涩则食不得入，名曰关格。"

西医学的急进性肾炎、慢性肾盂肾炎、肾动脉硬化性肾病、系统性红斑狼疮性肾炎、家族性肾炎、糖尿病性肾病、各种中毒性肾病、多发性骨髓病、多囊肾、痛风性肾病、高血压性肾病、多发性肾结石，以及各种原因所致的尿潴留、肝肾综合征、前列腺增生、下腔静脉栓塞、肾血管狭窄等所致的慢性肾衰竭，或因失血、休克、败血症、流行性出血热、物质中毒等引起肾缺血受损所致的急性肾衰竭，均可参照本篇辨证论治。

《医醇賸义》指其为："呕吐而渐见大小便不通者，症见喉下作梗，继而食入呕吐，渐见溲溺艰难，大便下如羊粪，系噎膈的严重阶段。"

【病因病机】

关格常继发于多种急慢性疾病之后，属危重病证，凡外感风湿热邪，内伤七情，劳倦过度，饮食失调，或创伤、失血、中毒、烧伤、尿路阻塞、毒物等，造成脏腑功能失调，气血失和，进而损伤肺脾肾三脏的功能，致浊毒壅塞，三焦不利，均可发为本病。

《诸病源候论》谓其："由阴阳气不和，荣卫不通故也。阴气大盛，阳气不得荣之，曰内关。阳气大盛，阴气不得荣之，曰外格；阴阳俱盛，不得相荣，曰关格；关格则阴阳气痞结，腹内胀满，气不行于大小肠，故关格而大小便不通也。"

明代李中梓撰《病机沙篆》："关者阴盛之极，故闭关而溲不得通也。格则阳盛之极，故格拒而食不得入也。均指脏腑失调，阴阳不相接续而发病。"邪犯三焦，气不流通，寒遏胸中，热结下焦，上寒下热亦可发病。《外台秘要》曰："风邪在三焦，三焦约者，则小肠痛内闭，大小便不通。日不得前后，而手足寒者，为三阴俱逆，三日死也。在上由于三焦之气不流通，寒遏胸中，饮食不下，故格拒；在下由于热结下焦，津液干涸，气化障碍，故关闭。风寒冷气入肠，忽痛，坚急如吹状，大小便不通，或小肠有气结，如升大胀起，名为关格病。"《医学启源》亦说："关则不得小便，格则吐逆。关者其热之气，格者甚寒之气，是关无出之由，故曰关也；格者无入之理，故曰格也。寒在胸中，遏绝不入；热在下焦，填塞不便。"

又有三焦邪壅不畅所致，如《证治汇补》曰："既关且格，必小便不通，旦夕之间，徒增呕恶，此因浊邪壅塞三焦，正气不得升降。"

《医醇賸义》亦曰："尝见患此证者，多起于忧愁怒郁，即富贵之家，亦多有隐痛难言之处，可见病实由于中上焦，而非起于下焦也。始则气机不利，喉下作梗；继则胃气反逆，食入作吐；后乃食少吐多，痰涎上涌，日渐便溺艰难。此缘心肝两经之火煎熬太过，营血消耗，郁蒸为痰；饮食入胃，以类相从，谷海变为痰薮，而又孤阳独发，气火升痰，宜其格而不入也。格与关皆为逆象，惟治之以至和，导之以大顺，使在上者能顺流而下，则在下者亦迎刃而解矣。故于调养营卫之中，平肝理气，此一法也。于调养营卫之中，和胃化痰，亦一法也。于调养营卫之中，兼清君相之火，又一法也。"

【治则治法】

《丹溪治法·心要》中倡导"吐法"调节气机升降："必用吐，提其气之横格，不必出痰亦可，盖用二陈汤吐之，吐中有降之义。有中气虚不运者，补气药中升降，脉两寸俱盛四倍以上。"戴云："关格者，调膈中觉有所碍，欲升不升，欲降不降，饮食不下，此为气之横格。"

《证治准绳·关格》提出"治主当缓，治客当急"的原则。所谓主，是指关格之本，即脾肾阴阳衰惫。治主当缓，也就是治疗关格之脾肾阴阳衰惫，应坚持长期调理，缓调脾肾之阴阳。所谓客，是指关格之标，即湿浊毒邪。治客当急，也就是对于关格的湿浊毒邪，要尽快祛除。祛浊分化浊和降浊，湿热浊邪，当清热化浊；寒湿浊邪，当温阳散寒化浊；湿浊毒邪上犯中上二焦者，则宜降浊，使其从大便降泄而去。

【方　药】

《神农本草经》曰："发髲，主五癃，关格不通，利小便水道。"

《备急千金要方》治肝劳虚寒，关格劳涩，闭塞不通，毛悴色夭，猪膏酒方："猪膏、姜汁（各四升），上二味，以微火煎取三升，下酒五合和煎，分为三服。"

又治其病发于皮毛，热则应脏，寒则应腑，皮虚主大肠病，蒴藋蒸汤："蒴藋根叶（切，三升）、菖蒲叶（切，三升）、桃叶皮枝（三升）、细糠（一斗）、秫米（三升），上五味以水一石五斗，煮取米熟为度，大盆器贮，于盆上作小竹床子罩盆，人身坐床中，周回四面将席荐障风，身上以衣被盖覆。若气急时，开孔对中泄气，取通身接汗可得两食久许。如此三日，蒸还温药足汁用之。若盆里不过热，盆下安炭火。非但治寒，但是皮肤一切劳冷悉治之。"

宋代苏颂《本草图经》曰："薄荷，近世医家治伤风，头脑风，通关格及小儿风涎，为要切之药。"

《证类本草》曰："郁李仁，能治肠中结气，关格不通。"

明代陈嘉谟《本草蒙筌》曰："人乳汁，择妇体盛及初产者汁浓，取蒸饭间竟结块者力胜。如常口吮，易图近功。多得晒干，堪备远用。欲使流行经络，务加醇酒调吞。四物汤搀，共补精血；四君子入，同益元阳。肌瘦皮黄，毛发焦槁者速觅；筋挛骨痿，肠胃秘涩者当求。健四肢，荣五脏，明眼目，悦颜容。安养神魂，滑利关格。"

《本草纲目》曰："木香，同丁香煎服，治反胃关格。"

《奇效良方》曰："治清浊不分，中焦气痞，若心下牢大如杯，或寒或热，朝食暮吐，暮食朝吐，其关脉弦而紧，弦则为虚，紧则为寒，虚寒相搏，此名为格，与关格同也，是谓之反胃。加味青金丹：硫黄、水银、木香（别研）、丁香（别研，各等分），上先将硫黄水银同研至无星，次下木香末、丁香末研匀，用生姜自然汁煮糊和丸，如梧桐子大，每服十五丸，食前用米饮送下。"

又治翻胃，呕逆气噎，关格不通。健脾丁香散："净全丁香、广木香（各一两），上咀，每服四钱，水一盏半，煎一盏，时先用好黄土和泥做成碗一个，却以药滤在土碗内，食前服，滓依时再煎服。此方因台橼吴安之得传于内台，盖耘夫都司自得之效，本堂试果验。盖用土碗盛药，取其有脾土生助之功。"

又治关格不通，气不升降，胀满。撞关饮子："丁香（不见火）、沉香（不见火）、砂仁（去壳）、白豆蔻（去壳）、三棱（去毛，炮）、香附（去毛）、乌药（以上各一钱半）、甘草（炙，半钱）。上作一服，水二盏，煎至七分，食远温服。"

又治诸痞塞，关格不通，腹胀如鼓，大便秘结，小肠肾气等疾，功效尤速。导气丸："青皮（用水蛭等分同炒赤，去水蛭）、莪术（用虻虫等分同炒赤，去虻虫）、胡椒（茴香炒，去茴香）、三棱（干漆炒，去干漆）、槟榔（斑蝥炒，去斑蝥）、赤芍药（川椒炒，去川椒）、干姜（硇砂炒，去硇砂）、附子（青盐炒，去青盐）、茱萸（牵牛炒，去牵牛）、石菖蒲（桃仁炒，去桃仁）。上各等分锉碎，与所制药炒熟，去水蛭等不用，只以青皮等十味为细末，酒糊为丸，如梧桐子大，每服五十丸，加至七十丸，空心用紫苏汤送下。"

又治肝气犯胃，食入作吐，宜解郁和中。归桂化逆汤："当归（二钱）、白芍（一钱五分，酒炒）、青皮（一钱）、茯苓（二钱）、肉桂（五分）、郁金（二钱）、合欢花（二钱）、蒺藜（四钱）、牛膝（二钱）、玫瑰花（五分）、木香（五分）、红枣（五枚）、降香（五分）。”

《医醇賸义》治格而亦顾及关，以归桂化逆汤：“以归、芍、红枣养其血，即以合欢、郁金、玫瑰解其郁，以青皮、蒺藜、木香、降香利其气，又以茯苓、牛膝引之下达。”

又治痰气上逆，食入呕吐，人参半夏汤：“人参（二钱）、半夏（三钱）、广皮（一钱）、茯苓（二钱）、当归（二钱）、沉香（五分）、郁金（二钱）、砂仁（一钱）、佩兰（一钱）、苡仁（四钱）、牛膝（二钱）、佛手（五分）、白檀香（五分）。此方以人参、当归顾气血，以茯苓、苡仁、牛膝引之下行，以半夏、陈皮利痰，以佩兰、郁金、砂仁、佛手、沉香、檀香通气。前法轻而此方较重，彼重用肉桂，此重用人参，意同而法自异也。”

又治孤阳独发，阻格饮食，甚则作呃，和中大顺汤（自制）：“人参（二钱）、白芍（一钱）、丹皮（二钱）、柏仁（二钱）、潼蒺藜（三钱）、麦冬（二钱）、赤芍（一钱）、白蒺藜（三钱）、丹参（三钱）、生地（四钱）、赭石（三钱，煅研）、合欢花（二钱）、竹沥（两大匙，冲服）、姜汁（二滴，冲服）。此方有人参、麦冬养胃家之气阴，益以生地、白芍配独发之孤阳。丹参、柏仁养心血，丹皮、赤芍清心肝。合欢开心，赭石镇逆，竹沥、姜汁豁痰，潼白蒺藜补肾疏肝。仍着重治格，而大利于开关。前方重用香药，此方则重用润药。二气双调饮，通治关格。”

又二气双调饮（自制）：“人参（二钱）、茯苓（二钱）、山药（三钱）、归身（二钱）、枸杞（三钱）、干苁蓉（三钱）、牛膝（二钱）、广皮（一钱）、半夏（一钱五分）、砂仁（一钱）、青皮（一钱五分，蜜水炒）、沉香（五分，人乳磨冲）。所谓二气者，阴阳也。所谓双调者，不偏阳不偏阴也。人参、茯苓、山药偏于阳，人乳、归身、枸杞、苁蓉偏于阴，有沉香、砂仁、陈皮、青皮以和之，通治关格，此其所以为双调也。”

【医　案】

奉职赵令仪妻，忽吐逆，大小便不通，烦乱，四肢渐冷，无脉几一日

半，与大承气汤一剂，至夜半渐得大便通，脉渐生。翌日，乃安。此关格之症极为难治，兆所见者，惟此一人。（《鸡峰普济方》）

第八节 血臌

【古今释义】

鼓胀出自《黄帝内经》，其中对病名、症状、治疗法则等都有概括的认识。如《灵枢·水胀》记载症状有："臌胀腹胀，身皆大，大与肤胀等也，色苍黄，腹筋起。"血臌为鼓胀类型之一，出自《血证论》："血臌之证，满小腹胀，满身上看血丝缕，烦燥漱水，小便赤，大便黑，腹上青筋是也。"亦称"蓄血臌"。主要症状有吐血、衄血、便血或大便色黑、小便赤、身发瘀斑等，腹内可摸到肿块，并逐渐增大。本症可见于肝硬化，亦见于子宫或卵巢肿瘤等病。

《医学衷中参西录》将血臌与其他鼓胀疾病区别开来："水臌、气臌之外，又有所谓血臌者，其证较水臌、气臌尤为难治。然其证甚稀少，医者或临证数十年不一遇，即或遇之，亦止认为水臌、气臌，而不知为血臌。是以方书鲜有论此证者，诚以此证之肿胀形状，与水臌、气臌几无以辨，所可辨者，其周身之回血管紫纹外现耳。"

【病因病机】

本病多由七情内伤，六淫外侵，房劳致虚，脾土受伤或肝病日久，肝脾肾功能失调，瘀块阻滞，影响水湿的运行所导致的以腹胀大如鼓，皮色苍黄，脉络暴露为主要临床表现的一种病证。本病在古医籍中又称单腹胀、臌、蜘蛛蛊等。

如《诸病源候论·水肿病》在病因上提出了"水毒"可引起鼓胀病，并用"水蛊"名之，曰："此由水毒气结聚于内，令腹渐大，动摇有声，常欲饮水，皮肤粗黑，如似肿状，名水蛊也。"说明当时已认识到此病由水中之虫所致。

《格致余论·鼓胀论》曰："今令七情内伤，六淫外侵，房劳致虚，脾土之阴受伤，转输之官失职，胃虽受谷不能运化，故阳自升阴自降，而成天地不交之否。于斯时也清浊相混，隧道壅塞，气化浊血瘀郁而为热。热留而久，气化成湿，湿热相生，遂成胀满，经曰鼓胀是也。此病之起，或三五年，或十余年，根深矣，势笃矣，欲求速效，自求祸耳，医不察病起于虚，急于作效，衒能希赏，病者苦于胀急，喜行利药，以求一时之快。不知宽得一日半日，其肿愈甚，病邪甚矣，真气伤矣。……制肝补脾，殊为切当。"

对于酒毒入血亦可导致血臌。《景岳全书·肿胀》曰："少年纵酒无节，多成水鼓。盖酒为水谷之液，血亦水谷之液，酒入中焦，必求同类，故直走血分。……故饮酒者身面皆赤，此入血之征，亦散血之征，扰乱一番，而血气能无耗损者，未之有也。第年当少壮，则旋耗旋生，固无所觉，及乎血气渐衰，则所生不偿所耗，而且积伤并至，病斯见矣……。其有积渐日久，而成水鼓者，则尤多也。"

《医学衷中参西录》亦曰："血臌之由，多因努力过甚，激动气血，或因暴怒动气，血随气升，以致血不归经，而又未即吐出泻出，遂留于脏腑，阻塞经络，周身之气化因之不通，三焦之水饮因之不行，所以血臌之证初起，多兼水与气也。迨至瘀血渐积渐满，周身之血管皆为瘀血充塞，其回血管肤浅易见，遂呈紫色，且由呈紫色之处，而细纹旁达，初则两三处，浸至遍身皆是紫纹。"

【治则治法】

此期在治法上有主攻，有主补的不同争论，深化了鼓胀的研究。及至明清，多数医家认识到本病病变脏腑重点在脾，确立了鼓胀的病机为气、血、水互结的本虚标实的病理观，治法上更加灵活多样，积累了宝贵的经验，至今仍有效地指导着临床实践。治疗多以补脾益气，化瘀利水。

亦有倡导宣发肺气，通利小便。清代喻嘉言在《寓意草·面议何茂倩令媛病单腹胀脾虚将绝之候》中曰："从来肿病，遍身头面俱肿，尚易治，若只单单腹胀，则为难治。……而清者不升，浊者不降，互相结聚，牢不可破，实因脾气之衰微所致，而泻脾之药尚敢漫用乎？……后人不察，概从攻泻者何耶？……其始非不遽消，其后攻之不消矣。其后再攻之如铁石矣。不知者见之，方谓何物邪气，若此之盛。自明者观之，不过为猛药所攻，即以此身之气，转与此身为难者，实有如驱良民为寇之比。……明乎此，则有培养一法，补益元气是也；则有招纳一法，升举阳气是也；则有解散一法，开鬼门，洁净府是也。三法虽不言泻，而泻在其中矣。"

《肘后备急方·治卒大腹水病方》中首次提出放腹水的适应证和方法："若唯腹大，下之不去，便针脐下二寸，入数分，令水出，孔合，须腹减乃止。"

《杂病源流犀烛·肿胀源流》对调摄也有很好的经验："先令却盐味，厚衣衾，断妄想，禁忿怒。"即注意保暖，避免反复感邪；注意劳逸结合，病情较重时应多卧床休息，腹水较多者可取半卧位，避免劳累；注意营养，避免饮酒过度，病后应忌酒及粗硬饮食，腹水期应忌盐；宜安心静养，避免郁怒伤肝。

【方　药】

《华佗神方》治宜消瘀荡秽。方用："水蛭三钱（炒末），雷丸、红花、枳实、白芍、牛膝各三钱，桃仁四十粒（去皮尖捣碎），当归二两。水煎服，一剂即下血斗余，再剂则血尽而愈。愈后宜补气血之剂调理之，否则恐成干枯之症。"

《妇人大全良方》曰："理五积气癖及惊悸血积，癥癖、血瘕、发歇攻刺疼痛，呕逆噎塞，心中迷闷，不醒人事，及血脓、癥瘕胀满、经脉不行者。没药丸：芫花（去枝梗，取二两，用好米醋三升，煎至一升半，去滓不用，只将醋入石器内，入硇砂霜一两，巴豆肉七粒，烂研，入醋内熬成膏，留丸药用效），木香、没药（别研）、当归、桂心、荜茇（各一两），槟榔（一分），肉豆蔻（一枚，炮），斑蝥（三枚，去头、足、翅，糯米炒令焦黄，去米研细），附子（一两半，用去皮），上一十二味，除斑蝥、没药，余为细末，与斑蝥、没药一处合研令停，入前膏子内，和捣千百杵，丸如赤豆大。初服一丸，用醋炒萝卜子令焦黑，以酒浸，同煎一二沸，放温吞下。渐加至五丸、七丸即止。"

《普济方》载："治积聚宿食不消，腹胁下胀闷，血臌羸瘦，骨节酸疼，多有盗汗。白术丸：白术（一两）、黄芪（一两，锉）、牡蛎（一两，烧为粉）、人参（一两，去芦头）、赤茯苓（一两）、川乌头（一两，炮裂去皮脐）、干姜（半两，炮裂锉）、木香（一两）、当归（一两，锉微炒）、赤芍药（三分）、桂心（一两）、甘草（半两，炙微赤锉）、防葵（半两）、鳖甲（一两，涂醋炙令黄去裙襕）、紫菀（半两，去苗）、槟榔（一两）、桔梗（去芦头，半两）、枳壳（一两，熬炒微黄去瓤）上为细末，炼蜜和捣，三二百杵，丸如梧桐子大，每服于食前，以温酒下三十丸。"

明代秦遇昌《症因脉治》曰："治腹胀不减，紫筋血缕，在上者红花桃仁汤，在下者桃仁承气汤，小腹硬痛者，两方合用。红花桃仁汤治上焦蓄血：红花、桃仁、当归、红曲、楂肉、牡丹皮、赤芍药、泽兰，胸痛加郁金，甚加韭汁。胁痛，加青皮，甚加枳壳。桃仁承气汤治下焦蓄血：桃仁、桂枝、芒硝、甘草、大黄。血臌水肿，闻云气渐消。"

清代赵学敏《本草纲目拾遗》以烂箩底治血臌："用二三十年盛米栲栳一只，击碎煎汤服，一二次即消。"

清代张德裕《本草正义》谓："土牛膝解毒利窍，专治血臌，一味浓煎，恣意服之。"

清代傅山《大小诸症方论》曰："倘以治水法逐之，而症非水，徒伤元气；倘以治气法逐之，则症非气，徒增饱满。方用逐瘀荡秽汤：水蛭（炒黑，三钱）、当归（二两）、雷丸（三钱）、红花（三钱）、枳实（三钱）、白芍（三钱）、牛膝（三钱）、桃仁（四十个，去皮尖研），水煎服，即（衍文）一剂血尽而愈，一剂之后，切勿与三（二）剂，即改用四物汤调理，于补血内加白术、茯苓、人参，补元气而利水，自然痊愈，否则恐成干枯之症。辨血臌，惟腹胀如鼓，而四肢手足并无胀意也。"

清代赵学敏《串雅内篇》用："水蛭三钱（炒黑，大约一两炒黑取末用三钱），当归二两，雷丸、红花、枳实、白芍、牛膝各三钱，桃仁四十粒（去皮尖，捣碎），煎服。服后下血斗余，再服，血尽自愈"。庚生按：此方水蛭一味，太觉猛峻，且此物虽经煅研，见水复活，患臌之人，正气必虚，脏腑必弱，如果贻害，岂非大患，不若改用夜明砂为妥。蚊之吮血，不减蛭虫，夜明砂乃食蚊而化者也，本草称其能下死胎，则其能攻蓄血明矣。

第九节　伏　梁

【古今释义】

关于"伏梁"命名由来，各类字典、辞典均未有说明。查考诸医家注解，出自杨上善《黄帝内经太素》曰："心脉微缓，即知心下热聚，以为伏梁之病，大如人臂，从脐上至于心，伏在心下，下至于脐，如彼桥梁，故曰伏梁"。《类经·疾病类》解释：伏，藏伏也。梁，强梁坚硬之谓。据此，"伏"之伏藏义无可异议，"梁"之涵义有二：一指桥梁之义，一指强硬之义。查考《说文解字》："梁，水桥也"。清代段玉裁注：若《尔雅》堤谓之梁，毛传石绝水曰梁，谓所以偃（堰，挡水的低坝；筑堰堵塞）塞取鱼者，亦取互于水中之义谓梁。凡毛诗自造舟为梁外，多言鱼梁。故"梁"本鱼梁之义，即鱼坝；其作用既有隔水为阻的功用，也有沟通水岸两侧的功能，故既为堤坝之义，亦作桥梁之义。"伏梁"病名，以此为义，既符合"大如人臂，如彼桥梁"的比喻，亦体现疾病坚硬顽固的难治性，也说明瘀阻成积，根结日深的疾病成因。本病相当于西医学所说克隆病（亦称局限性肠炎、节段性肠炎、肉芽肿性肠炎）。可自行或经治而缓解，可并发肠结，少数重症迁延不愈者，预后较差。

据《黄帝内经》《难经》所载，伏梁一病，多指由气血结滞而形成的脘腹部痞满肿块一类的疾患。如《素问》："病有少腹盛，上下左右皆有根，此为何病？可治不？岐伯曰：病名曰伏梁。帝曰：伏梁何因而得之？岐伯曰：裹大脓血，居肠胃之外。又曰：人有身体髀股骨行皆肿，环脐而痛，是为何病？岐伯曰：病名伏梁。曰：心脉急甚为瘛疭……微缓为伏梁在心下，上下行，有时唾血。"《难经》谓之："心之积，名曰伏梁，起于脐上，上至心，大如臂，久久不愈。"王冰注《素问·奇病论》指出："以冲脉病故，名曰伏梁。然冲脉者，与足少阴之络，起于肾下，出于气街，循阴股内廉斜入中，循骨内廉并足少阴经，下入内踝之后入足下。其上行者出脐下，同身寸之三寸关元之分，侠脐直上，循腹各行会于咽喉。故身体髀皆肿，绕脐而痛，名曰伏梁。"王冰指出了疾病相关的经络与证候，也就是说冲脉下循大腿内侧，斜入膝关节后，下入内踝，上则夹脐直上，故身体腿股脚胫皆肿，环脐而痛。从《素问》这两节所论伏梁的症状与病势可知，其预后情况不妙。

《灵枢·邪气脏腑病形》："五藏之病变也，心脉……微缓为伏梁，在心下，上下行，时唾血。手少阴之筋……其病内急，心承伏梁，下为肘网。其病当所过者支转筋，筋痛。治在燔针劫刺，以知为数，以痛为输。其成伏梁唾血脓者，死不治。心之积，名曰伏梁，起脐上，大如臂，上至心下，久不愈，令人病烦心。"

此处《灵枢》《难经》所论伏梁是指生于胸腹部的心之积。杨上善注："心之积名曰伏梁，起脐上如臂，上至心下，其筋循膈下脐，在此痛下，故曰承也。"指出了心之积伏梁所处的位置是在心之下、脐之上，而且其筋是循膈而下脐。根据《灵枢·经筋》所论，手少阴之经过肘部，是其屈伸的纲维，故所有本经循行经过的部位，都会发生抽筋、疼痛的症状。

《圣济总录》详述曰："《内经》谓病有少腹盛，上下左右皆有根，名曰伏梁。裹大脓血，居肠胃之外，不可治，治之每切按之至死，又曰人有身体髀股胻皆肿，环脐而痛，病名伏梁，此风根也。夫气之所聚名曰聚，气之所积名曰积，聚阳气也，故无所留止，积阴气也，故有形。伏梁心之积也，起于脐上，故少腹盛，上下左右皆有根，裹大脓血，居肠胃之外，故环脐而痛，此为风水之病，故身体髀胻皆肿，名曰伏梁。"

可见伏梁所指有两种：其一，冲脉病候伏梁，少腹痞块硬满，上下左右有根，内裹脓血，居肠胃之外，上迫胃脘。甚则伴有身体股胫皆肿、环脐而痛症状。其二，手少阴心经之病伏梁，病在心下，其块能上下移动，时而唾血，且伴有肘部筋痛症状。

基于第一种认识，《素问·腹中论》言："下腹部坚硬胀满，有包块在腹腔肠胃的外面，推之不移，内有脓血瘀积，脐周围疼痛，身肿，下肢浮肿；另外指髀股骱皆肿，环脐而痛的疾患：人有身体髀股骱皆肿，环脐而痛，是为何病？岐伯曰：病曰伏梁，此风根也，其气溢于大肠，而着于肓，肓之原在脐下，故环脐而痛也；还有指少腹内之痈肿。"《素问·腹中论》："病有少腹盛，上下左右皆有根……病名伏梁……裹大脓血，居肠胃之外。"《儒门事亲》卷三："其一伏梁，上下左右皆有根，有大脓血，此伏梁义同肚痛。"

基于第二种认识，《三因极一病证方论》卷八以本证为心积伏梁之日久不愈者可见之，亦宜用伏梁圆治之；《难经·五十六难》归为五积病之一，属心之积，症见脐上至心下部位有包块，大如手臂，久不愈，令人心烦，睡眠不安；《灵枢·邪气脏腑病形》描述为：在心胸之下的部位，能升能降，有时唾血。

【病因病机】

本病是因寒湿、食积秽浊之邪结伏肠道，阻滞气血运行，秽浊与气血搏结，久瘀成积、伏藏至深、日久痞硬而成。

《素问》："此下则因阴，必下脓血，上则迫胃脘，生膈侠胃脘内痈。"又曰："此风根也，其气溢于大肠而着于肓，肓之原在脐下，故环脐而痛也。"指出了该病为心腹气滞血瘀所致。

《难经》："肾病传心，心当传肺，肺适以秋旺，旺者不受邪。心复欲还肾，肾不肯受，因留结为积，故知伏梁以秋得之。"道出了该病多与气候转凉受寒有关。

东汉刘熙著《释名·释宫室》曰："梁，强梁也。"这是以同义双音词解释单音词。因而张介宾对"伏梁"一词的解释，正道出了痞块病证久积成患的严重程度。他指出：此非一朝夕所致者，延积既久，根结日深，故不易治。日本宽政七年丹波元坚《杂病广要》指出："大抵积块者，皆因一物为之根，而血涎裹之，乃成形如杯如盘，按之坚硬也。食积败血，脾胃有之；痰涎之积，左右皆有之。"《诸病源候论》："伏梁者，宿食不消成癖，腹中如杯如盘。"指出食积、痰浊、瘀血为患。

《备急千金要方》："经络受病，入于肠胃，五脏积聚，发伏梁、息贲、肥气、痞气、奔豚。积聚之始生至其已成，奈何？曰：积之始生，得寒乃生，厥止乃成积。人之善病肠中积者，何以候之？曰：皮薄而不泽，肉不坚而淖泽，如此则肠胃伤恶，恶则邪气留止积聚，乃作肠胃之积。寒温不次，邪气稍止，至其蓄积留止，大聚乃起病。有身体腰、髀、股、胻皆肿，环脐而痛，是为何病？曰：病名伏梁，此风根也。不可动，动之为水溺涩之病。少腹盛，左右上下皆有根者，伏梁也，裹脓血居肠胃之外，不可治，治之每切按之致死。此下则因阴，必下脓血，上则迫胃脘生膈，挟胃脘内痛，此久病也，难疗。居脐上为逆，慎勿动，亟夺其气溢于大肠而注于肓，肓之原在脐下，故环脐而痛。脉来细沉而直者，身有痈肿，腹中有伏梁。"认为是中焦脾胃受邪，集聚腹中。

又有水气为病者。如《圣济总录》曰："以其若梁之隐伏也，其证有浅深。居脐上为逆。以邪气之逆上行也，居脐下为从。以邪气之顺下行也，治法不可动，动之为水溺涩之病。"

【治则治法】

本病的治疗早期以攻为主，中期攻补兼施，晚期以补为主。本病的辨证主要在于分清虚与实的关系，虚是以中焦气虚为主；实则要分清食积、气结、热蕴、痰凝、血瘀何者为患，或协同为患。

【方　药】

《神农本草经》载："虎掌，味苦，温。主心痛寒热，结气、积聚、伏梁，伤筋、痿、拘缓，利水道。"

又："白马头骨，主治喜眠，令人不睡。溺：味辛，微寒。主治消渴，破癥坚积聚。男子伏梁积疝，妇人瘕疾。铜器承饮之。"

《证类本草》曰："羌活，治一切风并气，筋骨拳挛，四肢羸劣，头旋，明目，赤疼及伏梁水气，五劳七伤，虚损冷气，骨节酸疼，通利五脏。"

又："椒叶，热，无毒。治贲豚，伏梁气及内外肾钓，并霍乱转筋。和共及葱研，以醋汤拌罨并得。"

又："雀卵，陈藏器本草云：雀肉起阳道，食之令人有子。冬月者良。腊月收雀屎，俗呼为青丹。主疝癖诸块，伏梁。"

又："陈藏器本草云：鲤鱼肉，主安胎，胎动，怀妊身肿。煮为汤食之，破冷气疝癖，气块横关伏梁，作脍以浓蒜齑食之。"

又："鲫鱼脍，味甘，温。蒜齑食之，温补，去冷气，湿痹，除膀胱水，喉中气结，心下酸水，腹内伏梁，冷疝，结癖，疝气，补腰脚，起阳道。鲫鱼脍，主肠澼，水谷不调，下利，小儿、大人丹毒，风眩。"

《太平圣惠方》治伏梁气，在心下结聚不散："用桃奴二两，为末，空心温酒调二钱匕。"

又："治伏梁，气在脐上心下，结固如梁之状，胸膈不利，食饮减少，宜服防葵散方：防葵（一两）、京三棱（一两，炮裂）、桂心（一两）、赤芍药（以上各一两）、鳖甲（一两半，涂醋炙令黄，去裙襕）、当归（一两）、诃黎勒皮（一两）、川大黄（一两，锉碎微炒）、枳壳（三分，麸炒微黄去瓤）。上件药，捣筛为散，每服三钱，以水一中盏，入生姜半分，煎至六分，去滓，食前稍热服。"

又："治伏梁气，横在心下，坚硬妨闷，不能食，宜服鳖甲散方：鳖甲（一两半，涂醋炙令黄，去裙襕）、吴茱萸（半两，汤浸七遍，焙干微炒）、郁李仁（一两，汤浸去皮，微炒）、京三棱（一两，炮，裂）、枳实（三分，麸炒微黄）、柴胡（三分，去苗）、桂心（三分）、槟榔（一两）。上件药，捣筛为散。每服四钱。以水一中盏。入生姜半分。煎至六分。去滓。食前稍热服。"

又："治伏梁气，心下硬急满闷，不能食，胸背疼痛。宜服半夏散方：半夏（一两半，汤洗七遍，去滑）、川大黄（一两，锉碎微炒）、桂心（一两）、前胡（一两，去芦头）、京三棱（一两，炮锉）、当归（一两，锉，微炒）、青橘皮（一两，汤浸去白瓤，焙）、鳖甲（一两半，涂醋炙令黄，去裙襕）、槟榔（一两）、诃黎勒皮（一两）、木香（一两）。上件药，捣筛为散，每服三钱，以水一中盏，入生姜半分，煎至六分，去滓，不计时候，稍热服。"

又："治伏梁气，结固在心下，横大如臂，饮食渐少，肢体消瘦，宜服川乌头丸方：川乌头（半两，炮裂去皮脐）、芫花（半两，醋拌炒令干）、京三棱（半两，锉，醋拌炒）、桂心（半两）、鳖甲（一两，涂醋炙令黄，去裙襕）、防葵（半两）、干漆（半两，捣碎炒令烟出）、硼砂（一两半，不夹石者细研）、川大黄·（一两，锉碎，醋拌微炒）、木香（一两）。上件药，捣细罗为末，先以米醋三升，熬令稍稠，入少面作糊，和溶，捣三二百杵，为丸如绿豆大，每服空心，以温酒下七丸，渐加至十丸，以取下积滞物为度，隔两日再服。"

又："治伏梁气，横在心下，坚牢不散，胸中连背多疼，宜服干漆丸方：干漆（一两，捣碎炒令烟出）、川乌头（半两，去皮脐，锉碎，盐拌炒令黄）、芫花（一两，醋拌炒令黄）、桃仁（半两，汤浸去皮尖双仁，麸炒微黄）、雄黄（一分，细研）、鳖甲（一两，涂醋炙令黄，去裙襕）、木香（半两）、硼砂（一两，不夹石者细研）、麝香（一分细研）。上件药，捣细罗为末，入研了药令匀，以醋煮面糊为丸，如绿豆大，每服食前，以温酒下十丸。"

又："治伏梁气，久积在心下，横大如臂，发歇疼痛，胸下拘急，腹胁满闷，宜服硼砂煎丸方：硼砂（二两，不夹石者细研，以酒醋各半升熬如膏）、干漆（一两，捣碎炒令烟出）、桂心（一两）、汉椒（一两，去目及闭口者，微炒去汗）、干姜（半两，炮裂锉）、附子（一两，炮裂去皮脐）、槟榔（一两）、川大黄（二两，锉碎微炒）。上件药，捣细罗为末，入硼砂煎中，更入蒸饼少许，和溶为丸，如梧桐子大，每日空心，温酒下十五丸，至二十丸。"

又："治伏梁气，心胸妨实，背膊烦疼，不能食，四肢无力，宜服大黄煎丸方：川大黄（三两，锉碎微炒，别捣罗为末，以酒醋各一升熬如膏）、京三棱（一两，锉碎，醋拌炒令干）、木香（一两）、桃仁（一两，汤浸去皮尖双仁，麸炒微黄）、诃黎勒皮（一两）、桂心（一两）、青橘皮（一两，汤浸去白瓤焙）、槟榔（一两）。上件药，捣细罗为末，入大黄煎中，更入蒸饼少许，和溶为丸，如梧桐子大，每日空心，以温酒下十丸，至十五丸。"

又："治伏梁气，横在心下，不能进饮食，宜服此方：木香（一两）、硼砂（一两，不夹石者细研入）、川大黄（二两，锉碎醋拌炒令干）。上件药，捣罗为末，入研了硼砂令匀，以酒煮面糊和丸，如梧桐子大，每服食前，生姜汤下七丸。"

又："治伏梁气。在心下结聚不散方：硝石（半两）、牵牛子（一两）、木香（半两）。上件药，捣细罗为末，以米醋二升，纳药末，慢火熬令稠，入少面糊，和溶为丸，如梧桐子大，每服空心，温酒下十丸。"

《圣济总录》治伏梁积气，鳖甲汤方："鳖甲（去裙襕醋炙黄），京三棱（锉）、大腹（锉）、芍药（各一两），当归（切，焙）、柴胡（去苗）、生干地黄（焙，各一两半），桂（去粗皮）、生姜（切片炒，各三分）。上九味，粗捣筛，每服三钱匕，水一盏，入木香末半钱，同煎至七分，去滓空心温服，日再。"

又："治心积伏梁，人参丸方：人参（一两）、陈橘皮（二两，汤浸去白焙，捣末，醋一升煎膏）、射干、自然铜（研如粉）、金牙（研如粉）、枳壳（去瓤麸炒）、知母（锉）、当归（切焙）、细辛（去苗叶）、槟榔（锉）、石菖蒲（泔浸一宿切焙）、远志（去心）、赤茯苓（去黑皮）、麦门冬（去心焙，各一两）。上一十四味，除煎研者外，捣罗为末，入煎研者药和匀，炼蜜和丸，如梧桐子大，每服二十丸，空心炒生姜黑豆汤下，日再，稍加至三十丸。"

又："治伏梁气，胸下痞痛，小便赤涩，及惊悸不安，夜多梦寐，丹砂丸方：丹砂、金牙、马牙硝（以上三味同研细）、人参、赤茯苓（去黑皮）、麦门冬（去心，焙）、升麻、远志（去心）、豉（各一两），生干地黄（焙，二两）。上一十味，除研者外，捣罗为末，入研者药拌匀，炼蜜和丸。如梧桐子大，每服二十丸，临卧煎桑根白皮葱汤下。"

又治忧积伏梁气，诃黎勒丸方："诃黎勒（煨，去核，二两），槟榔（锉，三两半）、赤茯苓（去黑皮）、柴胡（去苗）、枳壳（去瓤麸炒）、羚羊角（镑）、黄连（去须）、防葵（锉）、生姜（切焙，各一两半），黄芩

（去黑心，一两），大黄（锉炒，三两半），木通（锉，一两一分）。上一十二味，捣罗为末，炼蜜和丸，梧桐子大，每服十丸，空腹米饮下，日再，渐加至三十丸，以利为度。"

宋代朱端章《卫生家宝方》治一切气痛："不拘男女，冷气、血气、肥气、息贲气、伏梁气、奔豚气，抢心切痛，冷汗，喘息欲绝。天台乌药（小者，酒浸一夜，炒）、茴香（炒）、青橘皮（去白，炒）、良姜（炒）等分，为末。温酒、童便调下"。

《本草纲目》载："桃枭，治小儿虚汗，妇人妊娠下血，破伏梁结气，止邪疟。烧烟熏痔疮。烧黑油调，敷小儿头上肥疮软疖。"

明代兰茂《滇南本草》载："云南黄连，治郁热在中，烦燥在心，兀兀欲吐，心下痞满。主心痛逆而盛，心积伏梁。"

【针 灸】

《诸病源候论》曰："举两膝夹两颊边。两手据地蹲坐。故久行之愈伏梁。"

《千金翼方》载："奔豚冷气，心间伏梁，状如覆杯，冷结诸气，针中管入八分，留七呼，在上管下一寸，泻五吸，疾出针，须灸，日二七壮至四百止，慎忌房室。"

《太平圣惠方》载："承浆一穴，又有一途如腹内疝，瘕疝癖块，伏梁气之徒，唯须大艾炷。上管一穴，伏梁气状如覆杯，针入八分，得气先补而后泻之，可为神验。中管一穴，伏梁气如覆杯，冷结气，针入八分，留七呼，泻五吸，疾出针，灸亦良。"

第十节 肝 壅

【古今释义】

肝壅又名"肝积""肝胀""癖黄"，指肝气壅滞的病证。出自《素问·大奇论》，曰："肝壅，两胠满，卧则惊，不得小便。"《诸病源候论》载："肝积，脉弦而细；两胁下痛……身无膏泽，喜转筋，爪甲枯黑，春瘕秋剧，色青也。""胁下满痛而身发黄，名为癖黄。"《圣济总录》记载："肝气壅盛，胁下结块，腹内引痛，大小便赤涩，饮食减少。"郁仁存认为这与肝癌症候相似。

【病因病机】

本病多由郁化火，食积化热，或外感风热，扰于肝经，壅滞肝腑。

《普济方》曰："肝壅头目不利，脏腑壅滞，阴阳不和，风热搏于诸阳之经，攻于肝。"《类证治裁》言："赵左胁痛，脉洪耳鸣，时呕胀腹痛，皆肝火腾，浊瘀不肯泄降，宜戒怒节饮可愈。"

【治则治法】

本病治疗应以疏肝理气为要。《证治汇补》言："肝旺而胀者，虽当伐肝，然本性太过，肝亦自伤，不可过用克伐，宜扶脾疏肝，两法并用，使木性条达，不郁土中，则胀自已。"

【方 药】

《太平圣惠方》载："治肝壅盛，胁下结块，腹内引痛，大小便赤涩，饮食减少，大腹常热，或时亦快，脊背上，左右臂上，脚上，相连结块疼痛。连翘散：连翘、荆芥穗、鳖甲（醋炙，去裙襕）、栀子仁、射干、羌活（去芦头）、独活（去芦头）、当归（切焙）、大黄（生）、恶实（各半两），牵牛子（炒，一钱）。上为细散，每服二钱，温热水调下，食后临卧服，如大腹冷，减地黄，小便多，减射干。"

《圣济总录》曰："治肝壅血聚，使人多怒，面青，胁痛。槐胶丸：槐胶（以酒化为膏，二两），蜈蚣（微炙，研，五枚），丹砂（别研）、牛黄（别研）、麝香（别研，各半两），羚羊角（镑，一两）、石龙子（炙焦，别研，一枚），干蝎（微炒，别研，各半两），䗪蠊（炒焦，别研）、芫青（炒焦，别研，各七枚），蝱虫（炒焦，别研，十四枚），䗪虫（炒焦，别研，七枚），巴豆（四十九粒，用水煮如黄色，去皮膜心，研如膏存性）。上为末，拌匀，用糯米粥，和槐胶、巴豆成膏，以和诸药，丸如绿豆大，别以朱砂为衣，每服三丸，木香汤下，甚者五丸，不计时候，如人行二十里再服，以知为度。"

第十一节 肝 胀

【古今释义】

肝胀出自《灵枢》，曰："肝胀者，胁下满而痛引小腹。"《诸病源候论》载："肝积，脉弦而细；两胁下痛……身无膏泽，喜转筋，爪甲枯黑，春瘥秋剧，色青也。""胁下满痛而身发黄，名为癖黄。"《圣济总录》记载："肝气壅盛，胁下结块，腹内引痛，大小便赤涩，饮食减少。"指沿肝经巡行部位特别是胁下和少腹疼痛，郁仁存认为与肝癌症候相似。

【病因病机】

本病多因肝受邪，气血闭结不通，而沿肝经循行部位，特别是胁下和少腹疼痛。

《脉经》曰："肝病者，必两胁下痛引少腹是也，夫肝受邪，则令气血不通。故令胁下胀满，引少腹而痛也。"《圣济总录》曰："肝胀之状，《备急千金要方》谓胁下满而痛引少腹，盖足厥阴之经，起于大指。抵少腹，侠胃上贯膈布胁肋。"

【治则治法】

本病治疗应以疏肝理气为要。《证治汇补》言："肝旺而胀者，虽当伐肝，然本性太过，肝亦自伤，不可过用克伐，宜扶脾疏肝，两法并用，使木性条达，不郁土中，则胀自已。"

【方 药】

《圣济总录》治肝脏风寒，面色青黄，两胁胀痛，牵连小腹，筋脉不利，背膊拘急。复盆子丸："复盆子、五味子、附子（炮裂，去脐皮）、酸枣仁（微炒）、白术（各一两），熟干地黄（焙，半两）。上捣，罗为末，炼蜜和丸，如梧桐子大，每服三十丸，空心温酒下，米汤亦得。"

又治邪气客于肝经，攻胀两胁，时引小腹痛，四肢厥逆。三辅散："赤茯苓（去黑皮，七两），赤芍药（三两），菖蒲（去须）、蜀漆桂（去粗皮，各二两）、丹砂（别研）、紫石英（别研）、柴胡（去须）、山茱萸（各一两）。上除别研外，捣为散，再一处拌匀，每服一钱，渐加至二钱，早晚食前，用温酒调下。”

《太平圣惠方》治肝受邪气，两胁下痛，牵连小腹，胸胁胀满，面青口噤。桂苓汤：“桂（去粗皮）、赤茯苓（去黑皮）、柏子仁、细辛（去苗叶）、防风（去叉，各三钱），鳖甲（醋炙去裙襕，二两），桔梗（炒）、枳壳（去瓤麸炒）、白术（各半两），犀角屑（三钱），独活（去芦，半两），甘草（炙锉，三钱）。上粗捣筛，每服三钱，水一盏，入枣三枚，同煎至七分，去滓温服，不拘时。”

《普济方》中：“肝脏邪气，两胁胀满，筋脉拘急，痛连小腹。茱萸汤：山茱萸、当归（切焙）、五味子、山芋、黄芪（锉焙）、芎䓖（各半两）、生干地黄（焙）、白术（各一两）、独活（去芦头）、酸枣仁（微炒各，二钱）、木瓜（去皮子，焙半两）。上粗捣筛，每服五钱，水一盏半，枣二枚，煎至八分，去滓温服，空心食前，日二服。”

清代费伯雄《医方论》治胁痛、肝胀、吞酸、疝气等症，左金丸：“黄连六两（姜汁炒）、吴茱萸一两（盐水炒）水丸。此方之妙全在苦降辛开，不但治胁痛、肝胀、吞酸、疝气等症，即以之治时邪、霍乱、转筋、吐泻，无不神效。”

《金匮翼》：“治肝胀，怒动肝火，逆于中焦，其症口苦，脉弦，胁及小腹胀满或痛，发则身热气逆是也。左金丸：黄连六两，吴茱萸一两，粥为丸，椒目大，每服三十丸，白汤下。又方：赤芍、生地、归尾、桃仁各一钱，红花、香附童便浸，各二钱，大黄酒浸，一钱五分，丹皮、青皮醋炒，各八分。按：《缪刺论》谓有所堕坠，恶血留内，腹中满胀，不得前后，先饮利药。此上伤厥阴之脉，下伤少阴之络，是火逆之外，又有血滞一症，火无形，以苦辛平之，血有形，故以利药行之。”

【针　灸】

《针灸甲乙经》曰：“肝胀者，肝俞主之，亦取太冲。”

第十二节 癖 黄

【古今释义】

癖黄，又名"肝积""肝壅""肝胀""癖黄"，黄病二十八候之一。出自《诸病源候论·黄病诸候》曰："气水饮停滞结聚成癖，因热气相搏，则郁蒸不散，故胁下满痛，而身发黄，名为癖黄。"《先哲医话》言："腹中有癖块，而一身发黄者，名曰癖黄疸，亦难治。"指因气水结于胁下而致发黄的病证。

【病因病机】

本病的发生多因外感寒湿，或湿热之邪侵袭人体，加之饮食不节，损伤脾肾，或因情志失调，肝气郁滞，气滞血瘀，水湿内停，着而成积，蓄为腹水；内因正气不足，脏腑气血亏虚，湿困脾阳，湿蕴化热，郁蒸发黄。其主要症结为正气虚弱，肝气郁结，气滞血瘀，水湿痰凝，热毒结聚。

《诸病源候论》言："气水饮停滞结聚成癖，因热气相搏，则郁蒸不散，故胁下满痛，而身发黄。"

【分 类】

黄疸，身体面目皆变黄也，有急黄、劳黄、脑黄、阴黄、癖黄、噤黄、五色黄、黄汗、酒疸、谷疸、黑疸、女劳疸，名目不可不辨。

【治则治法】

本病应考虑疾病所处时期及正邪虚实的情况，以斟酌治疗。

李中梓言积证治法"初者受攻，中者且攻且补，末者受补"，此之谓也。

【方 药】

《本草衍义》治小儿奶癖黄："鹰粪白一钱，密陀僧一两，舶上硫黄一分，丁香二十一个。上为末，每服一字。三岁以上半钱，用乳汁或白面汤调下，并不转泻。一复时取下青黑物后，服补药，醋石榴皮半两（炙黑色），伊祁一分，木香一分，麝香半钱，同为末。每服一字，温薄酒调下，并吃二服。凡小儿胁下硬如有物，乃是癖气，俗谓之奶脾，只服温脾化积气丸子药不可取，转无不愈也。取之多失。"

《太平圣惠方》治癖黄，半夏散方："半夏（一两，汤洗七遍，去滑）、前胡（三分，去芦头）、槟榔（三分）、杏仁（三分，汤浸，去皮尖、双仁，麸炒微黄）、川大黄（一两，锉碎，微炒）、枳壳（半两，麸炒微黄，去瓤）。上件药，捣筛为散。每服三钱，以水一中盏，入生姜半分，煎至六分，去滓，不计时候温服。"

又方："芫花（半两，醋拌炒，令干）、桃仁（半两，汤浸，去皮尖、双仁，麸炒微黄）、川大黄（一两，锉碎，微炒）。上件药，捣筛罗为散。不计时候，以温酒调下一钱。"

【针　灸】

《太平圣惠方》曰："烙胃俞二穴、上管穴、胃管穴。"

第十三节　肝　积

【古今释义】

肝积，又名"痞块""肥气"，指以右胁痛，或胁下肿块，腹胀纳少及肝瘀证为主要表现的积聚类疾病。《灵枢·邪气脏腑病形》曰："肝脉急甚者为恶言，微急为肥气，在胁下，若覆杯。"病名出自《难经·五十四难》："肝之积，名曰肥气。"《脉经·平五脏积聚脉证》言："诊得肝积脉弦而细，两胁下痛，邪可起心下，足肿寒，胁痛引少腹，男子积疝，女子瘕淋，身无膏泽，喜转筋，爪甲枯黑。"

【病因病机】

本病多由情志不畅，或酒食内伤，致肝郁气滞，肝络瘀滞不通，肝体失却柔润所致。

如《难经·五十六难》载："久不愈，令人发咳逆、痎疟，连岁不已。

何以言之？肺病传于肝，肝当传脾，脾季夏适旺，旺者不受，肝复欲还肺，肺不肯受，故留结为积。故知肥气以季夏戊己日得之。"指脾土夏季当旺，肝欲疏土，土反侮于肝，肝即犯于肺，令肺咳逆而自身发生积聚病变。

另外，《严氏济生方》曰："有如忧、思、喜、怒之气，人之所不能无者，过则伤乎五脏，逆于四肢，传克不行，乃留结而为五积。故在肝曰肥气……肥气之状，在左胁下，大如覆杯，肥大而似有头足，是为肝积，诊其脉弦而细，其色青，其病两胁下痛，牵引小腹，足寒转筋，男子为积疝，女子为瘕聚。"指出乃由情志致病。

【治则治法】

治法应参照积聚。如《医宗必读·积聚》曾提出分初、中、末三个阶段的治疗原则很有现实意义。认为"初者，病邪初起，正气尚强，邪气尚浅，则任受攻；中者，受病渐久，邪气较深，正气较弱，任受且攻且补；末者，病魔经久，邪气侵凌，正气消残，则任受补"。所以临床应根据病史长短，邪正盛衰，伴有症状，辨明虚实的主次。若气滞血阻者，予以理气活血；血瘀为主者，予以活血化瘀散结；正虚瘀结者，应采用补正祛瘀之法。若病久正气大虚者，则又当补益气血，培本为主。由于气聚可导致血瘀成积，积久正衰较甚，聚赘正衰较浅，所以在气聚阶段应予及时治疗，以免聚而成积，终属难治。

【方　药】

《圣济总录》治久积肥气，寒热痎疟。青蒿汤方："青蒿（自然汁，一合）、生姜（自然汁，半合）、童子（小便，半合）、常山（锉，三分）、鳖甲（去裙襕，醋炙黄）、乌梅肉（焙，各半两）、甘草（炙锉，一分）、柴胡（去苗，三分）。上八味，除汁外，粗捣筛，每服五钱匕，水一盏半，煎至八分，入前三味汁各少许。同煎至一大盏，去滓食后临卧温服。"

又：治肝积肥气，久不已变疟，令人热多寒少，小便赤涩。酸枣仁丸方："酸枣仁（生用）、薏苡仁、紫苏子（炒研）、木通（锉）、黄芪（锉）、枳壳（去瓤麸炒）、升麻、大黄（锉炒）、坐拿草、麦门冬（去心焙）、木香、赤茯苓（去黑皮各一两）。上一十二味，捣罗为末，炼蜜和丸，如梧桐子大，每服二十丸，渐加至三十丸，煎麦门冬汤下。"

又：治肝积气。苇丸方："石苇（拭去毛，焙）、京三棱（煨锉）、附子（炮裂，去皮脐）、吴茱萸（水洗七遍，焙干，炒）、陈橘皮（汤浸，去白，焙）、蜀椒（去闭口及目，炒出汗，各一两）。上六味，捣罗为末，炼蜜为丸。如梧桐子大，空腹煎荆芥汤下二十丸。"

又：治肝积气滞左右胁下，遇病作，则两边手足头面昏肿："干葛（一钱）、麻黄（三钱）、侧子（一枚）、川芎、防风、枳实、芍药、桂心、羌活、甘草、当归（各四钱），上咀。生姜煎服。"

又治肝积肥气，结硬不散。木香丸方："木香、大黄（锉，各一两）、鳖甲（去裙襕锉，二两，米醋三升与大黄同煎，醋尽为度焙干）。上三味，捣罗为末，酒煮面糊为丸，如梧桐子大，每服二十丸，空心食前生姜汤下。"

又酸枣仁丸，治肝积肥气，久不已变疟，令人热多寒少，小便赤涩："酸枣仁（生用）、薏苡仁、紫苏子（炒研）、木通（锉）、黄芪（锉）、枳壳（去瓤，麸炒）、升麻、大黄（锉炒）、坐拿草、麦门冬（去心，焙）、木香、赤茯苓（去黑皮，各一两）。上为末，炼蜜丸如梧桐子大，每服二十丸，渐加至三十丸，煎麦门冬汤下。"

又曰："治久积结，癖气不散，左胁下如覆杯，咽酸吐水，面目黄瘦，此名肥气，并女子血瘕。蓬蘽根汤：蓬蘽根（锉，二两），牡丹皮（锉）、赤芍药（各一两），桂（去粗皮）、槟榔（锉）、枳壳（去瓤，麸炒，各三两），当归（切焙）、生姜（去皮切，焙，半两），生地黄（焙，一两半）。上粗捣筛，每服三钱，水一盏，煎至七分，去滓温服，空心日晚各一服。"

又：治肥气在左胁下，结聚成块，腹胀，不欲饮食。防葵散："防葵、诃黎勒皮、白术（各三分），郁李仁（三分，汤浸去皮微炒）、吴茱萸（半两，汤浸七次焙干微炒），桂心（三分），枳实（半两，麸炒微黄），木香（三分），槟榔（三分）。上为散，每服三钱，水一盏，生姜半分，煎六分，去滓，食前稍热服。"

《普济方》载："治肥气在左胁下，如覆杯，有头足，令人瘦羸，发寒热，不能食。三棱丸：荆三棱、川乌头（一两，炮裂去皮脐）、雄黄（半两，细研）、硼砂（一两，不夹石者细研）、青橘皮（半两，汤浸干去白）、干漆（半两，捣碎炒令烟出）、鳖甲（一两，涂醋炙令黄色去裙襴）、防葵（一两）、麝香（一分，研）。上为末，研前药令匀，以米醋一升（斤），熬令稠，少入面作糊，和丸如绿豆大，每服十丸，空心温酒送下。"

又：治久积肥气。寒热痎疟。青蒿汤："青蒿（自然汁，一合）、生姜（自然汁，半合）、童便（半合）、常山（锉，三分）、鳖甲（去裙襴，醋炙黄）、乌梅肉（焙，各半两）、甘草（炙锉，一分）、柴胡（去苗，三分）。上除汁外，粗捣筛，每五钱，水一盏半，煎至八分，入煎三味汁合少许，同煎至一大盏，去滓，临卧温服。"

又曰："治左胁下有覆杯，有头足，久之令人发痎疟，热疟，间日作，始由肺病传肝，肝传脾，脾乘王而不受邪，其气留于肝，故结而为积，谓之肥气。其脉涩结成弦而细。麝香丸：蓬莪术（炮，一两）、桂心、当归、人参（各半两）、细辛、乌头（炮去皮，各一分）、巴豆（去油，一分）、麝香（一钱）。上为末，炼蜜为丸，如绿豆大，米饮下五丸，至十丸，食前服，一方壮人五丸，弱人三丸。"

又：治肥气在左胁下，按之坚，不能食，脉弦而紧，肌体痿瘦。鳖甲散："鳖甲（一两半，醋涂炙令黄，去裙襴）、大黄（一两半，锉碎微炒）、当归（一两，锉，微炒）、荆三棱（一两，炮锉）、诃黎勒皮（一两）、枳壳（半两，麸炒，微黄去瓤）、吴茱萸（半两，汤浸七次，焙黄）、桃仁（一两，汤浸去皮尖、双仁，麸炒微黄）。上为散，每服三钱，水一中盏，生姜半分，煎六分，去滓，食后稍热服。"

又：治肥气结聚不散，腹胁胀满，呕逆酸水，食饮减少。牵牛煎丸："牵牛子末（三两，以生姜汁半斤酒一升慢火熬如膏）、木香（一两）、附子（一两，炮裂去皮脐）、鳖甲（一两半，涂醋炙令黄去裙襴）、槟榔（一两）、桃仁（一两半，汤浸去皮尖双仁，麸炒微黄细研）、吴茱萸（半两，汤浸七次焙干微炒）、硼砂（一两，不夹石者细研入）。上为细末，入牵牛子煎和，溶为丸，如桐子大，每服二十丸，食前生姜汤送下。"

又：治肝之积，在左胁下，如覆杯，有头足，如龟鳖状，久不愈，发呕逆痎疟，连岁月不已，其脉弦而细。肥气丸："青皮（炒，二两）、当归（须）、苍术（各一两）、蛇含石（醋淬，三分）、蓬术（切）、三棱（切）、铁粉（各三两，与三棱、苍术同入醋煮一沸）。上为末，醋煮米糊丸，如绿豆大，每服四十丸，当归浸酒下。"

又：治肥气在左胁下，似覆杯，咽酸呕水，面目痿黄，胸膈不利，蓬蘽根散："蓬蘽根（二两，锉）、牡丹（一两）、枳壳（三分，麸炒微黄去瓤）、赤芍药（一两）、桂心（三分）、槟榔（一两）、荆三棱（一两，炮裂）。上为散，每服三钱，水一中盏，煎至六分，去滓，食前稍热服。"

《太平圣惠方》治肥气，体瘦无力，少思饮食。鳖甲丸："鳖甲（一枚，约重二两净洗，以醋和黄泥，固脐背上约厚三分令干）、荆三棱（三两，锉炮）、川大黄（二两，锉碎微炒）、枳壳（三两，麸炒微黄去瓤）、木香（一两半）、桃仁（二两，汤浸去皮及双仁，麸炒微黄，细研如膏）。上件药除鳖甲外，捣罗为末，后以泥风炉子，上开口，可安得鳖甲，取前药末并桃仁膏纳鳖甲中，用好米醋二斤，时时旋放入鳖甲内，以慢火熬令稠，取出药，即将鳖甲净洗，去泥焙干，捣罗为末，与前药同和捣为丸，如梧桐子大，每日空心，以温酒服二十丸，晚食前再服。"

又：治肥气，结聚在左胁下，坚牢疼痛，食少体瘦。大黄丸："大黄（二两，锉碎，微炒）、防葵（一两）、木香（三分）、干姜（三分，炮裂，锉）、川乌头（一两，炮裂，去皮脐）、鳖甲（一两，半醋，炙令黄锉）。上为细末，以陈米醋三斤，熬令稠，入神曲末半两，煮成火溶，和诸药末为丸，如梧桐子大，每日空心，温酒下二十丸，以微利为度。"

又：治肥气固结不散，胁腹急疼，食少体瘦。三棱煎丸："石三棱（七斤，净洗，去泥，锉碎）、川大黄（三两）、芫花（一两，醋拌，炒令干）、木香（一两）、鳖甲（三两，涂醋炙，令黄，去裙襕）。上件药，先以水二升，煮三棱至一升，去滓，捣罗诸药为末，入前药于铜器内，慢火熬之，更入米醋一升，同煎熬稠，候稍冷，和为丸，如梧桐子大，每日空心，以温酒下十丸。"

又：治肥气积年不散，在左胁下，状如覆杯，天阴即疼痛。硼砂煎丸："硼砂（二两，不夹石者，细研，以酒醋各一斤熬如膏）、干漆（一两，捣碎炒令烟出）、防葵（一两）、川大黄（一两），上为细末，入硼砂煎，入小蒸饼和溶为丸，如绿豆大，每日空心，温酒下十丸。"

又：治肝积肥气，结硬不散。木香丸："木香（锉，一两）、大黄（锉，二两）、鳖甲（去裙襕，锉，二两，米醋三斤，与大黄同煎，醋净为度，焙干）。上为末，酒煮糊为丸，如梧桐子大，每服二十丸，空心食前，生姜汤送下。"

《东垣试效方》治积在左胁下，如覆杯，有头足，不愈令人发咳逆痎疟，连岁不已。肥气丸："厚朴（半两）、黄连（七钱）、柴胡（二两）、椒（炒去汗，四两）、川乌头（炮，去皮，一钱二分）、干姜（炮，半钱）、皂角（去皮，弦子煨，一钱半）、巴豆霜（五钱）、白茯苓（去皮，一钱半）、广术（炮，二钱半）、人参（去芦，二钱半）、甘草（炙，二钱）、昆布（二钱半）。上件，除茯苓、皂角、巴豆霜，余为细末，另碾茯苓、皂角细末和匀，另碾巴豆霜，旋旋入末和匀，炼蜜为丸，如梧桐子大，初服二丸，一日加一丸，二日加二丸，渐渐加至大便微溏，再加两丸服，周而复始。如积减大半勿服，春夏依此法服，秋冬另有加减法，再各条下，秋冬加厚朴半两、通前一两，减黄连一钱半。若治风痫，于一料中，加人参、茯神、菖蒲、各三钱。黄连只依春夏用七钱，惟秋冬不减，空心淡醋汤送下。"

《滇南本草》载："鹅肠菜，味甘、淡，性平。补中益气，消痰，止头疼，头目眩晕，利小便，治肝积肥气，止玉茎疼痛，治劳淋，赤白便浊，妇人赤白带下。"

又："茄子东风草，根名东风草。味甘，性寒。阴也。主发风积，动寒痰。吃之，令人呕吐，面皮作痒，动肝气。有肝积者，吃之，令人左胁作胀损肝，不宜多吃。"

又："月下参，味苦、平，性温热。治九种胃气疼痛，此药能开胃健脾，消宿食，止面寒背寒，胸膈噎食，宽中调胃，痞满肝积，左右胁痛，呕吐作酸。"

又："姜味草（三钱）、青皮（五分）、川芎（二钱）、柴胡（一钱）、小茴香（二钱）、草豆蔻（三钱），共为末，滚水点酒服一钱，或为丸。"

清代严西亭的《得配本草》载："附子，消肝积，醋炒。"

第十四节　胆　胀

【古今释义】

胆胀出自《灵枢·胀论》，言："胆胀者，胁下痛胀，口中苦，善太息。"《华佗神方》曰："胆胀则口苦，舌下痛太息，邪气客于胆，则梦讼斗。其脉诊在左关上浮而得之者，是其部也。"

【病因病机】

本病多因胆气郁结而致。

《症因脉治》曰："湿热、痰瘀等邪阻滞于胆，或因情志郁怒等刺激，使胆气郁滞不舒。"

《普济方》载："盖肝之经抵小腹布胁，胆之经循胁里出气街，是以胁痛之症，属肝与胆也。"

《医醇賸义》曰："肝胆主木，最喜条达，不得疏通，胆胀乃成。此六腑腹胀之因也。胆胀者，胁下痛胀，口中苦，善太息。胆为中正之官，决断出焉。肝虽强，非胆不能断。但胆气血皆少，为清静之腑，寒气干之，故胁痛口苦；气郁不舒，故善太息也。"

《丁甘仁医案》："胆胀者，胁下痛胀，口中苦，善太息。胆为中正之官，决断出焉，惟其气血皆少，为清净之府，而内寄相火。寒客于胆，胆与肝为表里，胆病而肝亦病，胆汁上溢，故口苦；肝气怫郁，故胁痛胀善太息也。"

【治则治法】

本病治宜疏肝利胆。

《医醇賸义》曰："当轻扬和解，后辛汤主之。"

【方　药】

《症因脉治》治胆胀，用柴胡清肝饮："柴胡、山栀、丹皮、青皮、苏梗、白芍药、钩藤；肝胆热，加龙胆草、青黛；后辛汤（自制）：柴胡（一钱）、郁金（二钱）、广皮（一钱）、当归（二钱）、茯苓（二钱）、栀子皮（一钱，姜汁炒）、蒺藜（四钱）、枳壳（一钱）、合欢花（二钱）、佛手（五分）"。

《杂病源流犀烛》载："胆胀者，胁下痛胀，口中苦，善太息。以上经言脏腑之胀，总以治胀药为主（藿香正气散、木香调气散、苏子汤等），各加引经之剂疗之（胆，柴胡、青皮、连翘）。"

【针　灸】

《针灸甲乙经》曰："胆胀者，阳陵泉主之。"

第十五节　癖　积

【古今释义】

本病可参见癖、积、疟母等条。"癖"出自清代翁藻《医钞类编》："癖者，血膜裹水，侧癖胁旁，时时作痛，时发潮热，或寒热往来似疟。"故疟家多有此症。

【病因病机】

本病多因于疟邪伤及脾胃中焦之气。

《医钞类编》言："故疟家多有此症，凡疟发过之后，必令其热退尽，方可饮食，若热未尽而饮食之，则中脘多蓄黄水，日久而成癖积。"

【治则治法】

本病治疗宜采用活血破瘀、逐饮化痰、理气消滞。如因疟疾久治不愈形成癖积，当采用针对疟母（疟疾、脾肿大）的治法。

【方　药】

《圣济总录》曰："治癖积，健脾胃，消宿滞，鳖甲大黄丸方。"

《儒门事亲》与《古今名医汇粹》曰："癖积，两胁刺痛，三棱、广术之类，甚者甘遂、蝎梢。"

《本草纲目》曰："砒石磨服，治癖积气（宗）。除喘积痢，烂肉，蚀瘀腐瘰。"

明代龚廷贤《万病回春》用神化丹消癖积、破血块、下鬼胎、通经脉及诸痞积血气块。

《冯氏锦囊秘录》曰："癖积轻者，三棱、蓬术；甚者，巴霜、大黄、三棱。昔有患癖死者，遗言开腹取之得块如石，文有五色，削成刀柄，后刘三棱，忽化为水，乃知治癖积块如神。蓬术破气中之血，三棱破血中之气，主治颇同，气血稍别。东垣用此二味，皆用人参赞助，故有成功而无偏胜之害，若专用克伐，胃气愈虚不能营运，积反增大矣。"

清代张璐《本经逢原》言："阿魏消肉积，杀虫，治癖积为主药。"

清代陈复正《幼幼集成》载："治癖积心腹内结如拳，及脐腹痛不可忍，用庄黄一两酒蒸，炮姜五钱、熟附子三钱、九肋鳖八钱，用好醋将鳖甲煮一时久，取起，酥炙黄色为度，共为细末，用三年老米醋一升，熬至半升，和前末为丸绿豆大。每服十丸，空心米汤下。取下积如鱼脑、败血、烂肉、青泥即愈，后用补脾调理。按此方药廉功大，比挨癖丸力胜十倍，允称神妙。"

《证治汇补》用济阴丸治经候不调，癖积块刺痛。

【医　案】

刘仲安治真定总兵董公之孙，年二十余，病癖积，左胁下硬如覆手，肚大青筋，发热肌热，咳嗽自汗，日晡尤甚，牙疳臭恶，宣露出血，四肢困倦，饮食减少，病甚危。刘先以沉香二钱，海金砂、轻粉各一钱，牵牛末一两，为末，研独头蒜如泥，丸如梧子大，名曰：沉香海金砂丸，每服五十丸，煎灯草汤送下，下秽物两三行。次日，以陈皮、萝卜子（炒）各半两，木香、胡椒、草豆蔻（去皮）、青皮各三钱，蝎梢去毒二钱半，为末，糊丸梧子大，每服米饮下三十丸，名曰：塌气丸。服之十日，复以沉香海金砂丸再利之，又令服塌气丸，如此互换，服至月余，其癖减半，百日良愈。（明代江瓘《名医类案》卷五积块）

第十六节 锁肛痔

【古今释义】

锁肛痔首见于《外科大成》，称："肛门内外如竹节锁紧，形如海蜇，里急后重，便粪细而带扁，时流臭水。"是指肛管直肠癌后期，肿块堵塞肛门，引起肛门狭窄，大便困难，犹如锁住肛门一样，故称锁肛痔。相当于西医的肛管直肠癌，初起肛门有坠胀感，便秘或大便次数增多，或大便带血和黏液。症状逐渐加剧，伴有里急后重，粪便中有脓血，臭秽异常。后期粪形变细，阵发性腹痛，两胯腹间可发现肿块，坚硬而推之不移，常伴有"肛痈"或"肛漏"，身体衰弱。本病多发于 40 岁以上，偶见于青年人。其临床特点是便血、大便习惯改变、直肠肛管肿块。

总之，本病初起为排便习惯改变，大便次数增多或便秘，便意频数，同时肛内有不适或坠胀感，有的初起大便带血，呈间歇性发作，症状逐渐加剧，肛门坠胀加重，大便次数多至数十次，伴有里急后重和排便不尽的感觉。粪便中带有脓血和黏液，色黯红，臭秽异常，后期逐渐形成肛门直肠狭窄，粪便细而带扁或呈羊粪状。伴腹胀、腹痛、腰酸、两胯腹间臀核肿大坚硬而推之不移。后期伴有食欲不振，消瘦、贫血及全身衰弱等症。

【病因病机】

本病多因忧思抑郁，脾胃不和，湿热蕴结，日久化毒，乘虚下注，浸淫肠道，气滞血瘀，湿毒瘀滞凝结而成肿瘤；或饮食不洁，久痢久泻，息肉虫积，损伤脾胃，运化失司，湿热内生，热毒蕴结，流注大肠，蕴毒积聚，结而为肿。总之，湿热下注、火毒内蕴，结而为肿是病之标；正气不足、脾肾两亏乃病之本。

【治则治法】

本病治疗的关键在于早期发现，早期诊断，早期手术。早期湿热痰浊瘀结，治宜清热利湿、化痰祛瘀；气滞血瘀，治以理气活血、破瘀散结；晚期气阴两虚，治以益气养阴、清热解毒。

【方　药】

早期湿热痰浊瘀结，治宜清热利湿、化痰祛瘀，方用槐角地榆丸加味；气滞血瘀，治以理气活血、破瘀散结，方用桃红四物汤合失笑散加味；晚期气阴两虚，治以益气养阴、清热解毒，方用八珍汤合增液汤加减。

第四章　运动系统肿瘤

第一节　皮肤及软组织肿瘤

一、肉瘤

【古今释义】

肉瘤一词出自《三因极一病证方论》，曰："瘤则有六：骨瘤、脂瘤、肉瘤、脓瘤、血瘤，亦不可决溃，肉瘤尤不可治。"肉瘤是指发于皮下或肌肉的肿物。临床表现为瘤自肌肉肿起，数目不等，大小不一，柔软如绵，肿形如馒，按之可以压扁，推之可以移动，皮色如常，亦无疼痛，好发于肩、背、臀等处，长到一定程度后，常停止发展，长期没有改变。瘤体初如桃李，渐大如掌，其根宽大，坚实柔韧，皮色不变，无热无寒等病证，若瘤体生长迅速，肿硬渐增，推之不移者则为恶变之兆。相当于现代医学的脂肪瘤、纤维瘤、横纹肌瘤、纤维肉瘤等。

【病因病机】

本病因脾虚不运、痰湿内生，气血凝滞结而为肿。

《灵枢·刺节真邪》认为"有所结，中于肉，宗气归之，邪留而不去，有热则化而为脓，无热则为肉瘤。"《备急千金要方》说："多由思虑伤脾，脾气郁结，湿痰内生，气血凝结而成。"《外科正宗》曰："脾主肌肉，郁结伤脾，肌肉消薄，土气不行，逆于肉里而为肿，曰肉瘤。"

明代薛己《外科枢要》认为是外邪伤于脾胃所致，曰："若郁结伤脾，肌肉消薄，外邪所搏而为肿者，其自肌肉肿起，按之实软，名曰肉瘤。"也有认为是外邪内传入里，阻于中焦，发于肌肉所致，如清代的《新刻图形枕藏外科》曰："脾邪传聚，毒气逆于肉里所致。"

【治则治法】

古今众多医家均表明了肉瘤的难治性。如《世医得效方》曰："肉瘤尤不可治，治则杀人。"《外科启玄》亦称："凡肉瘤初生如栗如桃，久则如馒头大，其根皆阔大，不疼不痒，不红不溃，不软不硬，不冷不热，日渐增加。亦无法治，治恐难痊，虽针灸无功。"

虽然瘤灶大的可以手术处理，多发性者可以药物治疗，但不可妄用攻逐之法，且在外治处理上要求谨慎对待。如明代龚廷贤《济世全书》曰："瘿瘤二者虽无痛痒，最不可决破，恐脓血溃渗漏无已，必致杀人，其间肉瘤不可攻疗。"《洞天奥旨》亦曰："肉瘤……此等之瘤，皆犯神道之忌，故生于四体，以纪罪衍，不妨顺受。倘必欲治之，用刀割伤，用火烧灸，不特无功，转添痛楚矣。"内治采用健脾宽中，解郁化痰剂治之，主张治疗应以调节脾胃为主。如《外科正宗》认为："肉瘤者……治当理脾宽中，疏通戊土，开郁行痰，调理饮食，加味归脾丸是也。"《医宗金鉴》亦曰："脾主肌肉，郁结伤脾，肌肉浇薄，土气不行，逆于肉里，致生肉瘤，宜理脾宽中，疏通戊土，开郁行痰，调理饮食，以归脾丸加香附、乌药、贝母、合欢树根皮，研细末，面糊小丸，常服自效。"

【方　剂】

《圣济总录》以陷肿散方治肉瘤："大如杯盂升斗者，二三十年不瘥，致有脓溃，令人骨消肉尽，或坚或软或溃，令人惊惕，寤寐不安，体中掣缩。乌贼鱼骨（去甲）、硫黄（研）各一分，白石英（研）、紫石英（研）、钟乳（研，各半两），干姜（炮）、琥珀（研）、大黄（锉炒）、附子（炮裂，去皮脐）、胡燕屎各一两，丹参（三分）。上十一味，捣研为散，贮以韦囊，勿令气泄，若疮湿即敷之，若疮干无汁者，以猪膏和敷，日三四易之，以干为度，若汁不尽者，至五剂十剂止，着药令人不疼痛，若不消，加芒硝二两。"

《普济方》用"桑枝、柳枝、桃枝、槐枝、榆枝、枸杞枝各四十九寸。先以真麻油一斤熬滚，下枝在内，煎黄赤色，去枝，入黄丹十两，柳枝不住手搅匀，滴试水中不散为度。倾入水盆内，候冷瓷器盛贮，凡用摊纸上，慢燺贴。长肌肉无痕。此膏治肉瘤、疔疮、痈疽、发背、脑疡"。

《普济方》还采用"乳香散定痛，后服万灵针头丸托里，甚效，并用狗屎拌鸡子敷之，去脓水"。

《医学入门》以"归脾汤、补中益气汤治思郁伤脾，结为肉瘤"。

《洞天奥旨》运用内托外消散治肉瘤："水银一两，儿茶二两，共研至无星为度，冰片一钱，轻粉三钱，麝香五分，又入硼砂五分，不见水银始可用。以此药敷于瘤处，肉瘤、粉瘤俱化为水，约三日必消尽。然后再服汤药，用人参二钱，白术三钱，茯苓三钱，陈皮五分，生甘草五分，柴胡八分，白芍三钱，水煎服，十剂永断根矣。又有肉瘤或男妇生在面上、颈上、手上，白芷五分，人参五分，煎汤。生半夏十粒，泡于白芷、人参之内数日，将半夏切平，频擦患处，效如手取。但不可治痰血之瘤也，恐难收口。"

《验方新编》治肉瘤："在每夜将睡时，用新熟热饭敷上，冷则另换，每晚连敷三次，久而自愈。凡新起肉瘤如小弹子者治之，屡见功效，不可轻视。"

清代柏鹤亭《神仙济世良方》云："肉瘤最易治，用水银一钱，儿茶三钱，冰片三分，硼砂一钱，麝香三分，黄柏五钱，血竭三钱，各为细末，将药擦于瘤之根，随擦随落。"

《冯氏锦囊秘录》曰："治血瘤肉瘤，以蜘蛛丝圈匝根上，久而自枯。"

《外科大成》以"十全流气饮合顺气归脾丸治忧郁伤肝，思虑伤脾，致脾气不行，逆于肉里，乃生气瘿肉瘤，皮色不变，日久渐大者。"

又治："思虑伤脾，致脾气郁结乃生肉瘤，软如绵，肿似馒，脾气虚弱，日久渐大，或微疼或不疼者服。顺气归脾丸：陈皮、贝母、香附、乌药、当归、白术、茯神、黄芪、酸枣仁、远志、人参各一两，木香、甘草（炙）各三钱。上为末，合欢树根皮四两煎汤煮老米糊，丸如桐子大，每服六十丸，食远白滚汤送下。"

又治"忧郁伤肝，思虑伤脾，致脾气不行，逆于肉里，乃气瘿肉瘤，皮色不变。十全流气饮：香附、陈皮、赤茯苓、乌药、当归、川芎、白芍（各一钱），青皮（炒）、甘草、木香（各五分），姜枣引，日三服。”

《疡医大全》用"水银、硼砂各一钱，血竭、儿茶各三钱，黄柏五钱，冰片、麝香各三分，共为细末，将此药擦于瘤之根处，随擦随落，根小者，无不落也。"

民国彭怀仁《方剂辞典》以"十全流气饮，治忧郁伤肝，思虑伤脾，致脾气不行，逆于肉里，乃生气瘿，肉瘤皮色不变，日久渐大。"

【医　案】

一妇人腰间生一肉瘤，三年余方渐微痛，一日溃后出小蛔三条，长约五寸，置温汤中游动半时方息。其时患者形体衰弱，面黄肌瘦，口干发热，朝以八味丸，午用人参养荣汤，服至百日外，元气渐醒，又百日，其口方收。予意度之，其蛔乃经络气血所化。（《外科正宗》卷之二上部《疣毒门》）

一人手腕生肉瘤，大如杏，经针后随耘田，伤及筋脉，一手漫肿作疼，连破数孔出脓，仍不消肿，治有二年，方肿退口敛，手指终拘挛。（凡针灸后，一犯劳动，必见肿痛。）（清·赵强《医门补要》卷下）

吴左，南浔。八月初六日。郁怒伤肝，思虑伤脾，肝脾气郁，郁则生火，火盛生痰，痰随气阻，左腿下面结为肉瘤。起经十有七载，渐次长大，腐溃翻花，滋水淋漓，或时出血。舌苔糙黄，脉来濡细。本原情志之病，药难奏效。人参须、白归身、东白芍、远志肉、川贝、橘白、甘草节、左牡蛎、藕汁。（清·陈莘田《陈莘田外科方案》卷二）。

二、血瘤

【古今释义】

血瘤一词出自《三因极一病证方论》，曰："瘤则有六：骨瘤、脂瘤、肉瘤、脓瘤、血瘤，亦不可决溃，肉瘤尤不可治。"血瘤指体表血络扩张，局部丛集交错而形成的瘤状者。呈半球形或扁平状隆起，边缘明显，质软如绵，或软硬间杂，表面色红或紫红色，也有肤色如常者，压之可暂时缩小或退色，擦破则出血难止。如《外台秘要》云："皮肉中忽肿，初如梅李渐长大，不痒不痛又不坚，强按之柔软，此血瘤也，不疗乃至如盘大，则不可复消，而非杀人病尔，亦慎不可破。"《外科正宗》亦曰："血瘤者，微紫微红，软硬间杂，皮肤隐隐缠若红丝，擦破血流，禁之不住。"血瘤有逐渐增大趋势，如《洞天奥旨》谓："血瘤……初生之时亦有细于发者，久之而大矣。"

类似于西医的血管瘤。

【病因病机】

历代医家多认为本病是因心火内盛，为外邪所乘。

《肘后备急方》曰："多由心火妄动，血行失常，以致气血纵横，脉络交错，结聚成形，显露于肌肤而成，或与先天禀赋有关。"

《医宗金鉴》曰："心主血，暴戾太甚，则火旺逼血沸腾，复被外邪所搏，致生血瘿、血瘤……又曰：血瘤……此乃心主血，暴急太甚，火旺逼血沸腾，复被外邪所搏而成也。若劳役火动，阴血沸腾，外邪所搏而为肿者，其自肌肉肿起，久而有赤缕，或皮俱赤。"

【治则治法】

本病治应清心凉血，滋阴降火。清代吴谦《医宗金鉴》认为："血瘤，宜养血、凉血、抑火、滋阴、安敛心神、调和血脉。"

另外，大多医家不主张针刺和外科疗法。

《普济方》云："此血瘤也，不疗乃至如盘大，则不可复消，而非杀人病耳，亦慎不可破。"

《外科启玄》曰："凡生血瘤赘，小而至大，细根蒂者与茄子相似，宜调恶针散，一服即以利刀割去，以银烙匙烧红一烙即不流血，亦不溃，不再生。不然，复出血瘤，不一月如旧，宜仍依前法治之即安。"

清代吴杖仙《吴氏医方汇编》亦曰："血瘤，肿而内成痞痛，以及顽毒久聚、皮肤有紫红丝缠绕者，误用刀针，其危立待，当为深戒耳！血瘤针则出血不止而死。其血瘤，瘤附左右胡脉，及上下悬雍舌本诸险处，皆不可令消，消即血出不止，杀人，不可不详之。"

民国张山雷《疡科纲要》称："血瘤，不宜妄针，若不知而误针之，其血不止，最易偾事。"

【方 药】

《华佗神方》称："血瘤小者如胆，大者如茄。以利刃割断，即用银烙匙烧红，一烙即止血，且不溃并不再生。或以水银、轻粉、潮脑、镜锈、贝母各一钱，黄柏三钱、儿茶二钱、冰片三分。共为细末擦之，即落。"

《太平圣惠方》曰：治"二三十年痛及骨瘤、肉瘤，大如杯盆，久不瘥，致有痛溃，令人骨消肉尽，或溃令人惊惕，寝寐不安，身体瘦缩，愈而复发方：乌贼鱼骨（半两，烧灰）、硫黄（半两，细研）、白石英粉（半两）、钟乳粉（半两）、丹参（三分）、琥珀末（一两）、附子（一两，炮裂，去皮脐）、燕粪（一两）、干姜（一两，炮裂，锉）、川大黄（一两）、川芒硝（一两），捣细罗为散。以囊盛，勿泄气，若疮湿，即干敷之，若疮干，以猪脂和敷之。日三四上。以效为度。"

《本草纲目》曰："治血瘤出血，以猪屎涂之。"

《外科正宗》治心火妄动，逼血沸腾，外受寒凉，结为血瘤："其患微紫微红，软硬间杂，皮肤隐隐，缠如红丝，皮破血流，禁之不住者宜服。以黄连、黄芩、知母、贝母、川芎、当归、白芍、生地、熟地、蒲黄、羚羊角、甘草（减半）、地骨皮（各等分）。上为末，侧柏叶煎汤，打寒食面为丸如桐子大，每服七十丸，灯心汤送下，或作煎剂服之亦效。"

《本经逢原》载："因马齿苋功专散血消肿，故能治血瘤及多年恶疮，捣敷不过两三遍即愈。"

《洞天奥旨》治以内托外消散，曰："治血瘤以水银一两、儿茶二两共研至无星为度，冰片一钱、轻粉三钱、麝香五分，又入硼砂五分，不见水银始可用。以此药敷于瘤处，肉瘤、粉瘤俱化为水，约三日必消尽。然后再服汤药，用人参二钱、白术三钱、茯苓三钱、陈皮五分、生甘草五分、柴胡八分、白芍三钱，水煎服，十剂永断根矣。如筋瘤难治，然亦不必治也。骨瘤亦不必治，终身大如杏也。"

又治初起血瘤，家传银锈散："水银一钱、冰片三分、轻粉一钱、儿茶三钱、黄柏二钱、潮脑一钱、镜锈一钱、贝母一钱，为末，搽擦随落矣。"

清代叶桂《种福堂公选良方》治血瘤方："用甘草煎膏，以笔涂四围，一日上三次。又将芫花、大戟、甘遂，各等分为末，醋调，另以新笔涂患之中心，勿近甘草膏，次日缩小，再如前涂三四次愈。"

《文堂集验方》对血瘤初生如莲子大者："取蛛丝拈成粗线，缠扎其根，数日其丝渐紧，瘤根渐细，屡易屡细，不十日竟脱落，诚奇法也。可见他线日松，惟蛛丝日紧，物理之妙，有当知者如此。"

清代罗越峰《疑难急症简方》治眉毛忽长血瘤："眉毛上忽生一毛，长尺余，触着大痛，名曰血瘤，断之即血流不止而死。陈艾（一团）放瓦上烧烟，离长眉七寸许，熏之。能缩短病除，至来年初夏再熏，永不复发。"

又治血瘤错破，血流不止："将涌泉穴刺一针，血出，少顷遂止而愈。（又叶凤川）说，一人瘤破，血流不止，遇过路医，用大蒜头捣贴涌泉穴（足底心），引血下行而愈。按：鼻衄不止者，此法用之神效。"

又奇验方："银硝、煤灰等分研极细，水调涂，再用旧纸窗纸一块盖之，粘住四角，瘤自渐渐焦落。血瘤伤破，出血不止者，将此药干掺，旧窗纸贴之，其效尤速。"

《吴氏医方汇编》治血瘤，用甘草煎膏："以笔涂周围，一日上三次。又：芫花、大戟、甘遂各等分，为末，醋调，另以新笔涂甘草圈内，勿近甘草。次日缩小，再如前涂三四次愈。血瘤初起，以薄棉花剪如瘤子一块，在鸡子清内浸湿贴之，略干，仍以笔蘸鸡子清润之勿断，四五日即消尽。

又治耳内生血瘤出血不止，日久难治：荆芥、生地黄、黄连、防风、犀角、玄参、芍药、生甘草、连翘、当归尾，水二钟，煎八分，不拘时服。"

《冯氏锦囊秘录》治血瘤肉瘤："以蜘蛛丝圈匝根上，久而自枯。"

日本永观二年丹波康赖《医心方》引《僧深方》治血瘤方："鹿肉割，

炭火炙令热，掩上拓之。冷复炙，令肉烧燥，可四炙四易之。若不除，炙七炷便足也。"

《外科心法要诀》黄芩二母丸："黄芩、黄连、知母、贝母（去心）、当归、白芍（酒炒）、羚羊角（镑）、生地、熟地、蒲黄、地骨皮、川芎（各一两）、甘草（生，五钱）。上为末，侧柏叶煎汤，打寒食面糊为丸，如梧桐子大。每服七十丸，灯心煎汤送下。"

清代易凤翥《外科备要》通气散坚丸治气瘿、血瘤："人参、桔梗、当归、川芎、花粉、条芩、法半夏、陈皮、胆星、茯苓、香附、海藻、枳壳、石菖蒲、甘草节（等分），研末薄荷为小丸。姜汤每下二钱，日三服。"

清代程鹏程《急救广生集》治血瘤日久自破："以发灰掺之，外以膏药护好，自能敛口收功。"

【医　案】

有人生血瘤，大如栗，常被衣擦破，则血出不止，用此血余灰敷之愈。（明·楼英《医学纲目》卷之十七《心小肠部》）

汪左，肝火逼血妄行，凝结少阳之分，右耳根血瘤有年，骤然胀大，坚肿色红，日夜掣痛，有外溃之势。症属不治，勉拟凉血清肝。羚羊尖（一钱）、小生地（三钱）、粉丹皮（二钱）、京赤芍（二钱）、上川连（四分）、黑山栀（一钱五分）、京玄参（二钱）、侧柏叶（一钱五分）、生蒲黄（包，三钱）、大贝母（三钱）、连翘壳（三钱）、藕节（四枚）。（丁甘仁《丁甘仁医案》卷八）

治下唇血瘤：一人下唇中生一小血瘤，用手掐破，流血不止。此系任脉之尽故也，后以三七、人参末敷之，再用吴茱萸末、白面为糊，搅匀摊如膏，蓖麻子研敷两脚底心，以前膏盖之，遂血止，其瘤较前十倍。幸其根小，遂用系瘤方，治之而愈。（清·陶承熹、王承勋《惠直堂经验方》卷三《瘰疬瘿瘤门》）

有人生血瘤大如栗，常被衣擦破，则出血不止，血余灰敷之而愈。（清·吴澄《不居集》卷之十三《血证全书》）

一妇人气冲穴生瘤，红紫坚硬，乃血瘤也。请视之，心、肝二脉俱已洪数，其患得之心气郁结，肝气受伤之故，辞不可治。后请京师明公医治，其时头已穿溃，虽强投补托、化坚、凉血等剂，日溃日烂，终至不应。破经两月，一旦涌出紫血盆许，随即身亡。后人问曰：何以致此？予曰：心脉洪数，心火旺也；肝脉弦数，肝气伤也；火旺逼血妄行，肝气伤不能藏血，后破之必出血不止，多致危亡，预辞不治者此意也。（《外科正宗》卷之二上部《疔毒门》）

胡左，北圻。七月廿二日。肝火挟痰，凝聚左乳头之下，结为血瘤，色红坚肿。迁延八月，不宜成溃，药力冀其迟破为妙。鲜首乌、真川贝、橘红、石决明、赤芍药、牡丹皮、黑山栀、云苓、嫩钩钩、夏枯草。二诊鲜首乌、牡丹皮、川贝、赤芍、嫩钩钩、石决明、黑山栀、橘核、云苓、小青皮、藕汁。三诊色红而肿，形如栗大。鲜首乌、制半夏、川石斛、甘草、牡丹皮、广橘红、云苓、藕汁、石决明。四诊光溃流水。制首乌、白归身、橘红、云苓、藕肉、川贝、丹皮、甘草、石决明。（《陈莘田外科方案》卷二·血瘤）

陈右，正义。十二月十七日。右耳根血瘤翻花，肉突如菌，频频出血，由肝郁化火挟痰而成。大生地、生白芍、牡丹皮、川贝、橘红、茯苓、石决明、钩钩藕汁、远志、枣仁。二诊生地黄、生白芍、稽豆衣、丹皮、川贝、橘红、石决明、嫩钩钩、云苓、甘草。（《陈莘田外科方案》卷二·血瘤）

三、筋瘤

【古今释义】

筋瘤出自《灵枢·刺节真邪》曰："筋瘤者，坚而色紫，垒垒青筋，盘曲甚者结若蚯蚓。"是指邪气结聚于筋而产生的瘤状物。《医宗金鉴》谓："坚硬紫色，累累青筋盘曲如蚯蚓状者，名曰筋瘤。"其形尖而色紫，青筋累累，盘曲聚结如蚯蚓状，多发于两小腿、腕关节等部位，属于静脉曲张一类的病症，或相当于西医的腱鞘囊肿、腱鞘结核等疾病。长期负重或站立工作者较多见，好发下肢小腿。

《外科正宗》分新病、久病："初起可见筋脉迂曲、增粗，如豆如栗，履渐大成团，或青筋盘曲状似蚯蚓，或呈条形突起，色紫微硬，偶有擦破，则有大量瘀血流出，患肢多感沉重。肝火盛者常有性急易怒，口苦，便结溺黄，舌质红、苔黄，脉弦实等症；阴虚者多有心烦急躁，虚火上升，舌红苔少，脉虚细数等症；血虚而感寒者则有畏寒肢冷，不渴，脉细，舌淡而紫等症。日久者多并发臁疮、湿毒。"

【病因病机】

本病多由肝火亢盛，血涸筋挛，经脉失养而致，或筋脉薄弱，复加久行久立、妊娠等致络脉受阻、屈曲扩张，或厥阴血虚，寒邪外袭，客于筋脉而成。

《外科正宗》曰："肝统筋，怒动肝火，血燥筋挛，曰筋瘤。"

明代胡文焕《灵枢心得》亦曰："有所结，中于筋，筋屈不得伸，邪气居其间而不反，发为筋瘤。若怒动肝火，血涸而筋挛者，其自筋肿起，按之如筋，久而或有赤缕，名曰筋瘤。"

《疡医大全》又曰："筋瘤坚而色紫，累累青筋盘曲，甚则结若蚯蚓。此乃肝统筋，怒动肝火，血燥筋挛而成也。"

【治则治法】

本病治当清肝解郁，养血舒筋为主。《外科正宗》曰："肝统筋，怒气动肝，则火盛血燥，致生筋瘿、筋瘤，宜清肝解郁，养血舒筋，清肝芦荟丸主之……"。

另外，外科治疗需谨慎，如《洞天奥旨》说："筋瘤无甚大害，本可置之不治。若至大时，妄用刀针，往往伤筋，反至死亡，故筋瘤忌割也，必要割去，亦宜于初生之日，以芫花煮细扣线系之，日久自落。因线系而筋不能长大，或可用利刀割断，辄用止血生肌之药敷之，可庆安全。倘初生根大，难用线系，万不可轻试利刀割断也，大凡瘤根细小，可以芫花煮细扣线系之，日久自落，或利刀去之。"

【方　药】

《医学入门》外集曰："瘿瘤或软或硬，无痛无痒，体实者，海藻散坚丸、海带丸；痰火盛者，舐掌散、神效开结散。此皆化痰行气破坚之剂，久虚者不可妄服。虚者：筋瘤，肾气丸，或八物汤加山栀、木瓜、龙胆草炒黑，肝火盛者，间以芦荟丸暂服。"

《验方新编》治筋瘿、筋瘤："当归、生地、炒芍、川芎各一两，芦荟、川连、海粉、牙皂、甘草、昆布、柴胡、青皮（炒）各五钱，研末，面糊小丸。"

【医　案】

苏州一小童，背上肿大如覆碗，俯不能仰，群谓驼疾也。或戏余曰：君能治奇疾，若愈此，则我辈服矣。其父母以余为果能治也，亦力求焉。余实不知其中何物，姑以腐药涂上，数日皮开肉烂，视其肉，如蚯蚓者盘结数条。细审之，乃背上之筋所聚也。余颇悔轻举，急以舒筋收口丸散，外敷内服，筋渐散，创渐平，肤完而身直矣。此筋瘤之一种也。哄传以余为能治驼疾，从此求治驼者云集，余俱谢不能，此乃幸而偶中，古人并无此治法。癸未入都，尚有人询及者，余谢无此事而已，存此以识异。（清·王士雄《洄溪医案》失魂）

四、石瘤

【古今释义】

石瘤是指较硬的瘤肿，出自《华佗神医秘传》，曰："石瘤亦生于皮肤之上，按之如石之坚不觉痛苦，治法同骨瘤。"按《医宗金鉴·外科心法要诀》云："坚硬紫色，累累青筋，盘曲若蚯蚓状者，名筋瘤，又名石瘤。"因此本病也可参照骨瘤、筋瘤治疗。

【病因病机】

本病多由肝火亢盛，血涸筋挛，经脉失养或肾火伤真阴，骨无荣养。

《灵枢心得》曰："有所结，中于筋，筋屈不得伸，邪气居其间而不反，发为筋瘤。若怒动肝火，血涸而筋挛者，其自筋肿起，按之如筋，久而或有赤缕，名曰筋瘤。"

《外科正宗》曰："肝统筋，怒动肝火，血燥筋挛，曰筋瘤。"

《医宗金鉴》亦曰："肾主骨，恣欲伤肾，肾火郁遏，骨无荣养，致生石瘤、骨瘤……"

《疡医大全》又曰："筋瘤坚而色紫，累累青筋盘曲，甚则结若蚯蚓。此乃肝统筋，怒动肝火，血燥筋挛而成也。"

【治则治法】

本病不宜外治，内治当以滋阴泻火、化痰软坚为主。

《古今医统大全》认为："肉瘿、石瘤攻治尤所不可，惟气瘿粉瘤之类，可以服药而痊，医此者慎毋轻忽也"。

《洞天奥旨》亦曰："至于骨瘤、石瘤……皆不可外治，或用陷肿散内治则可。"

【方　药】

《医宗金鉴》以海藻玉壶汤治疗石瘤。

《洞天奥旨》以陷肿散加减："治石瘤大如杯盂升斗者，二三十年不瘥，致有脓溃，令人骨消肉尽，或坚或软或溃，令人惊惕，寤寐不安，体中掣缩，陷肿散方：乌贼鱼骨（去甲）、硫黄（研，各一分），白石英（研）、紫石英（研）、钟乳（研，各半两），干姜（炮）、琥珀（研）、大黄（锉炒）、附子（炮裂去皮脐）、胡燕屎（各一两）、丹参（三分）。上十一味，捣研为散，贮以韦囊，勿令气泄，若疮湿即傅之，若疮干无汁者，以猪膏和敷，日三四易之，以干为度，若汁不尽者，至五剂十剂止，着药令人不疼痛，若不消，加芒硝二两。"

《类证治裁》载神效开结散："沉香（二钱）、木香（三钱）、陈皮（四钱）、真珠（煅，四十九粒）、猪靥子（四十九粒）。共研末，每用二钱，酒调下。一说猪靥不是外肾，生于猪项下如枣大微扁色红。"

又有一井散："雄黄、粉霜、硇砂（各三钱），轻粉、乳没（各一钱），土黄（三钱），麝香（少许），研末，津调，涂瘤顶上，以湿纸盖。"

五、气瘤

【古今释义】

气瘤出自《华佗神医秘传》，曰："气瘤无痛无痒，时大时小，随气为消长，气旺则小，气弱反大，气舒则宽，气郁则急。"是指皮肤上隆起的一种肿块，宛如气在瘤中，大小不一，质软，皮色不变，有轻微胀痛感，全身无寒热见证，喜怒时多增大或缩小。《医宗金鉴》亦说："软而不坚，皮色如常，随喜怒消长，无寒无热者名气瘤。"

本病相当于西医的多发性神经纤维瘤病的神经纤维瘤结节，以躯干部较为多发，也常于面部及四肢，瘤如球形，大小不一，小如豆粒，或大如拳，悬于皮外，软而不坚，以手压之则有凹陷，放手后又可恢复原状，皮肤色泽近似正常，或呈淡红色，或淡褐色，不疼痛，多无全身症状。

【病因病机】

本病多由劳伤肺气，卫气失固，腠理不密，复为寒邪外袭所致，或忧思不解，脾土受损，肺气郁结，卫气不行，气结腠理皮下而生。

《吴氏医方汇编》曰："若劳伤肺气，腠理不密，外邪所搏而为肿者，其自皮肤肿起，按之浮软，名曰气瘤。"

《类证治裁》称："气瘤者，自皮肤肿起，按之浮软，此劳伤肺气，腠疏而邪搏也。"

《疡医大全》又曰："气瘤，软而带坚，皮色如故，或消或长，无热无寒，此乃肺主气，劳伤元气，腠理不密，外寒传而为肿也。"

【治则治法】

本病治宜宣肺和营，疏肝理气、化痰散结；对于瘤体较大，或面部瘤体有损面容者可考虑手术治疗。

如《外科正宗》称"气瘤者……治当清肺气，调经脉，理劳伤，和荣卫，通气散坚丸是也。"

《外科大成》亦曰："气瘤属肺……治宜清肺和荣"；又曰："治当清肺气，调经脉，理劳伤，和荣卫为主，通气散坚丸主之。"

治疗当分虚实，不能盲目发散和攻邪。

如《疡医大全》曰："如脂瘤、气瘤体气充实者，如海藻散坚丸、东垣散肿溃坚汤多服，亦可消散。如虚弱者，又宜斟酌，不可纯用化痰行气破坚之药。"

《洞天奥旨》亦曰："瘤何名之曰气？盖有时小，有时大，乃随气之消长也，断宜内散，不宜外治。既随气消长，亦可随气治之。其症不痛不红，皮色与瘤处同也，其赘则软而不硬，气旺则小，气衰反大，气舒则宽，气郁则急。故治法必须补其正气，开其郁气，则气瘤自散矣。古人有用枳壳扣其外，以艾火在外灸之，似亦近理，然终非妙法也。不若纯用补气之味，而佐之开郁散滞之品，即不全消，亦必不添增其火也。"

另治疗应分未溃和已溃来处理。《普济方》称其为"气瘤疮"："其疮初生，并无疼痛，不异色，苗未破可服万灵针头丸内托，外用撮毒散扫之，如破，更用丸子药纤在疮口内，其疮自回。"

【方 药】

《华佗神方》治疗"气瘤无痛无痒，时大时小，随气为消长，气旺则小，气弱反大，气舒则宽，气郁则急"，治法必补其正气，开其郁气，则瘤自散。方用："沉香一两、木香二两、白芍四两、白术八两、人参二两、黄芪八两、枳壳一两、槟榔一两、茯苓四两、香附二两、附子五钱、天花粉四两。各为细末，蜜为丸，每口服三钱，一料全消。"

《圣济总录》治气瘤如下。

龙胆丸方："龙胆（去芦头，炙，一两）、昆布（洗去咸，炙）、海藻（洗去咸，炙，各二两）、马刀（研）、海蛤（研）、香草（各半两）、大黄（炒锉，一分）。上七味，捣罗为末，炼蜜丸如梧子大，用破除日，绵裹一丸，朝暮含咽之。"

白头翁丸方："白头翁、玄参、连翘（微炒）、海藻（洗去咸，炙）各一两，肉桂（去粗皮）、白蔹、木通（锉）各三分，昆布（洗去咸，炙）一分。上八味，捣罗为末，炼蜜丸如梧子大，每服十五丸，食后米饮下，日三，加至三十丸，酒服亦得。"

连翘丸方："连翘（微炒）二两、酸石榴皮（焙）、干姜（炮）各三分，枳壳（麸炒，去瓤）一两。上四味，捣罗为末，更入百草霜一两，麝香少许，各细研，醋面糊为丸，如小豆大，每日空心用胡椒米饮汤，下三十丸，至五十丸。"

猪靥散方："獖猪靥（二七枚，炙）、半夏（汤洗去滑，二十二枚）、人参（一两）。上三味，捣罗为散，每服温酒调一钱匕，临卧垂头吃。"

《普济方》治气瘤及瘿以连壳丸："连壳（微炒）二两，石榴皮（醋焙）、干姜（炮）各三分半，枳壳（麸炒，去瓤）一两。上为末，更入百草霜一两，麝香少许，各细研，打醋面糊为丸如小豆大，每日空心，用胡椒米饮汤下三十丸至五十丸。"

又二色丸方："天南星、半夏、甘遂、大戟各三钱，干姜、胡芃、肉桂、荜茇各二钱，代赭石一两，大黄生用三钱。上取前四味，以浆水一升，煮水尽为度，晒干，余六味同捣为末，每用一钱，巴豆三枚，烧得焰起，盏合，却候冷，与前药一处研，更用醋一盏，煎成膏，共药同丸如绿豆大，少分两处，丹砂为衣，一用腻为白衣，此两等颜色，白者或捏作饼子亦可，用治瘤子，每服一丸，生姜汤下。"

《奇效良方》治气瘿气瘤："白头翁半两，昆布（洗）十分，通草、海藻（洗）各七分，连翘、玄参各八分，桂心三分，白蔹六分。上为细末，炼蜜和丸，如梧桐子大，每服五丸，用酒送下，忌蒜面生葱猪鱼。"

明代龚信《古今医鉴》治脂瘤、气瘤之类，当用："海藻、昆布软坚之药治之，如东垣散肿溃坚汤亦可多服，庶得消散矣。"

《外科集验方》以白头翁丸治气瘿、气瘤："白头翁（半两）、昆布（十分，洗）、通草、海藻（洗，各七分）、连翘、玄参（各八分）、桂心（三分）、白蔹（六分）。上为细末，炼蜜和丸，如梧桐子大。每服五丸，用酒送下。忌蒜面生葱猪鱼。"

《冯氏锦囊秘录》用防葵治"血气瘤大如碗，摩醋涂上即消，中火者不可服之，令恍惚如见鬼状"。

《洞天奥旨》用沉香化气丸治气瘤："沉香一两、木香二两、白芍四两、白术八两、人参二两、黄芪八两、枳壳一两、槟榔一两、茯苓四两、香附二两、附子五钱、天花粉四两，各为细末，蜜为丸。每日服三钱，一料全消。"

《验方新编》治气瘿、气瘤："人参、桔梗、当归、川芎、花粉、条芩、法半夏、陈皮、胆星、茯苓、香附、海藻、枳壳、石菖蒲、甘草节等分，研末，薄荷汁糊为小丸，姜汤下二钱，日三服。"

清代郑玉坛《彤园医书》（外科）以通气散坚丸治气瘿、气瘤："人参、桔梗、当归、川芎、花粉、黄芩、法半夏、陈皮、胆星、茯苓、香附、海藻、枳壳、石菖蒲、甘草节（等分）研末，薄荷汁糊为小丸。姜汤每下二钱，日三服。"

【针 灸】

《圣济总录》以针灸治疗气瘤："臑会穴，在肩前廉去肩头三寸，手阳明之络，治项瘿气瘤，臂痛不能举，气肿痉痛，针入七分，留十呼，得气即泻，可灸七壮。"

【医 案】

长州庠王天爵，辛丑春，左腿近环跳患之，状如大桃，按之濡软，恪服除湿流气化痰之剂，恶寒发热，食少体倦，形气俱虚，脉洪大而虚，气瘤也，肺主之。盖胆属木，肺属金，然发于胆经部分，乃肺金侮肝木，元气亏损，而其脓已内溃矣。遂用十全大补汤数剂，出青白稀脓甚多，顿加寒热，烦渴头痛，殊类伤寒状。余谓：此因脓泄而血气益虚耳。仍用前汤，其势益甚，脉洪数大，按之如无，乃加附子一钱，其势愈甚，而脉复如前，此虚甚而药未能及也。更加附子二钱，三剂诸症顿退。乃朝用补中益气汤，夕用十全大补汤，各三十余剂，出腐骨五块，疮口将完。后因不慎起居，患处复溃，诸症更发，咽间如焚，口舌无皮，用十全大补加附子一钱服之，诸症痊。二日不服，内病悉至，患处复溃。二年后又患，服前药不应，诊其尺脉，微细如丝，此属命门火衰，用七味丸为主，佐以十全大补汤稍愈。至乙巳仍患虚寒之症而殁。（《外科枢要》卷三《论瘤赘》）

谢氏右腋气瘤碗大，经先期，至则浑身牵痛。结缡十载，从未孕育。

头晕带下，食后吐酸，脉沉弦。症由郁久伤肝，肝经气逆，致生风火，动血震络，腑气失降，呕眩浊逆，营卫失调，脉隧阻痹。治用两通厥阴、阳明法。黄连、山栀（俱姜汁炒）、香附（童便制）、枳壳、郁金、茯苓、当归、贝母、橘络、丝瓜络，数服症减；改用加味逍遥散去柴胡、白术，加贝母、郁金汁，合胶艾汤。数服而经渐调。（《类证治裁》卷之三《郁症论治》）

开庆间淦川嘉林曾都运恭人，年已五十，而病奶痈，后果不起。又癸亥年，仆处五羊赵经略夫人，年七十一岁，隔一二年，前左乳房上有一块，如鹅卵大，今忽然作楚，召予议药。仆云：据孙真人云，妇人年五十以上，乳房不宜见痈，见则不可以治矣，幸而未破，恐是气瘤。以五香连翘汤去大黄煎服，服后稍减则已。过六七年后，每遇再肿胀时，再合服，必消减矣。（《续名医类案》卷三十一）

会溪黄元亮，文士也，年五旬颈生气瘤。候其六脉冲旺，荣卫俱足，精神元气亦厚，止肝部沉滞，气结成瘤。告之曰：公无病人也，气瘤结于颈下，不过不美观耳，然无大害。书云：凡粉瘤、痰瘤、蛊瘤、石瘤、腿瘤、虱瘤、发疸瘤可治，凡气瘤、筋瘤、肉瘤、肩瘤、瘿瘤、血瘤、肋瘤、乳瘤、肘臂瘤不可治，治之破膜泄气不救。宜绝此念，勿信庸愚，以轻性命也。黄拜谢而去。（《续名医类案》卷三十四）

六、脂瘤

【古今释义】

脂瘤出自《三因极一病证方论》，又名"渣瘤"或"粉瘤"，常发于头面、项背、臀部等处，小的似豆，大的如鸡蛋，界限明显，形圆质软，肿物与表皮粘连，故肿物处皮肤变薄发亮，毛孔粗大，但与深部组织并不粘连，生长缓慢，软而不硬，皮色淡红，推之可移动，顶端常有稍带黑色的小口，可挤压出有臭味的豆腐渣状物质。清代邹岳著《外科真诠·瘿瘤篇》中也提到："先用线针于瘤头上针一分深，用手捻之，若是白浆，便是粉瘤。"以瘤体中可挤出有臭味的脂浆为特征。相当于现代医学的皮脂腺囊肿。此病多发于成年男性，预后良好。

【病因病机】

本病多因痰凝气结而生。

《三因极一病证方论》曰："多因湿痰凝滞于皮肤间所致。"

清代许克昌《外科证治全书》中说："乃腠理津沫，偶有所滞，聚而不散则渐成此瘤也。"

【治则治法】

本病大都以攻疗或针决治疗，并防止出血过多。

《世医得效方》曰："凡骨瘤、肉瘤、脓瘤、血瘤、石瘤皆不可决，惟脂瘤决去其脂粉则愈。"

明代倪朱谟《本草汇言》亦言："惟脂瘤破，而去其脂粉则愈。"

《医方集宜》提示："大抵瘿瘤之类，惟气瘤脂瘤可以攻疗，余则难治矣。"

【方　药】

《古今医鉴》和《外科集验方》等均说："脂瘤、气瘤之类，当用海藻、昆布软坚之药治之，如东垣散肿溃坚汤亦可多服，庶得消散矣。"

《医方集宜》治瘿瘤法称："一脂瘤肿硬皮色如常，不痒不痛渐渐长大，宜用散肿溃坚汤、南星膏。"

《疡医大全》则说："如脂瘤、气瘤体气充实者，如海藻散坚丸、东垣散肿溃坚汤多服，亦可消散；如虚弱者，又宜斟酌，不可纯用化痰行气破坚之药。"

《杂病源流犀烛》进一步说："惟脂瘤粉红色，全是痰结，宜用针决去脂粉。或有如茄垂下，根甚小者，用药点其蒂（五灰膏），俟茄落，即以生指膏贴之自愈。须防其出血，如血出，急以药止之（宜止血药、桃花散）。"

【医　案】

年未及笄，左臀外侧起一小核如黄豆大，不痛不痒，无足介意。日渐月积，大如胡桃，后大如酒杯，亦毫不觉其痛痒。惟其不痛不痒，累月穷年，甚至大如茶杯，肉色不变，抚之似软，坐之将平于椅。至嘉庆戊寅五月始渐自溃，计其年月，迄今二十载矣。初溃时流滋水，渐小其半，因炎热洗浴，两日后又渐大，少有疼痛，行步牵强，以手捺之，瘤内脂片随出，其形如梅花瓣，色白光滑。于是又以两手大指按瘤四围，中间脂片层层叠出，不觉痛痒，视其瘤头溃处胬肉高突，根窠坚固。予详审原由，始缘气血充和，瘤故日渐长大，二十年来气血渐衰，瘤亦自溃，幸喜脂瘤，尚可图治，然亦须气血并补。用探本穷源之法温补下焦为最当，不然脾胃衰惫，气血不复，滋水淋漓，究难完口，终成不救者夥矣。丹溪云：臀居僻位，气血罕到之处，最不易治。正谓此耳，故寒凉克伐之药所宜深戒者也，乃拟养营汤加附子，藉温补气血为紧要。至于瘤口之胬肉外，以自制之白云散点之，用膏药护之，五六日而胬肉腐落。（清·孙采邻《竹亭医案》女科·卷二·妇女经产杂症）

七、脓瘤

【古今释义】

脓瘤出自《三因极一病方证论·瘿瘤证治》："瘤则有六，骨瘤、脂瘤、肉瘤、脓瘤、血瘤……"是指瘤体宽大，溃后化脓，流出脓汁的病证。《外科心法要诀》云："日久化脓流出，又名脓瘤也。"《冯氏锦囊秘录》与《赤水玄珠》等则称"脓瘤即胶瘤也"。

【病因病机】

文献中没有明确描述脓瘤的病因病机，不过可以与痈脓流注等病相参，大都因虚而受热邪，聚于局部，或与情志有关。

《诸病源候论·流注候》云："人体虚受邪气，邪气随血而行，或淫突皮肤，去来击痛，游走无有常所。"

《彤园医书》（外科）亦说："软而不坚，皮色如常，随喜怒消长，无寒无热者名气瘤，日久化脓流出，又名脓瘤。"

《张氏医通·肺痈》曾说："肺痈者，由感受风寒，未经发越，停留胸中，蕴发为热。"指肺脏受邪热熏灼，肺气失于清肃，血热壅聚而成。

【治则治法】

本病的治法可以参照痈脓流注。

脓瘤不可随意采用破决治法，以防脓毒溃泛。

《三因极一病证方论》和《医方集宜》中都说："瘤亦有六种，脂瘤即粉肉瘤，血瘤，脓瘤，骨瘤即筋石瘤，名虽不一亦无痛痒，切不可决破，恐脓血崩溃，必致伤人。大抵瘿瘤之类，惟气瘤、脂瘤可以攻疗，余则难治矣。"

明代龚廷贤《万病回春》亦曰："瘤则有六种：骨瘤、脂瘤、肉瘤、脓瘤、血瘤、筋瘤，亦不可决破，决破则亦难医。"

本病治疗需分内外、有脓无脓。如《冯氏锦囊秘录》认为："脓瘤即胶瘤也，惟粉瘤与脓瘤可决，余皆不可决溃。"但这仅指局部脓成已熟，红肿已消，无泛溢之势。

【方 药】

《世医得效方》治小瘤方："先用甘草煎膏，笔蘸妆瘤旁四围，干后复妆，凡三次，然后以药：大戟、芫花、甘遂，上为末，米醋调，别笔妆敷其中，不得近着甘草处。次日缩小，又以甘草膏妆小晕三次，中间仍用大戟、芫花、甘遂如前法，自然焦缩。凡骨瘤、肉瘤、脓瘤、血瘤、石瘤皆不可决，惟脂瘤决去其脂粉则愈。"

《太平圣惠方》治"脓瘤大如杯盆，久不瘥，致有痛溃，令人骨消肉尽，或溃令人惊惕，寝寐不安，身体瘦缩，愈而复发方：乌贼鱼骨（半两烧灰）、硫黄（半两，细研）、白石英粉（半两）、钟乳粉（半两）、丹参（三分）、琥珀末（一两）、附子（一两，炮裂，去皮脐）、燕粪（一两）、干姜（一两，炮裂锉）、川大黄（一两）、川芒硝（一两）。上诸药，捣细罗为散，以囊盛，勿泄气，若疮湿，即干敷之，若疮干，以猪脂和敷之，日三四上，以效为度。"

《圣济总录》治积年瘿瘤，骨瘤、石瘤、肉瘤、脓瘤、血瘤，大如杯盂，或漏溃，骨消肉尽，或坚或软，惊惕不安，身体掣缩者。陷脉散方：

"乌贼鱼骨（去甲）、琥珀、石硫黄（各一分）、白石脂、紫石英、钟乳（各半两）、丹参（三分）、大黄、干姜、附子（各一两）。上十味，捣罗为散，贮以韦囊，勿令泄气，若疮湿，日三四敷，无汁以猪膏和敷之，以干为度，若汁不尽者，至五剂，着药不令人疼痛，若不消，加芒硝二两。"

《类证治裁》治疗外有脓瘤，宜海藻丸："海藻、川芎、当归、官桂、白芷、细辛、藿香、白蔹、昆布、枯矾（各一两）、海蛤、松萝茶（各七钱五分），蜜丸。"

八、粉瘤

【古今释义】

粉瘤的描述最早见于《医宗金鉴·外科心法要诀·瘿瘤》："软而不硬，皮色淡红者，名脂瘤。"《外科启玄》描述："凡粉瘤大而必软，久久渐大，似乎有脓非脓，乃是粉浆于内，若不治之，日久大甚，亦被其累。"

【病因病机】

本病多由痰气凝结而成。

《外科正宗》和《疡医大全》等均曰："粉瘤，红粉色，多生于耳项前后，亦有生于下体者，全是痰气凝结而成。"

《景岳全书》曰："是亦粉刺之属，但有浅深耳，深者在皮里则渐成大瘤也。瘤证惟粉瘤最多，其色粉红，多生耳项前后，亦有生于下体者，乃腠理津沫，偶有所滞，聚而不散则渐成此瘤也。"

《外科证治全书》称其"乃腠理津沫，偶有所滞，聚而不散则渐成此瘤也"。

【治则治法】

诸瘤之中唯粉瘤和脂瘤可采用破决治法，且内外兼调。

《古今医统大全》曰："其间肉瘿、石瘤攻治尤所不可，惟气瘿粉瘤之类，可以服药而痊，医此者慎毋轻忽也。"

也有医家言不必治，如清代柏鹤亭《神仙济世良方》说："即瘤之中又各不同，有粉瘤、有肉瘤、有筋瘤、有脓瘤。筋瘤不可治，亦不必治，终身十载不过大如桃。"《洞天奥旨》亦言："粉瘤则三年之后，彼自然而破，出粉如线香末，出尽自愈，亦不必治也。"

【方　药】

《华佗神方》认为："粉瘤初生时宜即治，否则日渐加大，受累不堪。先用艾条十数壮，再以醋磨雄黄涂纸上，剪如螺厣大，贴灸处，外更贴以膏药，一二日一换，必挤尽其中粉浆，敷以生肌散自愈。"

《外科正宗》记载："宜铍针破去脂粉，以三品一条枪插入，数次以净内膜自愈。"

《外科启玄》曰："凡粉瘤大而必软，久久渐大，似乎有脓非脓，乃是粉浆于内，若不治之，日久大甚，亦被其累，当用艾灸十数壮，即以醋磨雄黄涂在纸上，剪如螺蛳盖大，贴灸处，外用膏药，贴一二日一换，待挤出脓即愈。"

《仁斋直指方》治身项粉瘤："旧鞋底洗净煮烂成冻子常食之，瘤自破如豆腐，极臭。"

《简明医彀》蜡矾丸治疗粉瘤三五年者可消："白矾（三两，生，研），黄蜡（二两）溶化，和矾末为丸，但易冷难丸，一新瓦焙热，上铺湿布数层，放布上蒸软，众手丸；一以蜡煮汤中，乘软热捞起，和矾，丸；一再入银花末（一两）、蜜（一两）捣匀，丸桐子大。每服三十丸，酒、米汤任下。"

《本草汇言》治粉瘤枯法："用甘草煎膏，以笔蘸涂瘤四围，一日上三次，乃用芫花、大戟、甘遂各等分为末，醋调涂中心，勿近甘草，次日缩小，再以甘草膏涂外，再以芫花、大戟、甘遂末涂中，其瘤自然焦缩。"

《洞天奥旨》详细言明："惟瘤则可外治也，然亦有宜有不宜者。大约粉瘤宜用外治，盖粉瘤大而必软，久则加大，似乎有脓而非脓也，乃是粉浆藏于其内，挤出宛如线香焚后之滓，又受水湿之状。如已破矣，必挤净后用生肌药搽之，不再生，否则仍复长也。初生此瘤，必须治之，如不治，日必大甚，亦被其累。当用艾灸十数壮，即以醋磨雄黄涂纸上，剪如螺狮盖大，贴灸处，外用膏药贴，一二日一换，挤出其脓必愈，妙法也。"

又有粉瘤、黑砂瘤、发瘤等，则宜针刺。"

又以内托外消散治粉瘤："水银一两，儿茶二两，共研至无星为度，冰片一钱，轻粉三钱，麝香五分，又入硼砂五分，见水银始可用。以此药敷于瘤处，肉瘤、粉瘤俱化为水，约三日必消尽。然后再服汤药，用人参二钱、白术三钱、茯苓三钱、陈皮五分、生甘草五分、柴胡八分、白芍三钱，水煎服，十剂永断根矣。"

《医宗金鉴》曰："惟粉瘤可破，其色粉红，多生耳项前后，亦有生于下体者，全系痰凝气结而成，治宜铍针破去脂粉，以白降丹捻子插入，数次将内膜化净，用生肌玉红膏贴之自愈。"

《类证治裁》言："凡瘿瘤皆忌决破，令脓血崩溃，多致夭枉，宜敷桃花散，止血药，惟脂粉瘤红色，全是痰结，可决去脂粉。"

《外科证治全书》曰："瘤证惟粉瘤最多……治宜针破挤出脂粉，用生南星、大黄等分为末，以白玉簪花根捣汁调敷之。然每有愈而复发者乃内有胞囊，化净膏贴，生肌自愈。"

《外科备要》认为："治宜铍针破去脂粉，以白降丹和面糊捻子插入，数次将内膜化尽，用生肌玉红膏贴之自愈。"

《本草纲目》："人精治粉瘤，入竹筒内烧沥，频涂。"又治身面粉瘤："人精一合，青竹筒盛，于火上烧，以器承取汁，密封器中。数数涂之，取效止。"

《本草纲目拾遗》用稆豆叶治颈后粉瘤："马料豆叶、辟麝香草，同捣敷患处，其瘤渐软渐消，破则手挤去粉，疙瘩不破，听其自消。"

清代孙伟《良朋汇集经验神方》用八珍锭方（三合堂）治发背、痈疽、恶疮、粉瘤、鼠漏、无名疔毒等疮："疮头孔多，脓血不通，淤肉不腐，腐肉不脱，漏管不落，看疮大小，可用数个放入孔内，上用膏贴之。朱砂、雄黄、没药、乳香（各五钱）、真番硇（八分，煅令烟尽）、人言（一钱，煅过）、枯矾（三钱）、巴豆（三十枚，去油）。上为细末，粳米饭为丸，如荞麦大小，成锭，成作线条亦可。"

清代程鹏程《急救广生集》治粉瘤："紫荆花梗灰、豆梗灰、茄梗灰、炉灰（各等分），共和匀，用热酒调如泥，涂瘤四围，中留小顶不涂。数次，渐软即消，愈。"

【医 案】

一男子腮上生瘤半年，形若复桃，皮色不变，按之微红，此粉瘤也。针破之，捺出脂粉，插前药（注：三品一条枪）半月而愈。（《外科正宗》卷之二上部《疽毒门》）

一妇人并一女子，耳后、发际下一寸各生一瘤半年余，渐渐而大，此乃粉瘤。用针破之，先出脂粉，后出头发数根，长约二尺余，齐根剪断，出血微许；俱用插药，数日化出内膜而愈。从此观之，知有发瘤也。（《外科正宗》卷之二上部《疽毒门》）

张景岳三旬外，忽臀下肛门前骨际皮里生一小粒，初如绿豆许，不以为意，及半年大如黄豆矣，又一年如皂子，复如栗矣，乘马坐椅，皆有所碍，且渐至痛矣。料此非敷药可散，又非煎药可及。若渐长大如升如斗，悬挂腰股间，行动不便，将奈何？谋之识者，皆云不可割刺，恐为害。初亦不敢，然熟思此时乘小不取，则日久愈大愈难矣。遂决意去之，一日饮酒微醺，乘醉以柳叶针刺之，所出者皆如豆腐白皮之属，盖即粉瘤也。刺后顿消，予甚快然。又两日后，则肿如热痛，予以会通膏贴三日，脓溃而愈，予又快然。不两日又肿起，更热更大，予则大惧大悔，谓瘤赘诚不可刺也。然而无奈，复以会通膏贴之，又三日而大溃，则溃出·囊如鱼胞者，然后收口全愈。今愈后数十年，此间仍有一小窍，诚险证也。向非予之勇决，则此后不知作何状，使开之再迟则真有不可收拾矣。是以病不早治，则不知所终，此亦可为治病者之鉴。（《景岳全书》卷之四《十七贤集·外科钤（下）》）。

余乡一人项生瘤大如拳，已十余年，一日忽消去。问之，则曰近得一膏药贴之，故遂愈。急索其方，视之不过半夏、贝母、花粉、陈皮、芥子、当归、川芎、红花、降香、桂枝、山甲、羌活、防风、麻黄、大黄等药，大意消痰活血，通经络，并无奇特。然用之辄应手取效，后用之以贴流注，亦即消散。可见，药不在奇，对症即能取效。（《续名医类案》卷三

十四）

钱国宾治山西神池百长张侄女，年十七，自八岁左手背生瘤，日大，已如钟许，看系粉瘤可治。与一方，用巴豆、蓖麻子肉各四两，大杏仁一两，香油一斤二两，血丹八两，熬膏药贴之，一日一换。其皮渐厚，旬日皮红，半月皮破，出脓碗许，瘤消口平。（《续名医类案》卷三十四）

九、石痈

【古今释义】

石痈的描述首见于《灵枢·痈疽》："发于膝，名曰疵痈，其状大，色不变，寒热，如坚石，勿石，石之者死。"指痈疽之至牢有根而硬如石者。南北朝陈延《小品方》曰："有石痈者，始微坚，皮核相亲著，不赤，头不甚尖，微痛热，热渐自歇，便极坚如石，故谓石痈，难消，又不自熟，熟皆可百日中也。"更说明了石痈的牢固难祛。

《诸病源候论》卷三十二亦曰："石痈者，亦是寒气客于肌肉，折于血气，结聚所成。其肿结确实至牢有根，核皮相亲，不甚热微痛，热时自歇，此寒多热少，鞕如石，故谓之。久久热气乘之，始成脓。初生之时，其状如肿，有似覆手。搔之则皮脱，赤汁出，乍肿乍减，渐渐生根结实，且附骨间，不知首尾，即溃成瘘；若至五十日，不消不溃，变成石肿，名为石痈。久久不治，令寒热恶气入腹，绝闷刺心及咽项悉皆肿，经一年不治者死。"表明石痈质地坚硬，乃寒与血结。

【病因病机】

本病病因为外受风邪，传于少阳，结聚经脉所致。

《太平圣惠方》曰："夫风者，风邪在经脉，经脉结聚所成，或诸疮得风不即瘥，变作也。其得风者，是因疮遇冷，脓汁不尽乃成也。其风在经脉者，初生之时，其状如肿，有似覆手，搔之则皮脱赤汁出，乍肿乍减，渐渐生根，结实附着骨间，不知首尾，后溃成瘘。若至五十日不消不溃，变成石肿，名为石痈，久久不治，令人寒热，恶气入腹，绝闷，刺心及咽项皆肿，不治者死也。"

又有寒气客于肌肉，折于血气，结聚所成。

乳石痈有其自身特点，厥阴经过乳房，与少阳经相表里，所以以寒热往来，邪行表里之间为主要表现。如《黄帝内经灵枢集注》所说："膺乃足厥阴阳明之部分，故疽发于此，其名曰甘，其色青也，状如谷实者，如米谷如栝蒌之子实也，阳明从太阴之化，厥阴从少阳之化，阴阳互交，故往来寒热也。急治之以去其寒热。此疽至十年而后发乃死，死后出脓者，谓至将死之候，然后出脓而死。此即乳岩石痈之证也。"

【治则治法】

《普济方》曰："治宜温调营卫，散其寒邪，使气得阳而外发，则肿硬自消，而脓血出矣。"

《太平圣惠方》说："久久不治，令人寒热，恶气入腹，绝闷，刺心及咽项皆肿，不治者死也。"

【方　药】

《备急千金要方》治石痈坚硬不作脓者："蜀桑白皮，阴干为末，烊胶和酒调敷，以软为度。"

《太平圣惠方》《普济方》《魏氏家藏方》均记载以沉香散方治石痈，肿毒结硬疼痛，口干烦热，四肢拘急，不得卧。沉香散方："沉香（三分）、地骨皮（一两）、麦门冬（一两，去心）、当归（一两）、川大黄（一两，锉碎微炒）、川升麻（一两）、木香（三分）、玄参（一两）、枳壳（一两，麸炒微黄去瓤）、羚羊角屑（一两）、独活（一两）、甘草（一两，生锉）、赤芍药（一两）、防风（三两，去芦头）。上件药，捣筛为散，每服四钱，以水一中盏，煎至六分，去滓。不计时候温服。"

《太平圣惠方》记载犀角散方治石痈，热毒气盛，肿硬疼痛，口干烦闷。犀角散方："犀角屑（三分）、连翘（一两）、射干（一两）、栀子仁（一两）、川升麻（一两）、当归（一两）、川大黄（二两，锉碎微炒）、木香（三分）、枳壳（一两，麸炒微黄，去瓤）、赤芍药（一两）、甘草（一两，生锉）、玄参（一两）。上件药，捣筛为散，每服四钱，以水一中盏，煎至六分，去滓，不计时候温服。"

　　另治石痈，肿硬疼痛，心腹烦闷，不得宣畅。以大黄散方："川大黄（一两锉碎微炒）、当归（一分）、川芒硝（半两）、黑豆皮（半两）、枳壳（半两，麸炒微黄去瓤）、牛蒡子（一分，微炒）、甘草（半两，生锉）。上件药，捣筛分为三服，每服以水一大盏，煎至五分，去滓。不计时候温服，以利为度。"

　　治石痈结坚，若已坏，若未坏，或已成痈者。宜服占斯散方：占斯（一两）、厚朴（一两，去粗皮）、生干地黄（一两）、栝蒌（一两，干者）、败酱（一两）、防风（一两，去芦头）、桔梗（一两，去芦头）、人参（一两，去芦头）、细辛（一两）、桂心（半两）。上件药，捣细罗为散，每于食前，以温酒调下二钱。"

　　又方："鹿角（八两，烧灰）、白蔹（三两）、粗理黄石（一斤）、醋（一升）。上件药，捣罗为末，以醋和如膏涂之，干则又涂，五七度即消。"

　　治石痈，结硬发热紫赤色，毒气攻冲未定，日夜疼痛，宜用消肿化毒止痛，黄连散方："黄连（一两）、川大黄（一两，生用）、白蔹（一两）、马牙硝（一两）、黄柏（一两，锉）、青盐（半两）、麒麟竭（半两）、赤小豆（半合，炒熟）、杏仁（四十九枚，汤浸去皮尖，研）。上件药捣细罗为散，用蜜水调涂痈上，干即易之。"

　　治石痈，风毒初结，㿋核坚硬，宜涂雄黄散方："雄黄（半两，细锉）、川大黄（半两，生用）、磁石（半两，捣碎细研）、白矾（半两，烧令汁尽）、细辛（半两）。上件药捣细罗为散，用鸡子白和生蜜，调涂之，干易之。"

　　又方："白蔹（半两）、藜芦（一分，去芦头）。上件药，捣细罗为散，日三上，以醋和贴。"

　　治石痈发肿至坚而有根者，"用桑根白皮捣末，以酒和敷之。"

　　又方："用莨菪子捣为末，以醋调敷之，经宿根出。"

　　又方："用蛇皮贴之，经宿自消。"

　　又方："用梁上尘、葵茎灰等分，醋和涂之。"

　　治石痈坚如石，不作脓者，用"商陆根捣烂敷上，燥则易之"。

又方："芫花捣为末，水和如膏涂之。"

《证类本草》，治石痈坚如石，不作脓者："生章陆根捣擦之，燥即易，取软为度。"

《滇南本草》中用："羊蹄根，采根，晒干为末，敷马刀、石痈、疔毒、癣疮、疥癞、痈疽、瘰疬等症，用醋为使，破烂用油调搽，神验。"

《本草纲目》石痈坚硬不作脓者："莨菪子为末，醋和，敷疮头，根即拔出；或赤小豆五合，纳苦酒中五宿，炒研，以苦酒和涂即消。加栝蒌根等分；用蛇蜕皮贴之，经宿即愈。"

《本草汇言》治石痈坚硬如石，不作脓："用橡斗实一枚，以米醋于青石上磨汁涂之，干即易，不过十次即平。"

清代杨时泰《本草述钩元》治石痈，坚硬不作脓者："生商陆根捣擦之，燥即易，取软为度。"

《小品方》治痈结肿坚如石，或如大核，色不变，或作石痈不消者："鹿角（八两，烧作灰）、白蔹（二两）、粗理黄色磨石片（一斤），烧石极令赤，纳五升苦酒中，复烧，烧竟复更纳苦酒中，令减半止，捣石作末，并鹿角屑、白蔹屑，以余苦酒和如泥，厚涂痈上，才干更涂，取消也。"

【针　灸】

《普济方·针灸》治石痈："凡发肿至坚有根者，是也。"

《资生经》云："恶患是石痈，不针可药取，当上灸百壮，石子出如雨。"

十、石疽

【古今释义】

石疽出自《诸病源候论》卷三十三，曰："此由寒气客于经络，与血气相搏，血涩结而成疽也。其寒毒偏多，则气结聚而皮厚，状如痤疖，硬如石，故谓之石疽也。"指疽发于肌肤而坚硬如石者，多生于颈项、腰胯或腿股间之肿块，状如桃李，皮色如常，坚硬如石，逐渐增大，难消难溃，溃则难敛，疑似瘤肿。明代汪机《外科理例》又有"挛曲偏枯坚硬如石，谓之石疽"。

《医宗金鉴》曰："疽之坚硬如石，形如桃李或鸡卵，皮色如常，由小渐大，难消难溃，既溃难敛者，名为石疽。多因寒凝气滞所致。若向内溃烂，多成逆证，亦有化脓而转为阳证者，较易痊愈。"并根据发病部位不同，分为上、中、下三种。

上石疽："石疽生于颈项旁，坚硬如石，色照常，肝郁凝结于经络，溃后法依瘰疬疮。注此疽生于颈项两旁，形如桃李，皮色如常，坚硬如石，臀痛不热，由肝经郁结，以致气血凝滞经络而成此证，初小渐大，难消难溃，既溃难敛，疲顽之证也。初起气实者，宜服舒肝溃坚汤，气虚者宜服香贝养荣汤，外用葱白、蜂蜜捣泥敷贴，日久不消者，以阳燧锭每日灸之，以或消或软或将溃为度，既溃法同瘰疬。"

中石疽："石疽寒凝瘀血，聚生于腰胯最缠绵，坚硬如石皮不变，时觉木痛消溃难。此证由寒气瘀血凝结，生于腰胯之间，缠绵难以收功。其疽时觉木痛，难消难溃，坚硬如石，皮色不变。初宜内服没药丸，外用鲜商陆捣烂贴于患处治之。随用艾壮当顶灸之，以软为度，溃后按痈疽溃疡治法。"

下石疽："下石疽在膝上生，坚硬如石，牵筋疼，皮色如常，难溃敛，证由血滞外寒凝。此证生于膝间，无论膝盖及左右，俱可以生，坚硬如石，牵筋疼痛，肿如鸡卵，皮色不变，并无焮热，难消难溃，既溃难敛，最属疲顽。由身虚寒邪深袭，致令血瘀凝结而成肿溃，内外治法俱与中石疽参考。但此证肿溃俱凉，若凉化为热，见诸善证者始吉，仍见恶证者难痊。"

【病因病机】

本病属少阳阳明二经积邪，寒多热少，邪毒固结，元气不足。可参照石痈论治。

《诸病源候论》曰："石疽候，此由寒气客于经络，与血气相搏，血涩结而成疽也。其寒毒偏多，则气结聚而皮厚，状如痤疖，靭如石，故谓之石疽也。"

《普济方》石疽附论曰："夫石疽与石痈之证同此，比石痈为深。以寒客经络，气血结聚而不得散，隐于皮肤之内，重按如石，故谓之石疽。痈疽皆气所作，今寒气为梗，故凝结不化，其毒内着，结硬如石。治宜温其经络，使气得通，其毒外泄，故能腐熟而散，化脓血而出也。"

《疮疡经验全书》云："石疽虽与石痈同，惟石疽深寒，客于经络，血气结聚不散，隐于皮内，肿按之如石。此毒连颈项之间，内先溃烂，方出皮肤，恐髓出颈项者即死。"

《证治准绳》："或问，一人患疽于腰胯之间，肉色不变，坚硬如石，经月不溃者何如？曰：此名石疽，属少阳阳明二经积热所致，邪毒固结，元气不足，故不能起发活命。"

【治则治法】

体实者治宜和营行瘀，散寒止痛；溃后及体虚者宜托里透发。

首先，当辨病证虚实。《证治准绳》曰："热饮加独活、羌活、柴胡、黄芪及紫金丹汗之，壮实者八阵散一粒，金丹下之。老弱者，十全大补汤，人参养荣汤托之。若黑陷不起，麻木不痛，呕哕不食，精神昏乱，脉散或代者死，神清脉和，服台阁紫微丸"。

另治疗当辨未溃与已溃，方法也不同。《外科证治全书》曰："石疽初起如恶核，坚硬不痛，渐大如拳，急以阳和汤、犀黄丸每日轮服，紫元丹闲服可消。如迟至大如升斗者，亦石硬不痛，又日久患现筋纹，偶作抽痛，虽按之如石，而其内已作脓矣，现红筋者，其内已通血海不治，现斑黑者，乃自溃之证，溃则流血三日内死，现小块高低如石岩者，主三百日后必发大痛，不溃而死，惟现青筋者，其内已成黄浆，尚可治。令日服阳和汤，外用活商陆根捣烂，加食盐少许敷之，数日作痒，半月皱皮，日敷日软而有脓袋挂下，以银针穿之，用千金内托散加熟地、生芪各一两，同阳和汤煎服大剂，补托十剂后，以阳和解凝膏随其根盘贴满，独留患孔，再加绷缚法，使其皮膜相连，易于脓尽生肌，接用十全大补加味保元等汤浸芪，忌灸，服至收功。"

【方　药】

《诸病源候论》曰："体实者治宜和营行瘀，散寒止痛。服没药丸或阳和汤加减，外敷捣烂之商陆或外贴阳和解凝膏，并配合针灸；溃后及体虚者宜托里透发，服千金内托散与阳和汤化裁，或十全大补汤以温补气血。"

《证治准绳》治石疽肿毒结硬，口干烦热，四肢拘急不得卧。沉香汤："沉香、防风（去叉）、木香各七钱半，麦门冬（去心）、当归（切、焙）、枳壳（麸炒）、独活（去芦）、羚羊角屑、升麻、地骨皮、赤芍、甘草（生、剉）各一两，大黄（剉、炒）二两。右剉碎，每服四钱，水一盏半，煎至七分，去滓，不拘时温服。"

占斯散："治石疽结坚若坏，或已成疽者。木占斯、厚朴（去皮、姜汁炒）、生干地黄（焙）、栝蒌（干者、去皮）、败酱草、防风（去叉）、桔梗（炒）、人参、细辛（去苗叶）各一两，肉桂（去皮）半两，右为散，每服二钱，食前温酒送下，捣敷子敷之，亦治金疮。"

地黄煎："治石疽坚硬不消。用生地黄净洗三斤，剉碎细研，以布绞去汁，入铜器内盛，安汤上煮，柳篦搅匀如糖，以瓷合盛。每日空心，取一丸如弹子大，温酒调下，日午晚间服瘥。"

《外科证治全书》治石痈热毒气盛，肿硬疼痛，口干烦闷。犀角汤："木香各七钱半，连翘、栀子仁、射干、当归（切、焙）、升麻、党参、赤芍、枳壳（麸炒）、甘草（生）各一两，大黄（炒）二两。右剉碎，每服三钱，水一盏煎至六分，去滓，不拘时温服。"

黄连散："治石痈结硬发热，紫赤色，毒气攻冲未定，日夜疼痛，宜用此消肿化毒止痛。黄连、川大黄（生）、白蔹、马牙硝、黄柏各一两，血竭、青盐各半两，赤小豆半合，炒熟杏仁四十九粒（汤浸，去皮尖，研），右为末，蜜水调涂，干即易之"。

大黄散：治石痈肿硬疼痛，心腹烦闷，不得宣畅。"川大黄一两（炒），川芒硝、黑豆皮、枳壳（去瓤、麸炒）各半两，牛蒡子（微炒）、当归、川芎各二钱半，甘草（生剉半两，又剉碎），分作三服，每服水一盏，煎至五分去滓，不拘时温服以利为度，治石痈坚如石未作脓者。又用生商陆根，不拘多少，熟捣敷之，干即易取软为度。"

《外科证治全生集》治石疽漫肿无头，平塌白陷，一切阴凝等证。阳和汤："熟地黄一两，麻黄五分，鹿角胶三钱，白芥子二钱（炒研），肉桂一钱，生甘草一钱，炮姜炭五分，不用引。此麻黄得熟地不发表，熟地得麻黄不凝滞，神用在此。"

另记载："商陆，有毒，忌铁器。捣敷石疽，消溺哽，通二便，疏泄水肿，有排山倒岳之力，腰腹背忌敷贴。"

【医　案】

王姓媳颈内瘰疬数个，两腋恶核三个，又大腿患一毒，不作疼痒，百余日后，日渐发大，其形如斗，按之如石，皮现青筋，常作抽痛，经治，数人皆称曰瘤。余曰：瘤软疽硬，此石疽也。初起时可消，日久发大，上现筋纹，虽按之如石，然其根下已成脓矣。如偶作一抽之痛，乃是有脓之证也。上现青筋者，其内已作黄浆可治。如上现小块高低如石岩者，不治，三百日后主发大痛，不溃而死。如现红筋者，其内已通血海，不治。倘生斑点，即自溃之证，溃即放血，三日内毙。今所患现青筋，能医至软为半功，溃后脓变浓厚，可冀收功也。外以活商陆捣涂，内服阳和汤，十日则止一抽之痛，十三剂里外作痒，十六剂顶软，十八剂通患软，其颈项之病块，两腋之恶核尽行消散，一无形踪，止剩石疽高起，内脓袋下，令服参一钱，因在筋络之处，先以银针刺穿，后以刀阔其口，以纸钉塞入孔内，次日两次流水斗许，大剂滋补托里，删去人参，倍增生芪，连进十剂，相安已极。适有伊戚亦行外科道者，令其芪草换灸，服不三日，四围发肿，内作疼痛，复延余治。余令其照前方服，又服二十余剂外，以阳和膏随其根盘贴满，独留患孔，加以布捆绑，人问因何用膏贴，又加捆绑？答曰：凡属阴疽，外皮活，内膜生，故开刀伤膜，膜烂则死，所出之脓，在皮里膜外，仅似空弄，又不能以生肌药放入，故内服温补滋阴活血之剂，外贴活血温暖膏药，加之以捆，使其皮膜相连，易于脓尽，且又易于连接生肌，果绑后数日内，脓甚厚，加参服两月收功。（《外科证治全生集》）

冯楚瞻治赵翁，年七十二，右颊肿硬连及颐项耳后，一片坚实，不痒不痛已两月余，诸治不效，渐至口内出脓，牙噤不开，饮食少进，精神日衰，脉则洪大而空。知血气大亏，阴寒所聚，所谓石疽是也。不得阳和，何以外解？若内溃日久，穿喉破颊，不可疗矣。乃用猪脂捣烂，入肉桂细末、葱头、食盐杵匀，厚敷患处。敷药以脂膏治血肉，同气相应也，葱能透窍，盐能软坚，桂能行血，油能浸润皮肤。内则空心生脉饮送八味丸，食远志、参、芪、归、芍、苓、术、薄、桂、银花、角刺之类，使阳回则阴寒自解，血气冲和，自能逐毒。三五日后，冰硬者热软，漫肿者高耸，木者疼痛，紫者红活，饮食日进，血气渐长，毒既外出，久凝久瘀之血肉，消者消，脓者脓，不再旬而愈。（《续名医类案》卷四十九）

十一、缓疽

【古今释义】

缓疽出自《太平圣惠方》，曰："肿结痛深，圆圆无头尾，大者如拳，小者如桃李之状，与皮肉相亲着，热气少，其肿与肉相似，不甚赤，积日不溃，久乃变紫黯色，皮肉俱烂如牛领，疮渐至通体，青黯下作头，而穿溃脓出是也。以其结肿积久，而肉腐坏迟，故名缓疽，亦名肉色疽也。缓疽急者，一年杀人，缓者，数年乃死者也。"其中描述了缓疽根深而形圆，大小不一，皮色紫暗，日久溃烂，预后较差的特点。腹壁痛疽发展迟缓者，亦名肉色疽。

【病因病机】

本病多因寒气或积热客于经络，致营卫滞涩，气血壅凝而成。

认为寒邪侵袭者，如《太平圣惠方》曰："夫缓疽者，由寒气客于经络，致营卫凝涩，气血壅结所成。"《圣济总录》亦曰："缓疽者，以寒气客于经络，营卫凝涩，其寒气盛，则肿痛深伏，其状无头尾，大如拳，小如桃李，与皮肉相附著。"《彤园医书》："亦生膝之左右，上下肿硬如馒，其色紫暗，木痛日增，形似石疽，惟多焮热，肿久则腐烂肌肉，由外寒深袭，血瘀结滞而成。"

认为积热所致者，如《证治准绳》有曰："挛曲偏枯坚硬如石，谓之石疽，若热缓积不溃，肉色赤紫，皮肉俱烂，名缓疽。其始末皆宜服前汤，欲其驱散寒邪，以补虚托里也。"《外科心法要诀》亦曰："缓疽脾经气积凝，少腹旁生坚又疼，数月不溃生寒热，食少削瘦效难成。"又曰：
"缓疽血滞外寒凝，肿硬如馒膝上生，紫黯溃迟多焮热，肿久渐腐烂皮
疼。"《外科启玄》曰："盖缓疽其热缓慢，数月半载不溃，延挨日久，色
变紫黑，肉俱烂，故名曰缓疽。"

【治则治法】

本病治宜健脾化滞，补养气血、温通经络。

《疡科心得集》曰："缓疽，生于少腹之旁，乃脾经气滞寒积而成。坚
硬，不红不热，痛引腰腿，有数月不溃者。若寒热间作，饮食减少，渐致
羸瘦，此属败证。治宜补养气血、温通经络，理中汤合四物汤主之。"

当内外兼治，内则固胃护心，外消散溃毒。《外科备要》曰："生于少
腹之旁，坚硬如石，不红不热，痛引腰腿，数月不溃。若兼食少削瘦，则
难治矣。初起服山甲内消散，不应，不可强消，徒损胃气，当用十全大补
汤如乌药、附子、胡芦巴温补之，外用木香饼熨之，兼用独头蒜捣烂铺于
患上，艾壮灸之，以知热为止，次日再灸，以或消或溃为效。将溃，服护
膜散，毒陷，服护心散。"

分溃与未溃治疗，《诸病源候论》曰："初可服山甲内消散，若不应不
可强消，免损胃气。若溃后，即按痈疽溃疡治疗。"

脓毒溃乱扰心者为难治之症，《冯氏锦囊秘录》曰："肉色赤紫，皮肉
溃烂，名为缓疽，惟宜温补脚气，或见食呕吐，憎闻食气，腹痛作泻，或
二便阻塞，或精神昏愦。或妄语错乱，或壮热头痛，有类伤寒，名脚气，
攻心多死。黑瘦者，易治；肥白肉厚者，难愈。"

【方　剂】

《小品方》治缓疽初作："五香连翘汤，镵去血，以小豆薄涂之，其间
数镵针去血，以小豆薄涂之，其间数以针去血，又薄之，取消良也。不
消，色未变青黯者，以炼石薄之。若失时不得消，已烂者，犹服五香连翘
汤及漏芦汤下之，随热多少投方也。外以升麻汤揭洗之，敷升麻膏。若生
臭恶肉者，可以单行一物白茹散敷之。青黑肉去尽便敷也。好肉熟生，但
敷生麻膏良。肉不生，敷单行一物黄芪散也。若敷白茹散积日，青黑恶肉

不尽者，可以漆头赤皮蔄茹取半钱匕，和杂三大钱匕白茹散中合冶之，稍以敷之，恶肉去尽，还以淳用白茹散也。视好肉欲生，可敷黄芪散也。黄芪散方、白蔄茹散方、漆头蔄茹散方，并一味单行，随多少捣筛为散。治缓疽，初作即以小豆薄涂之，亦消也。"

又治缓疽，脓血结聚，皮肉坚厚，日久不溃，疼痛。黄芪散方："黄芪（三分，锉）、沉香（三分）、薰陆香（三分）、鸡舌香（半两）、羚羊角屑（一两）、漏芦（半两）、黄芩（半两）、栀子仁（半两）、甘草（半两，生锉）、栝蒌根（半两）、汉防己（三分）、防风（半两，去芦头）、连翘（三分），上件药。捣筛为散，每服四钱，以水一中盏，煎至六分，去滓，不计时候温服。"

又治缓疽，风热毒气，结聚肿痛，寒热不止，犀角散方："犀角屑（一两）、漏芦（一两）、川大黄（一两半，锉碎微炒）、川升麻（半两）、栀子仁（一两）、甘草（三分，生，锉）、木通（一两）、麦门冬（一两，去心）、枳壳（一两，麸炒微黄去瓤）、知母（一两）、玄参（一两），上件药。捣粗罗为散，每服四钱，以水一中盏，煎至六分，去滓，入地黄汁半合，更煎三两沸，不计时候温服。"

又治缓疽，风毒留积于筋骨，久始出脓水，疼痛不止，或脓出不快，疮不生肌。木香散方："木香（一两半）、鸡舌香（一两）、沉香（一两）、薰陆香（一两）、麝香（一分，细研）、射干（一两）、连翘（一两）、川升麻（一两）、黄芪（二两，锉）、木通（一两，锉）、独活（一两）、桑寄生（一两）、甘草（一两，生，锉）、川大黄（一两半，锉碎微炒）、川芒硝（一两半），上件药。捣粗罗为散，每服三钱，以水一中盏，煎至六分，去滓，不计时候温服。"

又治缓疽，风热侵肿不住，肉欲成脓，四肢烦热。生干地黄散方："生干地黄（二两）、川大黄（一两，锉碎，微炒）、人参（一两，去芦头）、黄芩（一两）、当归（半两）、远志（一两，去心）、麦门冬（一两半，去心）、川升麻（半两）、赤芍药（一两半）、黄芪（一两，锉）、赤茯苓（一两）、羚羊角屑（一两）。上件药，捣粗罗为散，每服四钱，以水一

155

中盏，入生姜半分，煎至六分，去滓，不计时候温服。"

又治缓疽，日久穿溃，出脓水不尽。排脓散方："贝齿（一两）、黄芪（三分，锉）、当归（三分，锉，微炒）、赤芍药（三分）、生干地黄（三分）、黄连（三分，去须）、川升麻（三分）、桂心（三分）、白蔹（三分）、犀角屑（三分）、甘草（半两，生，锉）、麝香（一分细研）。上件药，捣细罗为散，不计时候，以温酒调下二钱。"

又治缓疽，初结，微肿痛。涂贴莽草散方："莽草（一两）、皂荚（两挺，去黑皮及子）、鹿角屑（一两）、白及（一两）、白蔹（一两）、半夏（一两）、天南星（一两）、附子（一两，生用，去皮脐）、蛇蜕皮（一条），上件药，捣细罗为散，用醋面糊调为膏，涂贴于肿处，干即再上，以肿散为度。"

又治风毒气留滞，营卫不通，欲结为缓疽，熁之，令内消。宜贴木香散方："木香（一两半）、桂心（一两）、白蔹（一两半，生用）、赤小豆（一合）、莽草（一两半）、附子（一两，去皮、脐）、半夏（一两半）、羊桃根（二两，锉），上件药。捣细罗为散，以酽浆水，旋调稀稠得所，涂故软布及生薄绢上，贴之，干即易之，以肿消为度。"

又治缓疽肿痛，肉坚厚如牛领皮，下针烙干，即用干姜纴之，缘疽气沉涩，干姜味辛，辛能散气消痛，又善引脓化恶肉，可以绵裹姜末，深纴疮中，日三两遍换，以肿退为度，蚀去疮中恶肉。"

又治缓疽肿脓。茹散方："茹（三分）、藜芦（半两，去芦头）、真珠末（半两）、硫黄（半两，细锉研）、雄黄（半两，细研）、白矾（半两，烧令汁尽）、干姜（半两，生用）、麝香（一分，细研）。上件药，捣细罗为散，都研令匀，疮上如恶肉较深，可以绵裹纳疮中，候恶肉出尽，即贴生肌膏。取瘥为度。"

又治缓疽脓肿恶肉。黄柏膏方："黄柏（一两半，锉）、桐叶（一两半，切）、龙骨（一两）、黄连（一两半，去须）、败龟（三两，烧灰细研）、白矾（半两，烧令汁尽，细研）、天灵盖（三两，烧灰细研）、乱发（拳许大，烧灰细研）、麝香（一分，细研）。上件药，以猪脂二斤，煎前四味十余沸，布滤去滓，拭铛令净，却入铛中，再煎入后五味，搅令匀，收于不津器中，每用，故帛上匀摊贴之。"

又治缓疽恶疮，蚀恶肉。飞黄散方："丹砂、磁石、曾青、白石英、云母、雄黄、雌黄、钟乳、石膏、矾石（以上各一两）。上件药，并各捣罗为末，先用一瓦盆，可阔一尺以下者，以丹砂著在盆内南方，磁石在北，曾青在东，白石英在西，其中央先下云母，次下雌黄、雄黄，次下钟乳、石膏、矾石，覆上后，别以一盆盖之，用羊毛和泥固济，候干，安灶上，以陈苇火烧之一日，待冷开取，飞在盆上者，将用敷疮。"

《证类本草》治缓疽："以一两杵散，不计时候，温水调下二钱匕。"

《太平圣惠方》治缓疽，令内消方："上以小豆捣罗为末。用鸡子清调涂之。干即再涂，以瘥为度。"

又方："漆头、芦茹（各一两）。上捣细罗为散。不计时候。以温水调下二钱。"

《医方集宜》治缓疽生于骨髓内，日久不散，赤肿成脓。内托黄芪酒煎汤："黄芪、归尾、柴胡、升麻、连翘、肉桂、牛蒡子、黄柏、甘草，水二钟，酒半钟，煎八分，空心服。"

十二、阴疽

【古今释义】

阴疽出自《外科证治全书》，云："阴疽之形，皆阔大平塌，根盘坚鞭，皮色不异，或痛或不痛，乃外科最险之证。"表现为漫肿无头、肤色不变、不热少疼者，属阴证。

阴疽还是以虚寒证为主的外科阴性疮疡疾病的总称，病证包含范围甚广。如《外科证治全生》阴疽论名："阴毒之证，皆皮色不异，然有肿与不肿者，有痛与不痛者，有坚硬难移，有柔软如棉者，不可不为之辨，夫肿而不坚，而痛难忍者，流注也。肿而坚硬微痛者，贴骨、鹤膝、横痃、骨槽等也。不肿而痛，骨骱麻木，手足不仁者，风湿也。坚硬如核，初起不痛者，乳岩瘰疬也。不痛而坚，形大如拳者，恶核、失荣也。不痛不坚，软而渐大者，瘿瘤也。不痛而坚，形如金石，大如升斗者，石疽也。此等症候，尽属阴虚，无论平塌大小，毒发五脏，皆曰阴疽。如其疼痛者易消。重按不痛而坚者，毒根深固，消之不易，治之尤不容缓也。"

【病因病机】

阴疽的病因主要是在阳虚、气血不足的基础上，再因内伤七情，或外感六淫，或饮食不节所致；其病机则是寒痰凝结，气血瘀滞化为阴毒，外攻注于肌肉，内陷于筋骨脏腑所致。如：

《外科证治全书·痈疽证治统论》云："六淫外伤，七情内贼，饮食不节，起居不慎，以致脏腑乖变，经络滞隔，气血凝结，随其阴阳之所属，而攻发于肌肤筋脉之间，此痈疽之所以发也。"又云："痈者，奎也，邪热奎聚，气血不宣；其为证也为阳，属六腑……疽者，沮也，气血虚寒，阴邪沮逆，其为证也为阴，属五脏。"

《外科证治全生集·痈疽总论》不仅明确提出阳痈、阴疽的概念，而且对其病因病机的分析也较前人更加准确，指出："自陷者谓疽，疽发五脏"；"未出脓前，膜理之间，痈有火毒之滞，疽有寒痰之凝"；"即出脓后，痈有热毒未尽，疽有寒凝未解"；"诸疽自陷者，乃气血虚寒凝滞所致"。

【治则治法】

本病治疗以消为贵，兼用补托，禁用寒凉。

《冯氏锦囊》内附阴疽论："与余家遗秘相符，独无消疽之方，惟以温补兼托为法。且疽初起，即如平塌，安可用托？托则成患，余家之法，以消为贵，以托为畏，即流注、瘰疬、恶核，倘有溃者，仍不敢托。托则溃者虽敛，增出者又如何耶？故以消为贵也。"指出治法以消为主，无论溃与未溃均慎用托法。

《医学入门·痈疽总论》则将阴疽分初起和已溃云："其初起毒陷阴分，非阳和通腠，何能解其寒凝？已溃而阴血干枯，非滋阴温畅，何能厚其脓浆？盖气以成形，血以华色，故诸疽平塌，不能逐毒者，阳和一转，则阴分凝结之毒，自能化解。血虚不能化毒者，尤宜温补排脓，故当溃脓毒气未尽之时，通其腠理之功，仍不可缓。"指出阴疽初起，毒结阴分，治当通阳散寒，已溃则伤及阴血，治也当滋阴温阳平补，则阴分凝结之毒自解。

又曰："世人但知一概清火而解毒，殊不知毒即是寒，解寒而毒自化，清火而毒愈凝。然毒之化必由脓，脓之来必由气血，气血之化必由温也，岂可凉乎？况清凉之剂，仅可施于红肿痛疖，若遇阴寒险穴之疽，温补尚虞不及，安可妄行清解，反伤胃气？甚至阳和不振，难溃难消，毒攻内脏，可不畏欤？盖脾胃有关生死，故首贵止痛，次宜健脾。痛止则恶气自化，脾健则肌肉自生。阳和转盛，红润肌生，惟仗调和补养气血之剂。若夫犀角、连翘、羚羊等性寒之药，始终咸当禁服。"表明毒有火毒和寒毒之分，阴疽属后者，寒愈甚毒愈盛，清火清凉之剂当禁用，而用温通气血，健脾和阳之剂。

在《阴疽治法》中又曰："初起之形，阔大平塌，根盘散漫，不肿不痛，色不明亮，此疽中最险之症。倘误服寒凉，其色变如隔宿猪肝，毒攻内腑，神昏即死。夫色之不明而散漫者，乃气血两虚也；患之不痛而平塌者，毒痰凝结也。治之之法，非麻黄不能开其膜理，非肉桂、炮姜不能解其寒凝，此三味虽酷暑，不可缺一也。腠理一开，寒凝一解，气血乃行，毒亦随之消矣。"《外科证治全书·痈疽治法通论》则认为："阴疽在未出脓前，宜解其阴寒之凝；已出脓后，有寒凝未解宜温，可用辛热之剂以助阳气。"指出初起寒凝血脉，宜开膜理，解寒凝；已出脓后当用辛热之剂以助阳气。

【方 药】

《景岳全书》用回阳玉龙膏："治阴疽发背，寒邪流注，风湿冷痹，诸脚气冷痛，无红赤者。及人元气虚寒，肿不消散，或不溃敛，及痈肿硬坚，肉色不变，久而不溃，溃而不敛等。一切阴寒冷证第一药也。草乌、肉桂各五钱，姜黄（炒）、南星（煅）、白芷、赤芍药（炒）各一两。上为末，葱汤或热酒调涂。"

《外科证治全书》曰："初起非麻黄不能开其腠理，非肉桂、炮姜不能解其寒凝。腠理一开，寒凝一解，气血流行，则患随消矣。"

又："初起兼头痛、发热、恶寒、肢体拘急等表证者，先以保安万灵丹汗之，或人参败毒散去独活，加桂枝一钱开之，待表证退，按前法治之。"

又："溃后忽见表证，则以托邪饮加桂枝一钱煎服。少顷啜热粥一瓯，暖卧微汗取效，不可令大汗。如未效，再进。待表势解，须接补元气，用补中益气汤加茯苓、半夏、熟地最妙。初起或溃后欲呕，而别无表证者，胃气虚也，六君子汤加炮干姜主之。"

又："溃后但恶寒而不发热者，阳气虚也，十全大补汤加姜、附主之。"

又："溃后见晡热、内热证者，阴血虚也，四物汤去川芎，倍熟地。熟地一两，肉桂一钱（去皮，研粉），麻黄五分，鹿角胶三钱，白芥子二钱，姜炭五分，生甘草一钱。煎服。如治乳癖、乳岩，加土贝五钱。"

又：犀黄丸："治乳岩、横痃、瘰病、痰核、流注、肺痈、小肠痈。犀黄三分，康香一钱半，乳香、没药各一两。各研极细末。黄米饭一两捣烂为丸。忌火烘，晒干，陈酒送下三钱，患生上部临卧服，下部空心服。"

又：醒消丸："治痈肿圣药，立能消肿止痛，并治鱼肚痈，及翻花起肛。乳香、没药各一两，麝香一钱半，雄精五钱，各研极细，黄米饭一两捣烂为丸，如莱服子大，忌火烘，晒干，每服陈酒送下三钱，醉，盖取汗，立愈。"

又：小金丹："治一应流注、痰核、瘰痈、乳岩、横痃、贴骨疽等症。白胶香、草乌、五灵脂、地龙、木鳖各一两五钱（俱为细末），乳香、没药、归身各七钱半，麝香三钱，墨炭一钱二分。亦各研细末，用糯米粉一两二钱，同上药末糊厚，千槌打融为丸，如芡实大。每料约二百五十丸，临用陈酒送下一丸，醉，盖取汗。"

如流注将溃及溃久者，"以十丸均作五日服完，以杜流走不定，可绝增入者。如小儿不能服煎剂，以一丸研碎，酒调服之，但丸内有五灵脂，与人参相反，断不可与参剂同服也。阳和丸：治一切阴疽初起。肉桂一钱，麻黄五分，姜炭五分。各研细末，黄米饭捣烂为丸服之。如红痈肿痛者忌服。"

又二陈汤："治流注初起。橘红五钱，半夏二钱，白芥子二钱（炒研），茯苓一钱，生甘草三分。加阳和丸同服。"

又加味四物汤："治毒根，与保元汤同服。川芎、白芍、归身、熟地，加人参、肉桂、炒白芷、五味子、云苓、生甘草，分量酌减，煎服。加味保元汤（同上）：解凝敛口，并治毒根。与四物汤同服，人参、炙草、炙芪，加肉桂、藤草（宜生用，忌炙）。"

又紫元丹："治一切阴疽、阴发背、失荣、乳岩、恶核、石疽、贴骨、流注、龟背、痰核等证。凡初起皮色不异，或微痛，或不痛坚硬漫肿，俱可用此消之。当归、独活、红花、羌活、秦艽、穿山甲（焙）、川断、僵蚕（生）、牛膝、延胡索、川郁金、香附、苍术、杜仲、川乌（姜汁制）、草乌（姜汁制）、麻黄（去根节，炒）、制乳香、制没药、全蝎各一两，骨碎补四两（去毛，炒）、蜈蚣十条（炙）、蟾酥五钱（酒化拌药），共为细末，番木鳖一斤半，麻黄、绿豆煎水浸透，去皮心，入麻油内煎老黄色取起，拌土炒，筛，去油，另为末。上将制过木鳖末同前药末各半对和，水为丸。每服八分，身弱者五六分，临卧热陈酒送下，出汗避风。如冒风发麻，姜汤、热酒可解，服法每间一两日再服，凡红肿痈毒及孕妇忌此。"

又抑阴散："治阴疽漫肿不红，坚硬木痛或不痛，及筋挛骨痛，一切阴寒凝滞冷证。草乌二两，南星、独活（去节）、香白芷、狼毒各一两。上为细末，葱汁调涂。"

以上方剂在治疗阴疽类外科疾病方面确具有一定疗效，受到后世医家的重视。以阳和汤为例，本方以熟地补血滋阴，以鹿角胶生精助阳，以姜炭、肉桂、麻黄和阳通膝，破解寒凝，白芥子消痰散结，甘草解毒和药。诸药合用，正得"阳和开腠，散解寒凝，温补气血，化痰解毒"治法之宗旨。故《成方便读》云："以熟地大补阴血之药为君；恐草木无情，力难充足，又以鹿角胶有形精血之属以赞助之；但既虚且寒，又非平补之性可收速效，再以炮姜之温中散寒、能入血分者引领熟地、鹿胶直入其地，以成其功；白芥子能去皮里膜外之痰；桂枝入营，麻黄达卫，共成解散之功，以宣熟地、鹿角胶之滞。"

《外科证治全书》用阳和解凝膏:"治一应阴疽流注,溃烂不堪,及冻疮、毒根等症。未溃者,一夜全消;已溃者,三张痊愈。鲜大力子梗、叶、根三斤,活白凤仙梗四两,大麻油十斤。先煎至枯,去渣,次日用川附、桂枝、大黄、当归、肉桂、草乌、川乌、地龙、僵蚕、赤芍、白芷、白及各二两,川芎、续断、防风、荆芥、五灵脂、木香、香橼、陈皮各一两,再煎药枯,沥渣,隔宿油冷,见过斤两,每油一斤,用炒透桃丹七两搅和,明日文火再熬,至滴水成珠,不粘指为度。以湿粗纸罨火,移锅放冷处,将乳香、没药末各二两,苏合油四两,麝香一两,研细入膏,搅和极匀,出火气,半月后摊贴。"

又十全大补汤:"外症溃后,老年虚弱者服。党参、黄芪、白芍、冬术、肉桂、云苓、归身、熟地、川芎、甘草(或生或炙,时议)。分两随酌,煎服。"

又当归补血汤治气血损伤,肌热口渴,目赤面红,脉大而虚,重按无脉者:"黄芪一两(炙),归身三钱。上水一盏,煎八分,食远服。"

又当归黄芪汤治营卫损伤,自汗发痉及疽溃后脓血过多等证:"当归、黄芪各一两,加糯米一合煎。"

又大防风汤:"治足三阴亏损,寒邪内侵,鹤膝、附骨、下部等疽,不论已溃未溃俱宜。人参、白术、防风、羌活各二钱,当归三钱,熟地三钱,黄芪三钱,杜仲三钱,川芎一钱五分,肉桂、甘草各五分,淮牛膝、附子各一钱,白芍一钱。上酒水各半煎。"

又千金内托散:"治痈毒内虚,毒不起化或腐溃不能收敛,及恶寒发热。阴疽酌用。人参、黄芪(生)、防风、厚朴、当归、官白芷、川芎、桔梗、白芍、甘草,上酒水各半煎服。"

阴疽常用药:

根据中医历代文献所载,治疗阴疽的主要药物有以下几类:

①温散开郁类:如麻黄、桂枝、防风、羌活、独活、白芷、荆芥等。

②益气助阳逐寒类:如黄芪、人参(党参)、茯苓、白术、附子、肉桂、干姜(炮姜)、鹿角、川乌头、草乌头等。

③养血补阴类：如熟地、当归、白芍药、鹿角胶、麦门冬等。

④行气活血通经类：如青皮、乳香、没药、五灵脂、姜黄、地龙、川芎、赤芍药、桃仁、红花、三七、血竭、穿山甲等。

⑤化痰散结解毒类：如橘红（陈皮）、半夏、南星、川贝母、瓜蒌、白芥子、白附子、狼毒、番木鳖、麝香、牛黄、全蝎、蜈蚣、僵蚕、蟾酥、白花蛇、壁虎、蜘蛛、蜗牛、雄黄、轻粉、砒霜等。

十三、翻花瘤

【古今释义】

翻花瘤出自《诸病源候论·疮病诸候·反花疮候》，曰："反花疮者，由风毒相搏所为，初生如饭粒，其头破则血出，便生恶肉，渐大有根，浓汁出，肉反散如花状，因名反花疮。"指瘤体日久溃破状如翻花的病症，表面如花状者，可归入翻花疮或反花疮。本病是原有肿瘤因毒盛或正气大虚破溃所致，其状如菌，生长迅速，损破后流血不止。相当于西医学所说的鳞状细胞癌。

【治则治法】

本病多施以外治法。

元代王好古《医垒元戎》以"马齿苋烧灰，腊猪脂调和，清痏洗疮，拭干敷之，日三。"

《外科正宗》提出三品一条枪："三品一条枪最灵，雄矾砒信少人闻，加上乳香为线药，疗疳疮漏尽承平。上品锭子去十八种痔，中品锭子去五漏翻花瘿瘤气核，下品锭子治瘰疬疔疮发背脑疽等症，此为古之三品锭子。但药同而分两不同，治病故有分别。今注一条枪本方，三品以下之症并皆用之，俱各相应，况又药品简易而不繁，是曰三品一条枪之说也。凡同志者随试而用之。明矾二两、白砒一两五钱、雄黄二钱四分、乳香一钱二分、砒矾二味，共为细末，入小罐内加炭火煅红，青烟已尽，旋起白烟，片时约上下红彻，住火取罐，顿地上一宿，取出约有砒矾净末一两，加前雄黄二钱四分，乳香一钱二分，共研极细，厚糊调稠，搓成如线条阴干。凡遇前症有孔者，纴入孔内，无孔者，先用针放孔窍，早晚插药二次，插至三日后，孔大者每插十余条，插至七日，患孔药条满足方住，以后所患四边自然裂开大缝，共至十四日前后，其疗核瘰疬痔漏诸管自然落下，随用汤洗搽上玉红膏，虚者兼服健脾之药。"

《类证治裁》治翻花瘤："用马齿苋一斤烧灰，研猪脂调服。"

【医　案】

一妇人忿怒而唇肿，或用消毒之药，唇胀出血年余矣。余曰：此肝木克脾土而血伤也，须养脾胃滋化源为主。彼执用前药，状如翻花瘤而殁。（《校注妇人良方》卷二十四《疮疡门》）

十四、翻花疮

【古今释义】

翻花疮出自《诸病源候论》，曰："翻花疮者，初生如饭粒，其头破则出血，便生恶肉，渐大有根，脓汁出，肉反散如花状。"《证治准绳》言："翻花疮者，由疮疡溃后……或疮口胬肉突出如菌，大小不同，或出如蛇头长短不一。"与翻花瘤有类似之处。

【病因病机】

本病系脾失健运，湿痰内生，与风毒相搏，致使气血凝结，阻隔经络而发病，或应肝郁气滞，郁久化火，耗伤阴血，血燥肌肤失养所致。

《疮疡经验全书》亦曰："妇人之性多偏而多郁，若有不遂，则心、肝、胃三经之火勃然而起，遂致阴内生疮，其种不一，或生阴蚀疮，或生阴茄，或生阴蕈，或生疳疮，或生翻花疮，或生䘌疮，极痛极痒，状如虫行淋脓汁等症，皆由热与心火相击而生，惟阴茄难治。性气和缓之妇，胸次坦夷，服药易愈，若性急悍妒之妇习与性成，服药百帖方愈。必须忌口、绝欲、戒性为要，当以补心养胃，与茯苓补心汤内补托里流气饮，间服之。其阴中肿块如枣核者，名阴茄，扁如蕈者，名阴蕈，阴中极痒者，名蚀疮名䘌疮，余类仿此。"指出气滞郁久，肝经火旺所致。

又言："心风入肺，皮肤生疮，白屑白癜，翻花疥癞，肉中生结子，肝风入脾，内重生结子，瘰疬，疱丁疮，反花等疮。"指出风有内外，均可致翻花。

《证治准绳》曰："翻花之证，由疮疡溃后，风寒袭于患处，或肝火血燥生风，或乳母肝火生风，必致疮口胬肉突出如菌，或如指，大小长短不同。"

【治则治法】

治宜疏风清热，健脾化痰，滋阴养肝，养血润燥：

明代薛铠《保婴撮要》言："治法当滋肝补气，外涂藜芦膏，胬肉自入，须候元气渐复，脓毒将尽涂之有效，不然虽入而复溃，若误用刀针蚀药灸火，其势益甚，或出血不止必致寒热呕吐等症，须大补脾胃为善。"主张从内而治。

《证治准绳》主张内外兼治曰："如风邪乘袭者，先用补中益气汤加防风天麻。风寒凝滞者，先用十宣散加羌活、天麻；儿肝火生风者，先用加味逍遥散加天麻、羌活；母肝火生风者，先用加味小柴胡汤，次用加味逍遥散，加漏芦、天麻。其风邪所乘，外用豆豉饼，风寒所凝，外用葱熨法，更用太乙膏护疮口，突肉不消，更以藜芦膏涂之。如疮口不敛而恶寒发热者，元气虚也，用补中益气汤。晡热内热者，气血俱虚也，用八珍汤倍加参芪。食少难化者，脾气虚也，用五味异功散，若饮食少思，大便不调或肌肉消瘦，小便澄白者，此兼肝脾疳证也，用九味芦荟丸以清肝火，用五味异功散以补脾气，外仍用熨治之法。"

【方　药】

《备急千金要方》治反花疮："马齿苋一斤，烧灰细研，猪脂调敷。"

《圣济总录》甘草涂敷方治反花疮："甘草半生半炒、矾石灰、人中白、密陀僧各半两，右为细末，以童子小便半盏，以无灰火熬，用竹篦搅成膏，取涂疮上，日五次。"

又以恶实根涂敷方，治反花疮："并诸疮积年不瘥者。恶实根研末四两，猪脂二两。右调和如糊，涂疮上日三四次。"

《太平圣惠方》治诸疮胬肉如蛇头出数寸者："硫黄末敷之即缩；诸疮有肉凸出，乌梅烧灰为末，敷之立尽，又以白梅肉杵细，入蜜捏成饼，如钱大，贴之妙。疮凸出寸许，根如小豆，或大如梅者，用花脚蜘蛛丝缠其根，则渐干而自脱落。"

《医垒元戎》曰："诸疮，肉如蛇出数寸者，俗呼翻花疮是也，硫黄研细，薄敷之使缩。"

《外科正宗》曰："翻花者乃头大而蒂小，小者如豆大者若菌，无苦无疼，揩损每流鲜血，久亦虚人，以津调冰蛳散遍擦正面，上用软油纸包裹，根蒂细处用线连扎紧，十日后其患自落，换珍珠散掺之收口，又有根蒂不小如鳖棋子样难扎，以前药搽上，用面糊绵纸封上二重，用心勿动，亦以十日外落之，掺珍珠散。"

《本草纲目》说："翻花恶疮，肉出如饭粒，根深脓溃，柳枝叶三斤，水五升煎至三升，如日三涂之。"

《证治准绳》胭脂散治反花疮："胭脂、贝母、胡粉各一分，硼砂、没药各半分，右研细，先以温浆水洗，拭后敷药。又言：世疮凸出寸许，根如小豆，或大如梅者，用花脚蜘蛛丝缠其根，则渐干而自脱落。"

《外科心法要诀》曰："宜内服逍遥散，外用乌梅（煅灰）、轻粉各等分，研末撒之，或马齿苋煅灰，猪脂调敷，或津调冰狮散遍擦，外用软油纸包裹，根蒂细处，用线连纸扎紧，十日后其患自落，换掺珍珠散收口，或用甘草（半生半炒）、矾石灰、人中白、密陀僧各五钱，为细末，另用童便半盏，无灰火熬，用竹篦搅成膏，取涂疮上，一日五次。"

【医　案】

判官张承恩内股患痈将愈，翻出一肉如菌，余曰：此属肝经风热血燥，当清肝热，养肝血，彼谓不然，乃内用降火，外用追蚀，蚀而复翻，翻而复蚀，其肉益大，元气益虚，始信余言，遂内用栀子清肝散，外用藜芦膏而痊。（《证治准绳》卷一百十四《反花疮》）

一上舍，素膏粱善怒，耳下结一核，从溃而疮口翻张如菌，焮连头痛，或胸胁作胀，或内热寒热，或用清热消毒之药，年余未瘥，余用补中益气汤，六味地黄丸而寻愈。（《证治准绳》卷一百十四《反花疮》）

一男子背疮，敛如豆许，翻出肉寸余，用消蚀割系法，屡去屡大，此肝经血虚风热，余用加味逍遥散三十余剂，涂藜芦膏而消。又用八珍散倍用参、芪、归、术而敛。（《证治准绳》卷一百十四《反花疮》）

一妇人素善怒，臂患痈，疮口出肉，长九寸许，此肝脾郁怒，气血虚而风内动，用加味逍遥散，涂藜芦膏而愈。后因怒患处胀闷，遍身汗出如雨，此肝经风热，风能散气，故耳仍用前散，并八珍汤而愈。（《证治准绳》卷一百十四《反花疮》）

一男子项患肿，痰涎涌甚，用散坚行气等剂，肿硬愈甚，喘气发热，自汗盗汗，体倦食少，余曰：此属足三阴亏损，当滋化源，不信，反追蚀，患处开翻六寸许，嵝岩色赤，日出鲜血三月余矣，肝脉弦洪紧实。余用大补汤，加麦门五味五十余剂，诸症渐愈，血止三四，复因怒，饮食顿少，其血涌出，此肝伤不能藏，脾伤不能摄也。用补中益气汤为主，加五味麦门，其血顿止，再以六味丸加五味子常服，疮口敛至寸许，遂不用药，且不守禁而殁。（《证治准绳》卷一百十四《反花疮》）

一女子臂痈，溃后疮口肉如菌，用毒药蚀之，肉益甚，面青寒热，经候不调，此肝经血燥而生风，脾气虚而不能生肌耳，先用加味逍遥散、五味异功散两月余，却用地黄丸、托里散而愈。（《证治准绳》卷一百十四《反花疮》）

小儿患前症，用药腐去疮口不敛，朝恶寒，暮发热。余谓因气血俱虚而然也，法当调补脾胃，则气血自生，疮口自敛，不悟，仍攻其疮而殁。（《证治准绳》卷一百十四《反花疮》）

一女子十五岁患前症，腐去而复生，面色青而或赤。余谓此肝胆二经风火妄动，盖肝血为阴为水，肝气为阳为火，宜生肾水，滋肝血，使火自息而风自灭，不信，乃用祛风之剂，致血燥妄行，疮口出血不止而死。（《保婴撮要》卷十四）

十五、黑砂瘤

【古今释义】

黑砂瘤出自《外科正宗》卷二："瘤生于臀腿等处，无疼痛，大小不等，肿大突起，以手摄起，内有黑色如沙之内容，软硬不一。"今称"皮脂腺囊肿"。

【病因病机】

《外科正宗》称此"因湿痰凝聚而成"。

【治则治法】

本病的治疗多采用针刺法，治法同粉瘤。

《医宗金鉴》曰："黑砂、发、虱三瘤，外治皆同粉瘤之法，其口方收。"

清代田间来是庵《灵验良方汇编》言"粉瘤、黑砂瘤、发瘤等，则宜针刺"。《外科备要》言："黑砂瘤……刺开放出黑砂有声，软硬不一，后用药同粉瘤。"

十六、疣

【古今释义】

疣字出自《说文解字》："疣，音尤，赘也，瘤也。"《证治准绳》言："疣音休，俗呼鸡眼子，是也。"《太平圣惠方》言："夫疣目者，是人手足边忽生如豆，或如结筋，或五个，或十个，相连而生，在肌上粗强于肉，谓之疣目也。"《外科证治全书》称其为"枯筋箭"。《灵枢识》海篇释为："赘，盖赘瘤之类。"《洞天奥旨》称："千日疮生于人之手足上，一名疣疮，一名瘊子，一名悔气疮。"临床特点：皮肤有赘生物，忽生如豆，粗强于肉，多无自觉症状。

【病因病机】

本病外因多为风邪侵扰。

《太平圣惠方》曰："此皆是风邪搏于肌肉，而变生也。"

《圣济总录》论曰："风邪入于经络，气血凝滞，肌肉弗泽，发为疣目。或在头面，或在手足，或布于四体。其状如豆如结，筋缀连数十，与鼠乳相类，故谓之疣目。"

明代李延寿刻本《小儿卫生总微论方》言："有一两个生者，又有数个连续生者，割破其里，状如结筋，亦有微血，与肉相似，此由风邪客搏，血气变化所生。"

内因多为血虚生风，筋脉失养。

《外科证治全书》言："初起如赤豆，渐渐微槁，日久破裂钻出筋头，蓬松枯槁如花之蕊，多生于手足胸乳之间，系肝虚血燥，筋气不荣。"

《外科大成》曰："疣一名枯筋箭。手太阳虚则生疣。属肝胆少阳经风热血燥。或肝客淫气所致，盖肝热水涸，肾气不荣，故精亡而筋挛也。"

【治则治法】

《外科证治全书》言："治宜滋肾水以生肝血，润风燥以荣筋气。"

【方 药】

《神农本草经》曰："去疣以冬灰，一名藜灰。生川泽。"

《肘后方》治手足疣目："盐敷上，以舌舐之，不过三度，瘥。"

《证类本草》治手足忽发疣。肘后方："取粱粉，铁铛熬令赤以涂之，以众人唾和涂上，厚一寸，即消。"

《太平圣惠方》治一切疣赘瘢靥方："风化石灰（一升）、粉炉炭灰（一升）、桑柴灰（一升），以上三味。以水五升，淋取汁，重汤煎如膏。"又方："砒霜（一分）、硼砂（一分）、黄矾（半分）上件药。同研令极细。入前膏内，调令匀，用布揩破涂之，似有白痂，即以新罗松子油调涂之。"

治面及身上生疣目方："上用蜡纸一片，炙令热，上以硫黄末少许，掺令匀，紧卷，以火烧点疣目上，待有沸声，便拨却，已去根也。"

又方："腻粉（一两）、巴豆（一枚，去皮）上二味相和，细研，以针轻拨破，疣目上点之，成疮自落，用黄连末敷之，便干。"

治疣目及痣等方："桑叶灰（四升，以汤一斗淋取汁，银锅中慢火煎如饧）、附子（一两，去皮脐生用）、硼砂（一分）、糯米（五十粒）上件药，捣罗为末，入煎内，调令匀，每取少许点疣目上，即自落，兼破一切肿毒要作头者，当上用此药，肿毒即破也。"

又方："桑皮灰、艾灰（各三斤），上件药，以水五升淋之，又重淋三遍，以五色帛纳汁中合煎，令可丸，以敷疣上则烂脱，乃以灭瘢药涂之。"

又方："糯米（五十粒）上于湿石灰裹埋之，以米烂为度，用针拨破疣目，敷之，经宿自落。"

又方："硫磺（一两细研），上以醋调涂疣目上，六七度即瘥。"

又方："上以醋渍石灰六七日，取汁点疣目上，作小疮子。即瘥。"

又方："上用蜘蛛网丝绕缠之，自落。治手足忽生疣目方。"

《普济方》治疣痣瘤赘："石灰一两，用桑灰淋汁，熬成膏，刺破点之。"又方："去痈疽瘀肉，石灰半斤，麦秆灰半斤，淋汁煎成霜，密封。每以针划破涂之，自腐落。"

《外科证治全书》："治宜滋肾水以生肝血，润风燥以荣筋气，归芍地黄汤加牛膝、川芎主之，或为丸常服。外用铜钱一个套疣上，以草纸穰代艾作七壮灸之，次日即落。如疣大者则将草纸蘸湿套在疣上，或灸十四壮，断无不下之理。然不可专用外治，虽暂愈亦必复发。"

【外 治】

《小儿卫生总微论方》："以针或小刀子决疣子四面，微微血出，取患疮人疮中脓汁敷之，莫得近水，三日外脓溃，其根动自落，以白粱米粉于铫内炒令赤色，用众唾相和敷上，厚一寸许，即消。治疣子连续生十数个者，以艾炷一枚，如麦豆大，灸最生者一个，名疣母，除即自消，核大者稍增艾炷。"

《证类本草》："其（蜘蛛）网缠赘（之锐切）疣，七日消烂，有验矣。"

第二节　骨组织肿瘤

一、骨瘤

【古今释义】

骨瘤首见于《洞天奥旨》，云："形色紫黑，坚硬如石，疙瘩叠起，推之不移，昂昂坚贴于骨者，名骨瘤。"是指以肿块生长于骨、坚硬如石为主要表现的瘤。《外科大成》亦称："骨瘤者，形色紫黑，坚硬如石，疙瘩高起，推之不移，昂昂坚贴于骨。"《灵枢识》曰："又有按之而坚者，其深中骨，是气因于骨而然，骨与气并，其结日大，名为附骨疽也。"此似指骨瘤而言。

【病因病机】

本病多因肾气不足，寒湿夹痰侵袭骨骼，以致气血凝聚于骨所致。骨瘤由于恣欲伤肾，虚火内亢，肾火长期郁遏，气血阻滞而不畅，瘀积而成；或由先天不足，骨骼空虚，偶有所伤，局部骨骼气血长期瘀结所致。

《景岳全书》曰："由肾气亏损、寒邪与瘀血凝聚于骨所致。"

《外科正宗》载："若劳伤肾水，不能荣骨，而为肿者，自骨肿起，按之坚硬"。

《外科心法要诀》曰："肾主骨，恣欲伤肾，肾火郁遏，骨无荣养，致生石瘿。"

【治则治法】

骨瘤以滋补肾气为本，破瘀消肿为标。

《外科正宗》曰："治当补肾气，养血行瘀，散肿破坚，利窍调元，肾气丸是也。"

《医宗金鉴》称："骨瘤尤宜补肾散坚，行瘀利窍，调元肾气丸主之，或用陷肿散内治则可。"

《疡医大全》亦曰："骨瘤形色紫黑……。治当滋补肾气，养血行瘀，散肿破坚利窍为主。"

《外科心法要诀》曰："骨瘤，石瘿海藻玉壶汤主之，骨瘤尤宜补肾散坚、行瘀利窍，调元肾气丸主之。"

《外科大成》曰："骨瘤属肾，色黑皮紧，高堆如石，贴骨不移，治宜补肾行瘀。破坚利窍，如调元肾气丸。"

【方 药】

《华佗神方》言："骨瘤生于皮肤之上，按之如有一骨，生于其中，不可外治。宜用：乌贼鱼骨一钱、白石英二分、石硫黄二分、钟乳三分、紫石英二分、干姜一钱、丹参八分、琥珀一钱、大黄一钱、附子三分、胡燕屎一钱、石矾一钱。水煎服，十剂全消。"

《备急千金要方》载："治二三十年瘿瘤，及骨瘤、石瘤、肉瘤、脂瘤、脓瘤、血瘤，或息肉大如杯盂升斗，十年不瘥，致有漏溃，令人骨消肉尽，或坚或软或溃，令人惊悸，寤寐不安，身体瘦缩，愈而复发方。乌贼骨、石硫黄（各一分）、钟乳、紫石英、白石英（各二分）、丹参（三分）、琥珀、附子、胡燕屎、大黄、干姜（各四分）。上十一味，治下筛，以韦囊盛，勿泄气。若疮湿即敷，若疮干，猪脂和敷，日三四，以干为度。若汁不尽，至五剂十剂止，药令人不痛。若不消，加芒硝二两佳。"

《太平圣惠方》载："治二三十年痛，及骨瘤、肉瘤、脓瘤、血瘤、息肉，大如杯盆，久不瘥，致有痛溃，令人骨消肉尽，或溃令人惊惕，寝寐不安，身体瘦缩，愈而复发。乌贼鱼骨（半两，烧灰）、硫黄（半两，细研）、白石英粉（半两）、钟乳粉（半两）、丹参（三分）、琥珀末（一两）、附子（一两，炮裂去皮脐）、燕粪（一两）、干姜（一两，炮裂锉）、川大黄（一两）、川芒硝（一两）。上件药，捣细罗为散，以囊盛，勿泄气，若疮湿，即干敷之，若疮干，以猪脂和敷之，日三四上，以效为度。"

又治骨瘤："大如杯盆，久不瘥，致有痛溃，令人骨消肉尽，或溃令人惊惕，寝寐不安，身体瘦缩，愈而复发。乌贼鱼骨（半两，烧灰）、硫黄（半两，细研）、白石英粉（半两）、钟乳粉（半两）、丹参（三分）、琥珀末（一两）、附子（一两，炮裂，去皮脐）、燕粪（一两）、干姜（一两，炮裂，锉）、川大黄（一两）、川芒硝（一两）。上诸药，捣细罗为散，以囊盛，勿泄气，若疮湿，即干敷之，若疮干，以猪脂和敷之，日三四上，以效为度。"

《圣济总录》治积年瘿瘤，骨瘤、石瘤、肉瘤、脓瘤、血瘤，大如杯盂，或漏溃骨消肉尽，或坚或软，惊惕不安，身体瘦缩者。陷脉散方："乌贼鱼骨（去甲）、琥珀、石硫黄（各一分）、白石脂、紫石英、钟乳（各半两）、丹参（三分）、大黄、干姜、附子（各一两）。上十味，捣罗为散，贮以韦囊，勿令泄气，若疮湿日三四敷，无汁以猪膏和敷之，以干为度，若汁不尽者，至五剂，着药不令人疼痛，若不消，加芒硝二两。"

《医学入门》曰："治房欲劳伤，忧恐损肾，致肾气弱而骨无荣养，遂生骨瘤。其患坚硬如石，形色或紫或不紫，推之不移，坚贴于骨，形体日渐衰瘦，气血不荣，皮肤枯槁；甚者寒热交作，饮食无味，举动艰辛，脚膝无力者并服之。淮生地（酒煮，捣膏，四两）、山萸肉、山药、牡丹皮、白苓（各二两）、人参、当归身、泽泻、麦门冬（捣膏）、龙骨、地骨皮（各一两）、木香、砂仁（各三钱）、黄柏（盐水炒）、知母（童便炒，各五钱）。上为末，鹿角胶四两，老酒化稠加蜜四两同煎，滴水成珠，和药为丸如桐子大，每服八十丸，空心温酒送下。忌白萝卜、火酒、房事。"

又："治骨瘤，肾气丸、补中益气汤。初起者，十六味流气饮、单蜘蛛方；稍久者，蜡矾丸，常服自然缩小消磨，外敷南星膏。切不可轻用针刀决破，破则脓血崩溃，渗漏无已，必至杀人。但有一种脂瘤红粉色，全是痰结，用利刀破去脂粉则愈。或有如茄垂下，根甚小者，用药点其蒂，俟茄落，即用生肌敛口药敷之，防其出血。"

《外科正宗》用调元肾气丸："治房欲劳伤，忧恐损肾，致肾气弱而骨无荣养，遂生骨瘤。其患坚硬如石，形色或紫或不紫，推之不移，坚贴于骨，形体日渐衰瘦，气血不荣，皮肤枯槁；甚者寒热交作，饮食无味，举动艰辛，脚膝无力者并服之。淮生地（酒煮，捣膏，四两）、山萸肉、山药、牡丹皮、白苓（各二两）、人参、当归身、泽泻、麦门冬（捣膏）、龙骨、地骨皮（各一两）、木香、砂仁（各三钱）、黄柏（盐水炒）、知母（童便炒，各五钱）。上为末，鹿角胶四两，老酒化稠加蜜四两同煎，滴水成珠，和药为丸如桐子大，每服八十丸，空心温酒送下。忌白萝卜、火酒、房事。"

《洞天奥旨》运用陷肿散《备急千金要方》治骨瘤、石瘤："乌贼鱼骨一钱、白石英二分、石硫黄二分、钟乳三分、紫石二分、干姜一钱、丹参八分、琥珀末一钱、大黄一钱、附子三分、朝燕尿一钱、石矾一钱。"

《验方新编》治骨瘿、骨瘤："生地三两（酒浸透，捣成膏），山药（炒）、枣皮、茯苓、丹皮、麦冬各二两，龙骨（煅）、沙参、归身、地骨皮各一两，黄柏（盐水炒）、知母、砂仁（煨）、木香各三钱，晒研细末，酒煮鹿角胶四两，加炼蜜和生地膏、拌药为丸。酒水每下三钱，早晚服。"

《外科备要》载调元肾气汤："治房欲损肾，肾气弱，骨无荣养，致生骨瘤。坚硬贴骨，推之不移，形色或紫，甚则寒热交作，饮食无味，胫膝无力，日渐羸瘦等症。生地（三两，酒浸透捣成膏）、山药（炒）、枣皮、茯苓、丹皮、麦冬（各二两）、龙骨（煅）、沙参、归身、地骨皮（各一两）、黄柏（盐水炒）、知母砂仁（煨）、木香（各三钱），晒研细末，酒煮鹿角胶四两，加炼蜜和生地膏拌药为丸。酒水每下三钱，早晚服。"

【医　案】

一童周身生骨瘤，坚硬贴骨，小大不一，肌肉日瘦，由母肾虚，与骨肉至戚苟合，胎感其气而成，久服肾气汤，自消。（《医门补要》卷下）

二、骨疽

【古今释义】

骨疽出自《灵枢·刺节真邪》，曰："有所结，深中骨，气因于骨，骨与气并，日以益大，则为骨疽。"是指痈疽侵及于骨者，以局部肿大难消为主症。《黄帝内经太素》："先有聚结，深至骨边，骨与气并，致令骨坏，称曰骨疽。"《外台秘要》卷二十四："久疮不差，差而复发，骨从孔中出，名为骨疽。因溃后常脱出败骨，故又有多骨疽、朽骨疽、咬骨疽。"相当于现代医学的急、慢性化脓性骨髓炎。

【病因病机】

本病多有感受寒邪，流窜经络，血凝气滞；房劳过度，肾精亏损，或情志失调，肝胆火炽，嗜食醇酒肥甘，脾胃积热所致。

《疡医大全》曰："骨疽之发，皆由血凝气滞，彻骨酸疼，或房事过劳，或乘虚入水，感风合寒，或风毒邪热侵乎荣卫，或忧郁伤于心、肝、胆、肾，或醇酒炙煿，是以肿痛，日久成脓。"《脉因证治》："骨疽，因厚味及酒后涉水得寒，故热邪深入髀枢穴左右，积痰老血，相搏而成也。"这些均谈及情志失调，饮食失调，感受外邪因素。

晋代刘涓子《刘涓子鬼遗方》论及疽病变证："黑疽发肿居背大骨上，八日可刺，过时不刺为骨疽。"

【治则治法】

《外科正宗》称"宜暖肾经、温经络、散寒邪药治之"。

《普济方》曰"治之宜以热去毒，又当温肾，未可专用凉剂"，指出应根据病之寒热，采取不同治法。

【方　药】

《外台秘要》曰："牛膝末，酒服方寸匕，漏疮多年不瘥，捣末敷之。主骨疽、癫病、瘰疬，绝妙。"

《太平圣惠方》治一切发背，乳痈恶疮，骨疽穿漏，收毒止痛生肌。雄黄膏方："雄黄（三分，细研）、当归（三分）、桂心（三分）、白芷（半两）、赤芍药（半两）、甘草（三分）、附子（三分生，去皮脐）、黄芪（三分）、枳壳（三分）、吴茱萸（半两）、白术（半两）、独活（半两）、槟榔（三分）、麝香（半两，细研）、乳香（半两）、突厥白（三分）、木鳖子（半两，去壳）、云母粉（三分）、松脂（三分）、白蜡（二两）、垂柳枝（一两）、槐枝（一两）、白檀香（半两）、零陵香（半两）、甘松香（半两）、黄丹（十两）、麻油。上件药，先将油于铛中，以炭火炼熟，下甘松、零陵、檀香、槐、柳枝等，以慢火煎，令槐柳黑色，即去之；细锉诸药，以酒半升，拌药一宿，后入油中煎，白芷色赤；以绵滤过，拭铛令净，都倾入铛内，下黄丹，于火上煎，变色黑，不住手搅三二十遍，有油泡子飞，即膏成，入雄黄、麝香，搅令匀，安瓷盒内盛。以蜡纸上摊贴，每日早晚换之。"

又治甲疽骨疽等方："白矾（一两，烧令汁尽）、麝香（半两，细研）、芦荟（半两）、蚺蛇胆（大豆大）。上件药，同研如粉，每用，先以温浆水洗疮，拭干敷之，重者不过三四度瘥。"

《丹溪手镜》曰："治骨疽者久疮不瘥，瘥而复发，骨从孔中出。名为骨疽方：以猪胆和楸叶捣封之；又方：捣白杨叶下筛敷之；又方：穿地作坑，口小里大，深三尺，取干鸡屎五升，以艾及荆叶和之，令可燃火，令烟出，纳疽孔坑中，以衣拥坑口勿泄烟，半日许，当有虫出。又痈疽败及骨疽方：末龙骨，粉疮四面厚二分；又方：用自死虾蟆一枚，头发一把，以猪膏一片半，纳二物煎之，消尽下之，欲冷，纳盐一合搅和，以膏着疮中，日一易，虫出如发，虫尽愈。又骨疽百方疗不瘥方。可疮上以艾灸之，三日三夜，无不愈也。”

又曰：“骨疽因厚味及酒后涉水后，寒攻，热邪深入髀枢穴左右，痰积瘀血相搏而成附骨疽。方：苍术、川柏、青皮（行），虚加牛膝、姜汁（辛散）、甘草，发不动加麻黄，冬加桂，夏加芩，又防风通圣去芒、黄，入生犀角末、浮萍末，治骨疽。”

《博济方》载：“抵圣丸治骨疽疮，及冷漏久不合者。滴乳香腻粉白矾（烧存性，各等分）。上三味，同为细末，每遇患者，先用盐酱水洗之，以津唾调之，贴疮上，必效。”

《千金宝要》治小儿风瘙隐疹：“牛膝末，酒服方寸匕。漏疮多年不瘥，捣末敷之。亦治骨疽、癫疾、瘰疬绝妙。”

《普济方》黑金膏治风毒气结，坚硬疼痛，及消附骨疽：“桂心、芎䓖、当归、木鳖子、乌贼鱼骨、漏芦、白芨、川乌头（去皮脐生）、鸡舌香、木香、白檀、丁香（各一分）、松脂（二两）、乱发（一两）、黄丹（六两）、清麻油（一斤）。上药捣罗为细散，入松脂、乱发，于油内煎令发尽，绵滤去滓，澄清，拭铛净，以慢火熬，后入丹，柳木篦不住手搅，黑色时下诸药末，又搅匀，看软硬得所，于不津器内收贮，每用看肿痛处大小，放火畔熁摊故帛上，厚贴，日二易换之，于故帛上摊贴，日二换之。”

又有黑虎膏治肠痈乳痈骨疽：“每服十五丸，如梧桐子大，甘草汤或漏芦汤下，外贴患处，眼目赤疼痛肿者，以茶清或山栀子煎汤下，仍贴两太阳穴。妇人胎衣不下，瘀血冲心，童子小便下，月候不通，红花汤下。槐条、柳条（各七十茎，每长七寸半）、巴豆（八十枚，去皮）、当归（二钱）、木鳖子仁（五枚）、白芷（三钱）、自然铜（少许为末）、小油（一斤一两）、黄丹（八两），上先将小油锅内煎沸。下前药煎黄色。滤去滓。入丹熬成膏。"

又治一切发背乳痈，恶疮骨疽穿漏："雄黄膏收毒止痛生肌：雄黄（细研）、当归桂心（各三分）、白芷（半两）、赤芍药（半两）、甘草、附子（生，去皮脐）、黄芪、枳壳（各三分）、吴茱萸、白术、独活（各半两）、槟榔（三分）、麝香（半两，细研）、乳香（半两）、突厥白（三分）、木鳖子（半两，去壳）、云母粉（三分）、松脂、白蜡（二两）、垂柳枝（一两）、槐枝（一两）、白檀香（半两）、零陵香、甘松香（各十两）、黄丹（十两）、麻油（二斤）。上先将油于铛内。以炭火炼热，下甘松、零陵香、檀香、槐柳枝等，慢火煎槐柳，黑色即去之，细锉诸药，以酒半升，拌药一宿，后入油中。煎白芷色赤，绵滤过，拭铛净，却倾入铛内下丹，于火上煎变色黑，不住手搅三二千遍，有油泡子飞，即成膏矣，入雄黄、麝香搅匀，安瓷盒内，蜡纸上摊贴，早晚换之。"

《本草纲目拾遗》治痈疽疖毒及初生多骨疽。消毒散："大黄一两、芙蓉叶晒干为末、五倍子各一两，麝香、冰片各三分，藤黄三钱，生矾三钱，共为末，米醋调成如厚糊，涂于多骨疽之四周，中留一头如豆大，以醋用鹅翎不时埽之，若不埽，任围则无益，一日夜即内消。其余痈疖，亦以此敷之，神效。又方：雄黄二两，麝香三钱，藤黄一两，人中白五钱，朱砂、白及、生白蔹各二钱，蟾酥一两，共研末，用广胶三钱，烊化，和药末为锭，遇毒将此药磨醋水涂之。"

三、骨痹

【古今释义】

骨痹出自《诸病源候论》，曰："冬遇痹者为骨痹，则骨重不可举，不随而痛。"又称肾痹，是指以肢体麻木无力，骨骼疼痛，大关节僵硬变形，活动受限等为主要表现的痹病。

【病因病机】

本病多由骨髓空虚，邪气乘隙侵袭所致。

《灵枢·刺节真邪》曰："虚邪之中人也，洒淅动形，起毫毛而发腠

177

理，其入深，内搏于骨，则为骨痹。"《素问》曰："病在骨，骨重不可举，骨髓酸痛，寒气至，名曰骨痹。"

《素问》曰："邪溢气壅，脉热肉败荣卫不行，必将为脓，内销骨髓，外破大䐃，留于节凑，必将为败。积寒留舍，荣卫不居，卷肉缩筋，肋肘不得伸，内为骨痹，外为不仁，命曰不足，大寒留于溪谷也。又曰：所以不能冻栗者，肝一阳也，心二阳也，肾孤脏也，一水不能胜二火，故不能冻栗，病曰骨痹，是人当挛节也。"

【治则治法】

本病治疗宜补肾祛邪。

【方　药】

《圣济总录》治肾虚骨痹，肌体羸瘦，腰脚酸痛，饮食无味，小便滑数。石斛丸方："石斛（去根）、牛膝（酒浸，切，焙）、续断（各三分）、菟丝子（酒浸，别捣）、石龙芮（炒）、桂（去粗皮，各一两）、肉苁蓉（酒浸，切，焙三分）、鹿茸（去毛，酥炙，一两）、杜仲（去粗皮，炙，锉）、白茯苓（去黑皮）、熟干地黄（切，焙，各三分）、附子（炮裂，去皮脐，一两）、巴戟天（去心，半两）、防风（去叉，三分）、桑螵蛸（炙）、芎䓖（各半两）、山茱萸（三分）、覆盆子（半两）、补骨脂（微炒）、荜澄茄（各三分）、五味子（半两）、泽泻（一两）、沉香、蘹香子（微炒，各三分）、薏苡仁（炒，一两）。上二十五味，捣罗为末，炼蜜和杵数百下，丸如梧桐子大。每服空心以温酒下三十丸，日二服。"

又治肾虚骨痹，面色萎黑，足冷耳鸣，四肢羸瘦，脚膝缓弱，小便滑数。补肾熟干地黄丸方："熟干地黄（切，焙）、肉苁蓉（酒浸，切，焙）、磁石（煅，醋淬，各二两）、山茱萸（三分）、桂（去粗皮）、附子（炮裂，去皮脐，各一两）、山芋（三分）、牛膝（酒浸，切，焙，一两）、石南白、茯苓（去黑皮）、泽泻、黄芪（锉，各三分）、鹿茸（去毛，酥炙，二两）、五味子（三分）、石斛（去根，锉，一两）、覆盆子、远志（去心，各三分）、补骨脂（微炒，一两）、草薢（锉）、巴戟天（去心，各三分）、杜仲（去粗皮，炙，锉，一两）、菟丝子（二两，酒浸，别捣）、白龙骨（一两）。上二十三味，捣罗为末，炼蜜和杵数百下，丸如梧桐子大。每服空心以温酒下三十丸，日三服。"

又治肾脏中风寒湿成骨痹，腰脊疼痛，不得俯仰，两脚冷，缓弱不遂，头昏耳聋，语音浑浊，四肢沉重。附子独活汤方："附子（炮裂，去皮脐）、独活（去芦头，各一两）、防风（去叉）、芎䓖、丹参、萆薢、菖蒲（各半两）、天麻、桂（去粗皮，各一两）、黄芪（半两）、当归（切，焙，一两）、细辛（去苗叶）、山茱萸、白术、甘菊花、牛膝（酒浸，切，焙）、枳壳（去瓤，麸炒）、甘草（炙，锉，各半两）。上一十八味，锉如麻豆。每服三钱匕，以水一盏，生姜三片，煎至七分，去滓，不计时候温服。"

又治肾脏气虚，骨痹缓弱，腰脊酸痛，脐腹虚冷，颜色不泽，志意昏愦。鹿茸天麻丸方："鹿茸（去毛，酥炙，二两）、天麻（一两半）、附子（炮裂，去皮脐）、巴戟天（去心）、菖蒲（各一两）、石斛（去根，锉，一两半）、干蝎（去土，炒）、萆薢（锉）、桂（去粗皮）、牛膝（酒浸，切，焙）、天雄（炮裂，去皮脐）、独活（去芦头）、丹参、当归（切，焙）、杜仲（去粗皮，炙，锉）（各一两）、肉苁蓉（酒浸，切，焙，一两半）、磁石（煅，醋淬，细研，水飞过，一两）。上一十七味，捣罗为末，炼蜜和匀，捣三五百下，丸如梧桐子大。每服二十丸，加至三十丸，空心及晚食前以温酒下。"

《黄帝素问宣明论方》曰："治骨痹证，身寒大，衣不能热，肾脂枯涸不行，髓少筋弱，不冻栗，故挛急。附子汤主之：治肾藏风寒湿骨痹，腰脊痛，不得俯仰，两脚冷，受热不遂，头昏耳聋音浑。附子（炮）、独活、防风（去苗）、川芎、丹参、萆薢、菖蒲、天麻、官桂、当归（各一两）、黄芪、细辛（去苗）、山茱萸、白术、甘菊花、牛膝（酒浸）、甘草（炙）、枳壳（麸炒，去穰，各半两）上为末，每服三钱，水一大盏，生姜五片，煎至七分，去滓，温服，不计时候，日进三服。"

四、骨痛

【古今释义】

骨痛出自《赤水玄珠》，曰："骨痛如折者……"，是指全身或某一局部骨骼疼痛。

【病因病机】

本病多为损伤劳极，寒邪内侵入骨。

《中藏经》曰："肾病，腹大胫肿，喘咳身重，寝汗出憎风。虚则胸中痛，大腹小腹痛，清厥，意不乐也，阴邪入肾，则骨痛。"

又有病邪由表渐传入里的，《素问·脉要精微论》《杂病源流犀烛·筋骨皮肉毛发病源流》皆曰："人身之痛，或由风淫湿滞，或由血刺痰攻，浅不过肌肉皮毛，深亦止经络脏腑，若入里彻骨，作酸作疼，虽因寒因热有不同，要其损伤劳极，为至甚而无加矣。"

《赤水玄珠》亦曰："肾主骨，为寒，寒气不足，则手足厥冷，则营卫不利，营卫不利，则腹满胁鸣相逐，气转膀胱，营卫俱劳，阳气不通则身冷，阴气不通则骨痛。"

【治则治法】

本病治宜填精补肾，祛风散寒止痛。

【方　药】

《圣济总录》曰："治历节风，筋挛骨痛，不得屈伸。乌头丸方：乌头（烧存性）、藿香（去梗）、缩砂（炒，去皮）、白芷、甘松（去土，酒浸）、干姜（炮，各二两）、芎䓖、天麻、当归（切焙，各一两）、雄黄（研，一分）。上一十味，捣罗为末，炼蜜丸如小弹子大，空心午时临卧，茶酒任嚼下一丸。"

又治肝脏中风手足少力，筋脉拘急，骨痛项背强，皮肤瘙痒，口㖞目眩。羌活散方："羌活（去芦头）、独活（去芦头）、白芷（各一两）、防风（去叉，一两半）、蔓荆实、藿香叶、芎䓖、天麻、蝉蜕（去土，各半两）、雄黄（研）、桂（去粗皮）、干蝎（全者去土炒）、麻黄（去根节，煎，掠去沫，焙干）、白附子（炮，各一两）。上一十四味，捣罗为散，每服二钱匕，温酒调下，不计时候。"

又治风气不顺，骨痛或生瘾疹，日久不治，则加冷痹筋骨缓弱。天麻煎方："天麻、干蝎（炒）、羌活（去芦头）、防风（去叉，各一分）、五灵脂、附子（炮）、白术、赤小豆（各一两）。上八味为末，先以沉香二两，酒一升，瓷器煎为膏，入药捣千杵和丸，如梧桐子大，每服二十丸，空腹荆芥汤或荆芥茶酒下，过五日加至三十丸，秋夏宜荆芥汤，春冬宜荆芥酒，春末夏初，喜生赤根白头疮，服之大佳。"

《惠直堂经验方》治遍身骨痛，时止时痛，忘痛汤："黄芪（一两）、当归（五钱）、肉桂（一钱，有火者用桂枝）、元胡索（五分）、花粉（五分）、秦艽（五分），水煎服，二三帖愈。"

又不问新久骨痛溃烂，壮健者，用解毒岐良汤："土茯苓（二两）、防己、防风、花粉、角刺、薢皮、连翘、川芎、木瓜、当归、风藤、金银花、蝉蜕、米仁（各一钱）、生甘（五分）。水煎服，加酒一小杯，下部加牛膝五分。"

又治结毒已成、未成，骨痛步艰，及溃后肌肉不生症。芎归二术汤："苍术、白术、川芎、当归、人参、茯苓、米仁、角刺、厚朴、防风、木瓜、木通、山甲（炒）、独活、生甘（各一钱）、金银花（二钱）、精猪肉（二两）、土茯苓（二两），水煎。服数十剂愈。"

《杂病源流犀烛·筋骨皮肉毛发病源流》曰："治宜补肾散寒，祛风止痛，用虎骨散等方。久立伤骨，骨伤之病，亦有痛者，或渐至成痿者，当受伤之初，急宜补骨脂、牛骨髓、鹿茸、骨碎补等药。"

第五章　泌尿及生殖系统肿瘤

第一节　尿　血

【古今释义】

尿血首见于《素问·气厥论》，曰："胞移热于膀胱，则癃溺血。"是泌尿系统肿瘤常见并发症。

【病因病机】

与"尿血""腰痛""痞块""癥积"等病证同。

《黄帝内经太素》曰："女子胞中有热，传与膀胱尿胞，尿脬得热，故为淋病尿血也。"《太平圣惠方》："夫虚劳之人，阴阳不和，而生客热，则血渗于脬，血得温则妄行，故因热而流散，致渗于脬而尿血也。"均指下焦热盛迫血妄行。

或肾虚腰府失养，如《灵枢·本脏》曰："肾大则善病腰痛，不可俯仰，易伤于邪。"《金匮要略》："少阴涩则病积溲血；或热在下焦者，则尿血，亦令淋秘不通；或肾着之病……腰以下冷痛，腹重如带五千钱。"

【治则治法】

本病治疗宜凉血清热或补肾填精。

【方　药】

《太平圣惠方》载："治五劳六极七伤。阴衰，囊下生疮，腰背疼痛，不得侧仰，两膝时时热痒，或时浮肿，难以行步，见风泪出，远视，咳嗽上气，身体萎黄，绕脐弦急，痛引膀胱，小便尿血，茎中疼痛，或时余沥，或梦惊恐，口干舌强，渴欲饮水，食不得味，时时气逆，羸瘦无力，宜服白茯苓丸方。"

又："治因虚损，小便出血。柏叶散方：柏叶、黄芩、桂心、阿胶（捣碎，炒令黄燥，各一两）、甘草（半两，锉生用）、熟干地黄（以上各一两）。上件药，捣筛为散，每服五钱，以水二大盏，煎至五分，去滓，温温频服。"

又："治下元虚惫尿血。鹿茸丸方：鹿茸（酒洗、去毛、涂酥、炙令黄）、当归、生干地黄、冬葵子（微炒以上，各二两）、蒲黄（二合）。上件药，捣罗为末，炼蜜和捣三二百杵，丸如梧桐子大，每于食前，以炒盐汤。下二十九。"

又："治劳损伤中尿血。牡蛎散方：牡蛎（烧为粉）、车前子、桂心、黄芩、熟干地黄、白龙骨（烧令赤，以上各一两）。上件药，捣细罗为散，每于食前，以粥饮调下二钱。"

第二节　肾　岩

【古今释义】

肾岩，出自《外科真诠》，曰："肾岩翻花，玉茎崩溃，巉岩不堪，脓血淋漓，形如翻花。"《疡科心得集》谓："夫肾岩翻花者……初起马口之内，生肉一粒，如竖肉之状，坚硬而痒，即有脂水，延至一二年或五六载时，觉疼痛应心，玉茎渐渐肿胀，其马口之竖肉处，翻花若榴子样，此肾岩已成也。"又名"肾岩翻花"，是指好发于阴茎冠状沟及外尿道口边缘的岩，以阴茎头部表面有丘疹、结节、疣状坚硬物等，溃后如翻花为主要表现。本病属于阴茎癌。

【病因病机】

由于肝主筋，阴茎为宗筋所聚之处，为肾之外窍，因此阴茎和肝肾有密切关系。肾岩的发生多因肝肾阴虚，忧思郁虑，相火内灼，水不涵木，肝经血少，经络空虚，虚火痰浊侵袭，导致经络阻塞，积聚阴茎而成。再则包茎或包皮过长，以致秽毒积聚，与本病的发生亦有密切关系。

《疡科心得集》："此非由交合不洁触染淫秽而生，由其人肝肾素亏，或又郁虑忧思，相火内灼，水不涵木，肝经血燥，而络脉空虚，久之损者愈损，阴精消涸，火邪郁结，遂遘疾于肝肾。"

《外科真诠》："肾岩翻花……多因过服清凉，外搽丹药所致……又有先生杨梅，误服轻粉丹药，结毒下疳所致者。"

【治则治法】

本病治疗宜补益肝肾，滋水涵木，养阴清火，通瘀散结。

【方　药】

《疡科心得集》曰："此证初觉时，须用大补阴丸，或知柏八味，兼用八珍、十全大补之属。其病者再能怡养保摄，可以冀其久延岁月，若至成功后，百无一生。"

又治肾岩属气血两虚。八珍汤："人参二钱、白术三钱、白茯苓三钱、当归三钱（酒拌）、川芎二钱、白芍药三钱、熟地黄三钱、甘草五分（炙）、生姜三片、大枣二枚。十全大补汤、人参二钱、白术三钱、白茯苓三钱、当归三钱，酒拌、川芎二钱、白芍药三钱、熟地黄三钱、甘草五分（炙）、生姜三片、大枣二枚、黄芪一钱、肉桂一钱。"

又有补阴丸："黄柏（炒褐色），知母（酒浸炒），各四两；熟地（酒蒸），龟板（酥炙），各六两为末，猪脊髓（蒸熟），和蜜丸如桐子大，每服七十丸，空心盐白汤下。"

《外科真诠》曰："宜内服六味地黄汤加人参、当归、白芍，外用珍珠散。年少气盛者，可保全生，若年迈气衰之人，得此不治……结毒下疳所致者，筋骨必多疼痛，宜内服搜风解毒汤加人参、当归补之，外药同上。"

清代王旭高《王旭高医案》治肾岩翻花，在法不治："怡情安养，带疾延年。鲜首乌、马料豆、银花、生甘草，朝服六味丸三钱，淡盐花汤送。"

清代高思敬《高憩云外科全书·外科医镜》用八将散："牛黄四钱飞、冰片四分、蝉蜕二钱、炙蜈蚣十条、炙蝎尾十个、炙五倍子八钱、炙穿山甲三钱、麝香三分为细末，掺膏药内贴患处，治一切痈疽大毒。"

《外科真诠》六味地黄丸："熟地黄八两、山萸肉四两、干山药四两、泽泻三两、茯苓去皮三两、丹皮三两，作汤剂，水煎服。"

又有搜风解毒汤："土茯苓一两，白鲜皮、金银花、薏苡仁、防风、木通、木瓜各五分，皂角子四分，水二钟，煎一钟服之，一日三服。气虚，加人参七分；血虚，加当归七分。忌清茶、牛、羊、鸡、鹅、鱼、肉、烧酒、房欲等。"

《高憩云外科全书·外科医镜》载："疡余化毒丹：滴乳石一钱、西牛黄一分五、珍珠四分、天竺黄六分、陈胆星一钱、血竭一钱、川连五分、朱砂一分。上为细面，加灯心灰四分，每服三分，金银花汤下。治疗疽余火未清，难于收口，难敛者以此化之。西黄化毒丹：西牛黄一分、真珍珠三分、血珀五分、胆南星三分、辰砂三分，共研细面，均作三服，灯心汤下，治疗疔疽，火毒内陷，神识模糊，不省人事者。"

又治毒根凸起。平安饼："乌梅肉一钱，轻粉五分，同研，不见粉膏为度，如硬则用唾液润之，不可用水，研至成膏，按患口大小，作薄饼数个，以贴毒根，外用膏掩，日易一次，待毒根不痛，落下乃止。"

第三节　木　肾

【古今释义】

木肾出自明代万全的《育婴秘诀》，曰："卵肿不痛者，此湿也，名曰木肾。"今人亦有称其为"子岩"的，是以肾子（睾丸）出现无痛性、表面不平的坚硬肿块，增长迅速为主要表现的癌病类疾病。

【病因病机】

因肾虚、寒气凝聚、瘀血日久恶变而成。

《丹溪心法》称："多由下焦感受寒湿而致。"

清代景东旸《嵩崖尊生书》曰："木肾，顽痹硬大，或痛或不痛，此肾经虚惫，水火不交，寒冷凝滞之故。"

【治则治法】

治疗宜活血化瘀，通阳散结。

《嵩崖尊生书》曰："惟当温散，使荣卫流转则愈。"

【方　药】

《备急千金要方》大岩蜜汤："干地黄、当归、独活、甘草、芍药、桂心、细辛、小草各二两，吴茱萸一升，干姜三两。"

《育婴秘诀》曰："治宜软坚利气之剂，用金茱丸。"

明代王肯堂《幼科准绳》曰："金铃子、吴茱萸或用瓜蒌连皮带子、荜拨、生姜、葱白，同煎热服。"

第四节　乳　岩

【古今释义】

乳岩首见于《妇人大全良方》，云："若初起，内结小核，或如鳖、棋子，不赤不痛。积之岁月渐大，巉岩崩破如熟石榴，或内溃深洞，此属肝脾郁怒，气血亏损，名曰乳岩。"《丹溪心法》称其为奶岩曰："以疮形似岩穴也，不可治，名曰奶岩。"《格致余论》亦言："妇人有忧怒抑郁，朝夕累积，脾气消阻，肝气横逆，遂成隐核如棋子，不痛不痒，数年而发，名曰奶岩"。本病与西医学乳腺癌类似，是以乳房部肿块，质地坚硬，高低不平，病久肿块溃烂，脓血污秽恶臭，疼痛日增为主要表现的肿瘤性疾病。《古今图书集成·医部全录》曰"还有乳岩真恶证，肿如顽石破如墟"，说明其质地之坚硬，相当于西医的乳腺癌。

本病如不及时治疗则预后差。如《外科正宗》言："初如豆大，渐如棋子，半年一年、二载三载，不疼不痒，渐渐而大，始生疼痛，痛则无解，日后肿如堆栗，或似复碗，紫色气秽，渐渐溃烂，深者如岩穴，凸者若泛莲，疼痛连心，出血则臭，其时五脏俱衰，四大不救……"

【病因病机】

本病多由忧思郁怒，情志不畅，忧思伤脾，运化失常，痰浊内生，郁怒伤肝，肝失条达，郁久而气血瘀滞，肝脾两伤，经络阻塞，痰瘀互结于乳而发；或冲任失调，月经不调，气血运行不畅，脏腑及乳腺的生理功能紊乱，气滞、痰凝、瘀血互结而发。

如《外科正宗》曰："（乳岩）又忧郁伤肝，思虑伤脾，积想在心，所愿不得志者，致经络痞涩，聚结成核。"《丹溪心法》"若不得于夫，不得于舅姑，忧怒郁闷，昕夕累积，脾气消阻，肝气横逆，遂成隐核，如大棋子，不痛不痒。数十年后，方为疮陷，名曰奶岩，以其疮形嵌凹似岩穴也。不可治矣。若于始生之际，便能消释病根，使心清神安，然后施之治法，亦有可安之理。"《格致余论》曰："忧怒郁闷，朝夕积累，脾气消阻，肝气横逆，遂成隐核，如大棋子，不痛不痒，数十年后方疮陷，名曰乳岩，以其疮形嵌凹似岩穴也，不可治矣。"说明了情志不畅是造成本病的主要因素，且以肝脾为主。

清代凌德《女科折衷纂要》言："乳头生小浅热疮，搔之黄汁出，浸淫渐大，百疗不瘥，动经年月，名为妒乳。若感外受之邪与气血相搏，即壮热大渴引饮，牢强掣痛，手不近是也。若夫不得于舅姑，忧怒郁遏，时日累积，脾气清泪肝气横逆，遂成隐核如鳖棋子，不痛不痒，十数年后方为疮陷，名曰乳岩。"阐明了感外受邪热渐成乳岩的机制。

《类证治裁》云："乳证多主肝、胃、心、脾，以乳头属肝经，乳房属胃经，而心脾郁结，多见乳核、乳岩诸症。乳痈焮肿色红，属阳，类由热毒，妇女有之，脓溃易愈。乳岩结核色白，属阴，类由凝痰，男妇皆有，惟孀孤为多，一溃难治。且患乳有儿吮乳易愈，无儿吮乳难痊。其病核等，日久转囊穿破，洞见肺腑，损极不复，难以挽回。而乳岩尤为根坚难削，有历数年而后痛，历十数年而后溃者，痛已救迟，溃即不治，须多服归脾、养荣诸汤。切忌攻坚解毒，致伤元气，以速其亡。"说明了乳岩和乳痈的区别，且以前者更为凶险。

【治则治法】

《医学正传》曰："初便宜多服疏气行血之药，须情思如意，则可愈。如成疮之后，则如岩穴之凹，或如人口有唇，赤汁脓水浸淫胸腹，气攻疼痛，用五灰膏去蠹肉，生新肉，渐渐收敛。此疾多生于忧郁积忿，中年妇人。未破者，方可治，成疮者，终不可治。"陈述了早期治疗的重要性。

《古今图书集成·医部全录》对乳岩分期和分经治疗进行了详细论述："乳头属足厥阴肝经，乳房属足阳明胃经。若乳房忽壅肿痛，结核色赤，数日之外，焮痛胀溃，稠脓涌出，脓尽而愈，此属胆胃热毒，气血痈滞，名曰乳痈，为易治。若初起内结小核，或如鳖棋子，不赤不痛，积之岁月渐大，巉岩崩破，如熟石榴，或内溃深洞，血水滴沥，此属肝脾郁怒，气血亏损，名曰乳岩，为难疗。治法：焮痛寒热，宜发表散邪；肿焮痛甚，宜疏肝清胃；或不作脓，脓成不溃，宜用托里；或肌肉不生，脓水清稀，宜补脾胃；或脓出反痛，恶寒发热，宜补气血；或肿焮作痛，晡热内热，宜补阴血；或饮食少思，时作呕吐，宜补胃气；或饮食难化，泄泻腹痛，宜补脾气；或劳碌肿痛，宜补气血；怒气肿痛，宜养肝血。慎不可用克伐之剂，复伤脾胃也。乳岩初息，用益气养荣汤、加味逍遥、加味归脾，可以内消；若用行气破血之剂，则速其亡。"

【方　药】

《外科正宗》曰："（乳岩）凡犯此者，百人必百死……清心静养，无罣无碍，服药调理，只可苟延岁月。又曰：夫忧郁伤肝，思虑伤脾，积想在心，所愿不得志者，致经络痞涩，聚结成核，初如豆大，渐若棋子；半年一年，二载三载，不疼不痒，渐渐而大，始生疼痛，痛则无解，日后肿如堆栗，或如复碗，紫色气秽，渐渐溃烂，深者如岩穴，凸者若泛莲，疼痛连心，出血则臭，其时五脏俱衰，四大不救，名曰乳岩。凡犯此者，百人百必死。如此症知觉若早，只可清肝解郁汤或益气养荣汤，患者再加清心静养、无挂无碍，服药调理只可苟延岁月。……惟初生核时，急用艾灸核顶，待次日起泡挑破，用披针针入四分，用冰蛳散条插入核内，糊纸封盖；至十三日，其核自落，用玉红膏生肌敛口，再当保养不发。又男子乳节与妇人微异，女损肝胃，男损肝肾，盖怒火房欲过度，以此肝虚血燥，肾虚精怯，血脉不得上行，肝经无以荣养，遂结肿痛。治当八珍汤加山栀、牡丹皮，口干作渴者加减八味丸，肾气素虚者肾气丸，已溃作脓者十全大补汤。"

又载："治失荣症及瘿瘤、乳岩、瘰、结毒，初起坚硬如石，皮色不红，日久渐大，或疼不疼，但未破者，俱用此贴。飞龙阿魏化坚膏：蟾酥丸药末一料，加金头蜈蚣五条，炙黄去头足末，研匀，用西圣膏二十四两，顿化，入前末药，搅匀，以红绢摊贴，半月一换，轻者渐消，重者亦可停止，常贴可以保后无虞。扶持脾胃，补气养血为主，戒人不可诛伐太过，以致夭枉，垂训之意深矣。"

《医学正传》曰："妇人情思拂逆，久含郁怒，无由散越，致肝木气盛，乳房属肝，发于此也。始有小核如豆，渐渐长大，经年累月，发则大痛肿溃，故如岩穴之状，血脓赤水淋漓，甚穿五内，终致不救。宜如小棋子时，先服十六味流气饮（方见外科），次服主方：贝母、栝蒌仁、青皮、柴胡、赤芍、当归、抚芎、木通（等分）水煎服。痛加乳香、没药。有穿溃者，姑与解毒托里散，外用去腐生肌药治之。未破、已破，兼服蜡矾丸。"

亦曰："奶岩始有核，肿结如鳖棋子大，不痛不痒，五七年方成疮。初便宜多服疏气行血之药，须情思如意，则可愈。如成疮之后，则如岩穴之凹，或如人口有唇，赤汁脓水浸淫胸胁气攻疼痛，用五灰膏、金宝膏去其蠹肉，生新肉，渐渐收敛。此疾多生于忧郁积忿中年妇人。未破者尚可治，成疮者终不可治。"

明代徐彦纯《玉机微义》治奶岩，十六味流气饮："人参、川归（各一钱）、川芎、肉桂、浓朴、白芷、甘草（各五分）、桔梗（三分）、防风、乌药、槟榔、芍药、枳壳、木香（各五分）、紫苏（一钱五分）。上细切，作一服，或加青皮一钱，水二大盏，煎至一盏服。"

《丹溪心法》载："治妇人百不如意，久积忧郁，乳房内有核，如鳖棋子。单煮青皮汤：每服用青皮四钱细切，以水一盏半，煎至一盏，日二服。以上二方间服，至核消住药。"

又治证如前。橘叶散："青皮、石膏、没药、甘草节、当归头、金银花、蒲公英（各五分）、蒌子（一钱）、皂角刺（一钱五分，去尖，略炒出汗），上细切，作一服，加青橘叶一小握，以酒一盏半，煎至一浅盏，食后或卧时服。"

《外科枢要》曰："妇人胎产忧郁，损于肝，托里散为主。不收敛，或脓清稀，补脾胃为主。若郁怒伤肝脾而结核，不痒不痛者，名曰乳岩，最难治疗。苟能戒七情，远浓味，解郁结，养气血，亦可保全。"

《女科撮要》载："乳岩属肝脾二脏郁怒，气血亏损，故初起小核，结于乳内，肉色如故，其人内热夜热，五心发热，肢体倦瘦，月经不调，用加味归脾汤、加味逍遥散、神效瓜蒌散，多自消散。若荏苒日月渐大，乳岩色赤，出水腐溃深洞，用前归脾汤等药，可延岁月，若误用攻伐，危殆迫矣。"

《女科折衷纂要》曰："本病若在未成溃疡以前，以香附饼治之良效。方用香附细末一两，麝香二分，研匀，以蒲公英二两，酒煎去渣，以酒调药，乘热敷患处，日数次。如已成溃疡者，应受外科之治疗，特本症之病原既由肝脾抑郁而起，则怡情悦情又为至要。汤剂以逍遥散与归脾汤间服。至于性情如何怡悦，则莫如披阅内典，以了解人生观为上策。"

清代何松庵的《女科正宗》曰："乳岩初起，宜服青皮散或神效瓜蒌散；已成则宜内服十六味流气饮，外用五灰膏去其蠹肉，生新肉，使其渐渐收敛。若乳岩久溃虚弱，脉象虚细者，宜八珍汤、十全大补汤，或香贝养荣汤、神效托里散等为主。"

《简明医彀》治乳岩："夏枯草、蒲公英（干，各二两）、金银花、漏芦（各两半）、贝母、橘叶、菊花、鼠粪（尖者）、连翘、白芷、紫花地丁、山慈菇、炙甘草、栝蒌、茜根、陈皮（各一两）、乳香、没药（各研，七钱），上为末，用夏枯五斤、公英二斤，捣绞汁煎浓为丸，每二钱，食远汤下，日浅半料。"

《疡科心得集》曰："（乳岩）凡犯此者，百人百死。如能清心静养，无挂无碍，不必勉治，尚可苟延。当以加味逍遥散、归脾汤，或益气养营汤主之。此证溃烂体虚，亦有疮口放血如注，实时毙命者，与失营证同。"

又"治肝经郁滞，欲成乳癖、乳痈、乳岩等证，疏肝导滞汤：川楝子、延胡、青皮、白芍、当归、香附、丹皮、山栀。"

又"治肝郁不舒，致成乳癖、乳岩、失营、瘰疬等证。当归、白芍、白术、茯神、柴胡、甘草、薄荷，上姜水煎服。"

《医宗金鉴·心法集要》治乳岩，季芝鲫鱼膏："活鲫鱼肉、鲜山药去皮，各等分，上共捣如泥，加麝香少许，涂核上，觉痒极，勿搔动，隔衣轻轻揉之，七日一换，旋涂即消。"

又冰螺捻："硇砂二分，大田螺去壳，线穿晒干五枚，冰片一分，白砒即人言，面裹煨，去面用砒，一钱二分。"

《医门补要》曰："治妇女乳中心生结核，初如梅，渐如李，不大痛，延久始能化脓，名乳心疽。若寡居室女，便成乳岩，并男子患此，均难治，当以化坚汤：党参、当归、青皮、玉竹、香附、僵蚕、白芍、佛手。"清代陈修园《医学从众录》治乳岩："此证先因乳中一粒大如豆，渐渐大如鸡蛋，七八年后方破烂。一破则不可治矣，宜急服此药。郁金蟹壳散：生蟹壳数十枚，放砂锅内焙焦为末，每服二钱，好酒调下，须日日服，不可间断。"

《医学集成》曰："乳房属阳明，乳头属厥阴，无论气闭、寒闭，须用二经之药以通之。"

《古今图书集成·医部全录》曰："女人乳岩，用蒲公英草捣烂，盦患处，神妙。又用穿山甲炮研末，酒服方寸匕，日二服，外以油梳梳乳即通。"

又："十六味流气饮治女人乳岩，伤尽气血欲死；连翘金贝煎治女人乳痈、乳岩热毒有余之证；益气养荣汤治女人乳岩初患。"

又言："乳岩未破，用蠲毒流气饮加红花、苏木、生地、熟地、青皮、抚芎、乌药、甘草、小柴胡、瓜蒌仁；急用十六味流气饮及单煮青皮汤兼服；虚者，只用清肝解郁汤，或十全大补汤。更加清心静养，庶可苟延岁月。"

《未刻本叶氏医案》治乳岩用香山丸："人参、开花吴茱萸、淡附子、茯苓。"

清代汪讱庵《本草易读》治疗乳岩隐痛："活鲫鱼取肉，用白鲜、山药共捣如泥，加元香敷之，七日一换，痒极无动。"

又："治乳中结核，久久不愈，轻则乳劳，重成乳岩。均宜木香（五钱）、生地（一两），捣合饼帖之，或熨斗间日熨之。"

《洞天奥旨》治乳痈已愈，因不慎房事，复行溃烂，变成乳岩，现成无数小疮口，似管非管，如漏非漏，状若蜂窠，肉向外生等症。化岩汤："人参、黄芪、忍冬藤、当归各一两，白术二两，茜草、白芥子各二钱，茯苓三钱，水煎服，二剂生肉，又二剂脓尽疼止，又二剂漏管重长，又二剂全愈，再二剂不再发也。"

《验方新编》治乳岩："初起宜急服此方：生蟹壳，砂锅内焙焦为末。每服二钱，酒调下。日日服之，不可间断。又方：大栝蒌一个，半生半炒，酒二钟，煎一钟，食后服。又荷叶蒂七个，烧灰存性研末，酒冲服。"

又治乳岩已破："方用贝母、核桃隔、金银花、连翘各三钱，酒、水各半煎服。"

又治乳岩已破："蒲公英、金银花、夏枯草各五钱，土贝母三钱，黄酒二碗煎一碗，空心热服愈。一方加当归一两，花粉三钱，甘草二钱，炙穿山甲一片，同上煎服。"

又未成即散，已溃即愈："胡芦巴三钱，捣碎酒煎服，渣敷患处。"

又治乳岩初起："大栝蒌二个（去皮，子多者有力）、当归（酒炒）、甘草各五钱、乳香（去油）、没药（去油）。"

又治乳岩未溃："经霜上楝子三两，雄鼠粪三两，炙露蜂房三两，共研细末。每服三钱，陈酒送下，吃一服，间二日再吃一服，神效。"

又治乳岩未溃："栝蒌一个（切碎），当归五钱，蒲公英三钱，乳香（去油）、没药（去油）各一钱，生甘草二钱。"

又方："枸橘李切片炙研，每日酒调服二钱，服半月即愈。"

又方："用橘一枚，连皮带络及核俱全者，取瓦二片，合而炙之至焦，乃研末，用黄酒吞服。每服橘一枚，服至数枚即愈。即腐烂溃浓已甚者，服至十枚，无不全愈，真神方也。惟橘每炙可三四枚，而研仍须各枚分研，不可以二枚并研，切记切记。"

又方："豆腐店桌上，做豆腐淋下之水一桶，入锅熬干成膏，冷透火气，浓浓敷之，干即再敷，乳上结块自消，五七次必愈，屡试神验。有人借贷五百金，无力归还，以此方神效奉赠，后试之果验，人称之五百金方。此方虽治乳痈，既称乳上结块自消，则乳岩似亦可治。"

又治乳起结核，久之成乳岩："初起并不疼痛，最恶之症，每日用山慈菇一钱，胡桃肉三枚，共捣，酒送服，以散为度，否则变患莫测。"

《医学集成》治乳岩初起，用丹栀逍遥散、柴栀归脾汤，俱加鹿胶，轮服。或瓜蒂散：治痈疽大毒及一切无名恶证，并治乳岩。陈年老南瓜蒂，烧成炭，酒冲服，再用麻油调此炭，敷之立愈，如治乳岩每服瓜蒂炭一个，重者四五次立愈，幸勿泛视。或灸顶心，或隔蒜灸患处，痛至不痛，不痛至痛为止。

清代马文植的《外科传薪集》曰："（初生可治）青皮、石膏（行污浊之血）、生甘草节（消肿导毒）、栝蒌、橘络（行经络）、皂角刺、银花（此症不可用刀），因寒痰结凝，当用阳和汤。外敷宜留意，不可寒凉。"

又："阳和化岩汤（新方），治妇人乳岩（破则不治）。"

《外科医镜》载："鹿角胶（五钱，消岩圣药）、土贝（三钱）、白芥子（二钱）、甘草（一钱，生）、上桂（一钱）、炮姜炭（五分）、麻黄（三钱）、胡桃肉（三个），酒水煎服。"

清代顾靖远《顾松园医镜》载："蒲公英（甘、平，入肝、胃二经），专治乳岩痈毒，（凉血解毒之功）主涂恶刺肿疼。"（《备急千金要方》云：余以手背偶触庭木、遂痛难忍，十日疮高硕，以此涂之即愈）。

《类证治裁》载："乳内结小核一粒如豆，不红不痛，内热体倦，月事不调，名乳岩。急早调治，若年久渐大，肿坚如石，时作抽痛，数年溃腐，如岩深洞，血水淋沥者，不治。溃后大如覆碗，不痛而痒极者，内生蛆虫也。症因忧思郁结，亏损肝脾气血而成。初起小核，用生蟹壳爪数十枚，砂锅内焙，研末酒下，再用归、陈、枳、贝、翘、姜、白芷、甘草节，煎服数十剂，勿间，可消。蟹爪灰与煎剂间服，曾经验过。若未消，内服益气养荣汤，外以木香饼熨之。阴虚晡热，加味逍遥散去焦术，加熟地。寒热抽痛，归脾汤。元气削弱，大剂人参煎服可消。"

又曰："乳岩尤为根坚难削，有历数年而后痛，历十数年而后溃者，痛已救迟，溃即不治。须多服归脾、养荣诸汤。切忌攻坚解毒，致伤元气，以速其亡。"

《外科十三方考》载："乳岩则因七情气郁而成……治法服金蚣丸、中九丸后而生脓者，则为可治之症，若年久溃而不敛者难治。尤忌开刀，可令人血出不止。倘有五善而无七恶者，尚属可治，否则百无一生。乳花者状如背花，眼多肉绽，治法亦同。若三症毒未成脓者，俱可用内服仙方活命饮（山甲钱半，草节钱半，防风七分，归尾一钱，陈皮七钱，银花二钱，乳香一钱，没药一钱，花粉一钱，贝母七分，白芷梢七钱，头剂用生军二钱，酒煎服，二剂则去大黄），或神效栝蒌散及连翘金贝散等，亦可痊愈。"

清代江涵暾的《笔花医镜》载："治乳岩初起，内结小核，不赤不痛，渐大而溃，形如熟榴，内溃深洞，此脾肺郁结，气血亏损，最为难治。初起用加味逍遥散、加味归脾汤，二方间服，亦可内消，及其病势既成，虽有卢扁，亦难为力。"

《妇科心法要诀》曰："乳岩之证……缘抑郁不舒，或性急多怒，伤损肝脾所致。宜速服十六味流气饮，其方即当归、白芍、人参、黄芪、川芎、防风、苏叶、白芷、枳壳、桔梗、甘草、槟榔、乌药、浓朴、官桂、木通。外以木香、生地捣饼，以热器熨之，且不时以青皮、甘草为末，煎浓姜汤调服。戒七情，远荤味，解开郁怒，方始能愈。若溃后久不愈，惟宜培补其气血，或十全大补汤、八珍汤，归脾汤选用之。"

又曰："乳岩、失荣、马刀，乃七情致伤之症，治宜解郁疏肝，不可照阴疽例治。"

《外科全生集》曰："乳岩起于肝郁，郁久化火掣痛，姜桂必不宜服"。

清代怀远《古今医彻》曰："乳疖溃后不敛，人参养荣汤、归脾汤、八珍汤，调养之，余毒未解，入忍冬花。乳岩溃后，须前方久服勿辍，调和情性，若郁结不舒者不治。"

《女科经纶》曰："乳岩之病，大都生于郁气。盖肝主怒，其性条达。

郁而不舒，则屈其挺然之质。乳头属厥阴，其气与痰，时累积而成结核。兹以风药从其性，气药行其滞，参、归、芍补气血，枳实、乌药、木通疏利壅积，柴、防、苏叶表散，白芷腐脓通荣卫，槟榔通滞下行，官桂行和血脉。且曰木得桂而枯，为伐肝之要药。"

又曰："乳岩之证也，病虽均在乳，而有痈与岩之分。痈轻而岩重，痈之来也骤，而岩之成也渐，故治痈易而治岩难。大抵痈属外感之风热，内伤之浓味，儿吮俱多；岩本于七情郁怒，脏气不平，肝脾亏损。故治岩之法，与治痈微有不同，一宜补少而泻多，一宜泻少而补多也。"

《薛立斋医学全书》载："大凡乳证，若恚怒，宜疏肝清热；痛寒热，宜发表散邪；肿痛甚，宜清肝消毒，并隔蒜灸；不作脓，或脓不溃，补气血为主；不收敛，或脓稀，补脾胃为主；脓出反痛，或发寒热，补气血为主；或晡热内热，补血为主；若饮食少思，或作呕吐，补胃为主；饮食难化，或作泄泻，补脾为主；劳碌肿痛，补气血为主；怒气肿痛，养肝血为主；儿口所吹，须吮通揉散；若成痈，治以前法。若乳岩属肝脾二脏郁怒，气血亏损，故初起小核结于乳内，肉色如故，五心发热，肢体倦瘦，月经不调，加味归脾汤、加味逍遥散、神效栝蒌散，多服自消。若迁延日久渐大，岩色赤，出水，腐溃深洞，用前归脾汤等药可延岁月。若误攻伐，则危殆矣。"慎斋按：以上一条，序治乳痈乳岩之大法也。世医治乳痈乳岩，不过寒凉清火，破气消瘀。岂知病之成也，原于肝胃亏损，荣卫不能营运所致。唯立斋于扶持脾胃，补气养血为主，戒人不可诛伐太过，以致夭枉，垂训之意深矣。

清代张秉成《本草便读》曰："露蜂房，入阳明而质毒，疔疮瘰宜求。味咸苦而性平，癣癞顽风可治。风虫牙痛，水漱为良。附骨痈疽，制方可采。虽本经可治惊痫诸邪，而服食总宜审详慎用。露蜂房生山林树木间，大小不一，得雨露之气，故名露蜂房。味咸苦，微甘微辛，性平有毒，入阳明经，其用无论内服外敷，皆是以毒攻毒，去风痹，死肌，杀虫治疮，然亦止可外治。虽其功能治一切附骨疔疽乳岩等证，毒根连及脏腑者可用此拔之，但总属有毒之品，不必为此侥幸之图，而为内服之药耳。"

又曰："乳头属肝，乳房属胃。胃与脾相连，乳岩一症，乃思虑抑郁，肝脾两伤，积想在心，所愿不得，志意不遂，经络枯涩，痰气郁结而成。两乳房结核有年则攀痛牵连筋，肝阴亦损，气化为火，阳明郁痰不解，虑其长大成为岩症，速宜撇去尘情，开怀解郁，以冀消化乃吉。拟方候裁：西洋参、童便、制香附、青皮（蜜炙）、川贝母、全瓜蒌、赤白芍、毛菇、陈皮、夏枯草、清半夏、当归、佩兰叶、红枣头。"

又治："乳岩破溃，乳房坚肿、掣痛，定有翻花出血之虞，难治之症，姑拟养阴清肝：生地、当归、白芍、黑栀、生甘草、羚羊片、丹皮、瓜蒌、大贝母、连翘、蒲公英。"

又治："乳岩一年肿突，红紫甫溃，两目筋脉掣痛，难治之症。勉拟养阴清肝：北沙参、麦冬、大贝、丹皮、当归、羚羊片、黑栀、连翘、甘草、泽兰、夏枯草、藕。"

又："肝郁乳核气化为火，抽引掣痛，恐酿成乳岩大症，宜清肝汤：当归、瓜蒌、丹皮、夏枯草、连翘、大贝、黑山栀、泽兰、北沙、白芍、金橘叶。"

又："治血不养肝，肝气郁结，右乳胀硬，乳头掣痛，势成岩症。急为清肝解郁，冀消化为要：全瓜蒌、青皮、甘草、白术、薄荷、当归、柴胡、白芍、黑栀、丹皮、蒲公英、橘叶。"

又："治暴怒伤阴，厥气火偏旺，与阳明之痰热交并于络，以致乳房坚肿，颈颜连结数核，或时掣痛，已成岩症，脉数右洪，气火不降，谨防破溃。急为养阴清肝：羚羊片、天门冬、全瓜蒌、大贝、丹皮、黑栀、鲜石斛、连翘、泽兰、赤芍、黑元参、蒲公英。"

又治："气虚生痰，阴虚生热，气火夹痰交并络中，乳岩坚肿，痛如虫咬。此阳化内风，动扰不宁，每遇阴晦之日，胸闷不畅，阴亏液燥。宜养阴清气化痰，缓缓图之：天冬、羚羊、夜合花、橘叶、郁金、海蜇、蒌仁、茯苓、川贝母、泽兰、连翘、勃荠。"

又："治乳核掣痛已减，肝火未清，脉尚弦数，仍以前法：全瓜蒌、白芍、当归、丹皮、夏枯草、连翘、北沙参、大贝、黑栀、泽兰、合欢花、橘叶。"

又："治肝气夹痰，左乳房结核三月，幸未作痛，可冀消散。宜清肝散结：当归、柴胡、连翘、赤芍、香附、僵蚕、青皮、大贝、夏枯草、瓜蒌、蒲公英、橘叶。"

秦伯未在《中医临证备要》云："乳岩一般难治，并忌开刀，忌艾灸、针刺和涂腐蚀药。本病初起时用：鲜蒲公英连根叶，捣汁，酒冲服，随饮葱汤，覆被卧令取汗当愈。如已溃烂，宜用：蜂房、雄鼠矢、川楝子各等分，瓦焙存性，为末擦之。内用：大栝蒌（多子者佳）一枚、当归五钱、甘草四钱、没药三钱、乳香一钱。以陈酒二碗煎八分，温服。或去当归加皂角刺一两六钱，效尤速；将愈，加参、芪、芎、术，以培其元。"

【神灯照法】

《验方新编》："治发背、对口、乳痈、乳岩、鱼口、便毒及一切无名疮毒，不论已成未成、已破未破者尤妙。明雄、朱砂、真血竭、没药各一钱，麝香二分，共为细末，用棉纸裹药卷成捻，约一尺长，每捻入药三分，以真麻油润透烧燃，离疮半寸许，自外而内周遭缓缓照之，疮毒随药气解散，不致内攻。初用三条，渐加至五七条，疮势渐平又渐减之。每日照一次。"

【医　案】

一妇久郁，右乳内结三核，年余不消，朝寒暮热，饮食不甘，此乳岩也，乃七情所伤，血气枯槁之症。宜补气血，解郁结。遂以益气养荣汤百余剂。血气渐复，更以木香饼灸之，嘉其谨疾而消。（《外科理例》卷四）

一妾乃放出宫人，年四十。左乳内结一核，坚硬，按之微痛，脉弱懒言，此郁结症也，乳岩。须服解郁结、益气血药，百贴可保，彼不为然，服十宣散、流气饮，疮反盛，逾二年复请予视，其形如覆碗，肿硬如石，脓出如泔，予曰脓清脉大，寒热发渴，治之无功，果殁。（《外科理例》卷四）

一妇人左乳结核，三年方生肿痛，诊之脉紧数而有力，此阳有余而阴不足也。况结肿如石，皮肉紫色不泽，此乳岩症也，辞不治。又一妇左乳结肿，或小或大，或软或硬，俱不为痛，已半年余，方发肿如复碗，坚硬木痛，近乳头垒垒遍生疙瘩，时痛时痒，诊之脉弦而数，肿皮惨黑不泽，此气血已死，辞不可治。又一妇已溃肿如泛莲，流血不禁，辞后果俱死。（《外科正宗》卷之三）

一妇人左乳结核，三年方生肿痛，诊之，脉紧数而有力，此阳有余而阴不足也。况结肿如石，皮肉紫色不泽，此乳岩证也。辞不治，后果殁。（《古今图书集成·医部全录》妇科卷三百九十九）

郭氏妾，乃放出宫人，年四十，左乳内结一核坚硬，按之微痛。脉弱懒言，此郁结证也，名曰乳岩，须服解郁结益血气药，百贴可保。郭谓不然，别服十宣散流气饮，疮反盛。逾二年，复请余视，其形如覆碗，肿硬如石，脓出如泔。余谓脓清脉大，寒热发渴，治之无功，果殁。（《古今图书集成·医部全录》妇科卷三百九十九）

何氏左乳结核，经六七载，溃后深洞如碗，是名乳岩。由脾肝郁结，气血失畅。结核渐大，溃则岩深陷可畏。一僧犹用乳、没破耗气血。不知年衰茹素，日夕抽痛，脓水清稀，营卫日亏，毒奚由化，恐三伏难延矣。峻补气血，托里滋液。患口虽难遽敛，尚冀痛势略定，迁延岁月耳。八珍汤去炒术，加生、五味、麦冬、大贝，数服脓稠痛缓。入夏延秋，患内作痒者肉腐蛆生。（以乌梅肉腊雪水浸，雄黄末，鸡羽蘸抹。）（《类证治裁》卷之八乳症论治）

一乳痈已收，不慎房帏，复溃烂，变乳岩，现无数小口，如管非管，如漏非漏，似蜂窝，肉向外生，经年不愈。服败毒药狼狈，疮口更腐，此气血大亏也。凡乳房肉向外，筋束于乳头，故伤乳即伤筋，须急散，迟则筋弛难长。况泄精以伤元气乎。当泄精后，即用药补精填髓，尚不如此。既因循成岩，复见岩败毒，不虚虚乎。必大补气血以生精，不必再消毒。用化岩汤：参、芪、归、忍冬藤一两，白术二两，茜根、白芥子二钱，茯苓三钱。八剂愈，再二剂不发。此全补气血，不消毒，实为有见。虽忍冬消毒，性亦补，况同入补药中。但失精变岩，何不补精而补气血？盖精不可以速生，不若补气血，转易生精。且乳房属阳明胃，既生痈，未必能多气血。补之，则阳明之经旺，自生津液，滤注乳房。何必复补精，以牵制参芪乎。（清·陈士铎《辨证奇闻》卷十四乳痈）

丹溪云：妇人不得于夫，不得于舅姑，忧怒郁遏，时日积累，脾气消沮，肝气横逆，遂成隐核，如鳖棋子，不痛不痒，十数年后，方为疮陷，名曰乳岩，以其疮形嵌凹，似岩穴也，不可治矣。若于始生之际，便能消释病根，使心清神安，然后施之治法，亦有可安之理。予族侄妇年十八岁时，曾得此证，审其形脉稍实，但性急躁，伉俪自借，所难者从姑耳，遂以单方青皮汤，间以加减四物汤，行经络之剂，两月而安。此病多因厚味湿热之痰，停蓄膈间，与滞乳相搏而成，又有滞乳因儿口气吹嘘而成，又有拗怒气激滞而生者，煅石膏、烧桦皮、瓜蒌子、甘草节、青皮，皆神效药也。妇人此病，若早治之，便可立消，有月经时，悉是轻病，五六十后，无月经时，不可作轻易看也。（《类证治裁》卷之八乳症论治）

一妇年六十，厚味郁气而形实多妒，夏无汗而性急，忽左乳结一小核，大如棋子，不痛，自觉神思不佳，不知食味，谗半月，以人参调青皮、甘草末，岩之始，不早治，隐至五年十年日发后，不痛不痒，必如乳下溃一窍，如岩穴出脓，（入生姜汁细细呷，一日夜五六次，至五七日消矣，此乃又或五七年十年，虽饮食如故，洞见五内乃死，惜哉）惟不得于夫者有之，妇人以夫为天，矢于所天，乃辄生此，此谓之煅者，以其如穴之嵌岈空洞，而外无所见，故名曰岩，患此者，必经久淹延，惟此妇治之早，正消患于未形，余者皆死，凡十余人，又治一初嫁之妇，只以青皮甘草与之安。（《类证治裁》卷之八乳症论治）

余友杜海亭令正，因郁怒思虑，左乳中结一核。初得大似核桃，二月后大如碗许，渐疼甚，坚硬无比。请余调治，余曰："此疮名为乳岩，患此证者实属难治，倘是他人，定然辞去，交属至厚，尽我之技，以投知己。"此疮近无生脓之理，仍当令其泄散为要。先用火针刺之，十日一次，将乳针透，内服开郁活血、攻坚破锐之药，每天一服，无令间断，至少三十帖，或可消散，纵不能消完，亦可转重为轻。三月初间治起，至四月半共针五次，服药三十余帖，竟消于无有矣。方开于后：

当归三钱，川芎二钱五分克，白芍二钱五分，瓜蒌皮二钱，穿山甲一钱五分，皂刺二钱，白芥子一钱五分，红花一钱五分，丹皮二钱，乳香二钱，香附二钱五分，青皮二钱，半夏二钱，小柴胡三钱，郁金一钱五分，防风二钱，白芷二钱，花粉一钱五分，甘草一钱五分，水煎服。

【二诊】脉象尺部细弱，寸关弦细而数，舌质红绛，遍体酸痛，腰膝尤甚，纳谷减少，口干不多饮，腑行燥结，小溲淡黄，乳岩依然肿硬不消，皆由阴液亏耗，血不养筋，血虚生热，筋热则酸，络热则痛。况肝主一身之筋，筋无血养，虚阳易浮，腹内作胀，亦是肝横热郁，阳明通降失司。欲清络热，必滋其阴，欲柔其肝，必养其血，俾得血液充足，则络热自清，而肢节之痛，亦当轻减矣。

西洋参（另煎汁冲服，二钱）、生左牡蛎（八钱）、蛤粉炒阿胶（一钱五分）、霍山石斛（三钱）、青龙齿（二钱）、羚羊片（另煎汁冲服，四分）、大麦冬（三钱）、生白芍（二钱）、嫩白薇（一钱五分）、鲜生地（四钱）、甜瓜子（三钱）、鲜竹茹（二钱）、嫩桑枝（一两）、丝瓜络（五钱，二味煎汤代水）。

另：真珠粉二分，用嫩钩钩三钱，金器一具，煎汤送下。

【三诊】遍体酸疼，腰膝尤甚，溲黄便结，纳谷减少，口干不多饮，乳岩依然肿硬不消，皆由阴液亏耗，血不养筋。筋热则酸，络热则痛，病情夹杂，难许速效。再拟养血清络。

西洋参（二钱）、羚羊片（另煎汁冲服，八分）、黑芝麻（三钱）、霍山石斛（三钱）、左牡蛎（八钱）、青龙齿（三钱）、蛤粉炒阿胶（二钱）、大地龙（酒洗，三钱）、大麦冬（二钱）、生白芍（一钱五分）、嫩桑枝（一两）、首乌藤（三钱）、鲜生地（四钱）、川贝母（五钱）、甜瓜子（三钱）、丝瓜络（五钱，二味煎汤代水）。

另：真珠粉二分，用朱灯心两扎，金器一具，煎汤送下。

【四诊】乳岩起病，阴血亏虚，肝阳化风入络，肢节酸疼，心悸气逆，时轻时剧，音声欠扬，舌质光红，苔薄腻黄，脉象左弦数右濡数，病情夹杂，还虑增剧。姑拟养肝体以柔肝木，安心神而化痰热。西洋参（一钱五分）、朱茯神（三钱）、川象贝（各二钱）、柏子仁（三钱）、黑芝麻（三钱）、霍山石斛（三钱）青龙齿（三钱）、栝蒌皮（二钱）、凤凰衣（一钱五分）、夜交藤（四钱）、真珠母（六钱）、生地（蛤粉拌，三钱）、嫩钩钩（后入，三钱）、蔷薇花露（一两）、香稻叶露（四钱，二味后入）。

另：真珠粉二分，朱灯心二扎煎汤送下。

肝郁木不条达，挟痰瘀凝结，乳房属胃，乳头属肝，肝胃两经之络，被阻遏而不得宣通，乳部结块，已延三四月之久，按之疼痛，恐成乳岩。姑拟清肝郁而化痰瘀，撤消通气饮合逍遥散出入。

全当归（二钱）、京赤芍（二钱）、银柴胡（八分）、薄荷叶（八分）、青陈皮（各一钱）、苦桔梗（一钱）、全栝蒌（切，四钱）、紫丹参（二钱）、生香附（二钱）、大贝母（三钱）、炙僵蚕（三钱）、丝瓜络（二钱）、青橘叶（一钱五分）。（《丁甘仁医案》卷八外科案）

第五节 乳石痈

【古今释义】

乳石痈出自《诸病源候论·乳石痈候》言："乳石痈之状，微强不甚大，不赤，微痛热，热自歇，或而寒多热少者，则无大热，但结核如石。"表明乳石痈的症状特性：乳中隐核，不痛不痒，坚硬如石，有轻度疼痛发热，可自止；又说：肿结皮强，如牛领之皮等。颇似乳腺癌的体征和病症。

【病因病机】

对于乳石痈的病因，《诸病源候论·乳石痈候》的记载可谓直接明了："是足阳明之脉，有下于乳者，其经虚，为风寒气客之，则血涩结成痈肿。"足阳明胃经直行的一支下行至乳房，足阳明经脉虚损，风寒邪气侵入，导致血行不畅，结成乳房痈肿。痈肿寒多热少者，则不会有严重热象，只有局部肿结如石，因此成为石痈。

《外科大成》中述"按乳头属足厥阴肝经，乳房属足阳明胃经，外属足少阳胆经"。乳头为肝肾二经之冲，乳房为阳明气血会集之所。肝脾两伤，痰气凝结，遂生本病。肝伤失其条达，气血瘀滞乳络；脾伤失其健运，水湿不化，聚结成痰，气痰凝结，渐生结核。

总之，本病病机错综复杂，以痰瘀阻络、化热成毒为主。

【治则治法】

本病治疗应采用理气行血，疏肝健脾，益气养血。

《外科大成》中述："于初起时便须忍痛揉㧀令通，自可消散，失此不治，必成痈疖。凡四十岁以前者易治。若五十内外者难痊，盖阳明厥阴两经之气血渐衰耳。治法，疏厥阴之滞以青柴，清阳明之热以石膏，行瘀浊之血以甘草节，消肿导毒以栝蒌子或加没药、青橘叶、皂角刺、金银花、赤芍、连翘、当归之类，然须以少酒佐之。若加灼艾二三十壮于肿处，其效尤捷，不可辄用针刀，必致危困。若因忧怒郁闷，年月累积，脾气消阻，肝气横逆，遂成隐核。如大棋子，不痛不痒，数十年后，方为疮陷，名曰奶岩，以形凸凹，似岩穴也，不可治矣。惟于始生便须消释病根，心清神安，然后施之治法，亦有可安之理。"

【方　药】

《冯氏锦囊》治乳石痈初起，青橘连翘饮："青皮、栝蒌、橘叶、连翘、桃仁、皂角刺、柴胡、甘草；如破，多加参，水煎入酒服。"

又治乳初肿作寒热："用蒲公英三颗，金银花二两，水酒煎热，服取微汗，睡醒即消，其渣敷乳上。"

又治乳痈乳硬痛："没药、甘草、当归（各三钱）水煎，入酒热服。"

又用锦囊新定消乳痈神效方："金银花（二两）、蒲公英（一两）、甘草节（三钱）、没药（二钱）、归尾（六钱），水酒各三碗，煎一碗，食后服渣，再煎，绞汁服。"

第六章 神经系统肿瘤

耳部肿瘤

一、耳菌

【古今释义】

耳菌出自《证治准绳》，曰："初生形如蘑菇者，名耳菌；如樱桃、羊乳者，名耳痔；如枣核者，名耳挺。"《医宗金鉴》言："菌体头大蒂小，微肿闷痛，触犯则痛引巅顶，久之长大，堵塞耳窍，或突出耳外，引起重听。"清代顾德华《花韵楼医案》曰："耳菌翻花，流血之后，目光四散，旋有蝇飞撩形。"指耳孔内赘生物如菌者。

【病因病机】

《花韵楼医案》曰："脾虚血热，湿火生疮。"

《医宗金鉴》曰："皆由肝、肾等经火毒凝聚而成。"

【治则治法】

《医宗金鉴》曰："治宜清肝泻火。"

【方 药】

《医宗金鉴》用栀子清肝汤治耳菌："栀子、川芎、当归、柴胡、白芍、丹皮、生石膏、牛蒡子、黄芩、黄连、生甘草、灯心草。"

《花韵楼医案》曰："湿火生疮，耳菌翻花，流血之后，目光四散，旋有蝇飞撩形，拟清脾甘露饮加减治之。"

二、耳根毒

【古今释义】

耳根毒出自明代王肯堂《外科证治准绳》，曰："耳根毒，在耳根，结核状如痰核，按之不动而微痛。"又名耳发条。

【病因病机】

《外科证治准绳》："耳根毒……属足少阳胆经，兼三焦风热所致。"

汉代华佗《青囊秘录》又曰："耳根毒受在心肾，怒气伤心，流滞肝经，风热壅聚而成也。"

【治则治法】

《青囊秘录》曰："身发寒热者，宜用荆防败毒散汗之；实热甚者，酒蒸大黄微利之；脓成者，服透脓散；脓尽者，用生肌玉红膏；溃后疮口愈合迟缓者，服香贝养荣汤。"

第七章　内分泌系统肿瘤

第一节　瘿　瘤

【古今释义】

瘿瘤，瘿与瘤的合称，或单指瘿。瘿出自《尔雅》曰："瘿，颈瘤也。"《说文》亦称为"颈瘤"，俗称"大脖子"。指颈前生肿物，色红而高突或蒂小而下垂，有如"缨珞"形状。《杂病源流犀烛》曰："何谓瘿？其皮宽，有似樱桃，故名瘿，亦名瘿气，又名影袋。"根据形状和性质分为"气瘿""肉瘿""石瘿""筋瘿""血瘿"五类，常见有气瘿、肉瘿、石瘿三种，相当于西医之甲状腺肿大。

【分　类】

《仁斋直指方论（附补遗）》："其肉色不变者，谓之肉瘿；其筋脉呈露者，谓之筋瘿；其赤脉交络者，谓之血瘿；随忧愁而消长者，谓之气瘿；坚硬而不可移者，谓之石瘿，瘿之名有五者此也。"

《严氏济生方》谓："瘿有五种，瘤有六证。五瘿者，石瘿、肉瘿、筋瘿、血瘿、气瘿是也。"

《普济方》曰："医经所谓瘿有五种、瘤有六证。五瘿者，石瘿、肉瘿、筋瘿、血瘿、气瘿是也。"

《脉因证治》："瘿状多着肩背。如坚硬不可移，名石瘿；皮色不变，名肉瘿。如筋脉露结，名筋瘿；赤脉交错，名血瘿；随忧愁消长，名气瘿。"

《赤水玄珠》载："坚硬不可移者，名曰石瘿；皮色不变者，名曰肉瘿；筋脉露结者，名曰筋瘿；赤脉交结者，名曰血瘿。随忧愁消长者，名曰气瘿。"

《明医指掌》："夫瘿有五，气、血、石、筋、肉是也。"

《医学入门》云："筋脉呈露曰筋瘿，赤脉交络曰血瘿，皮色不变曰肉瘿，随忧愁消长曰气瘿，坚硬不可移曰石瘿。瘿之名有五者，此也。"

《外科正宗》云："筋骨呈露曰筋瘿，赤脉交结曰血瘿，皮色不变曰肉瘿，随忧喜消长曰气瘿，坚硬不可移曰石瘿，此瘿之五名也。瘿有五种：肉色不变者为肉瘿；筋脉现露者为筋瘿；赤脉交络者为血瘿；随喜怒消长者为气瘿；坚硬推之不移者为石瘿。"

《寿世保元》载："瘿有五种，曰石、肉、筋、血、气是也。"

《普济方》："石瘿、泥瘿、劳瘿、忧瘿、气瘿，是为五瘿。"

明代徐凤《针灸大全》："五瘿等证。夫项瘿之证有五：一曰石瘿，如石之硬；二曰气瘿，如绵之软；三曰血瘿，如赤脉细丝；四曰筋瘿，乃无骨；五曰肉瘿，如袋之状。此乃五瘿之形也。"

《证治准绳·疡医》："坚硬不可移者，名曰石瘿。皮色不变者，名曰肉瘿。筋脉露结者，名曰筋瘿。赤脉交结者，名曰血瘿，随忧愁消长者，名曰气瘿。"

《本草汇言》云："瘿气瘤气，乃气血凝滞也，瘿多生于肩项，瘤则随气留结。如年月深远渐大、渐长、坚硬，不可移者，名曰石瘿；皮色不变者名曰肉瘿；筋脉露缠者，名曰筋瘿；赤脉交结者，名曰血瘿；随七情忧思消长者，名曰气瘿。"

《古今医统大全》："五瘿者，一曰肉瘿，其肉色不变，软硬中和；二曰筋瘿，其筋脉露呈；三曰血瘿，其赤脉交结，如缠红丝；四曰气瘿，忧愁肿甚，喜乐渐消，随气消长；五曰石瘿，其中坚硬如石，不能转移是也。"

《外科集验方》曰："瘿有五种，其肉色不变者，谓之肉瘿；其筋脉现露者，谓之筋瘿；赤脉交络者，名血瘿；若随忧恼而消长者，名气瘿；若坚硬而不可移者，名石瘿。"

《灵验良方汇编》曰："瘿有筋瘿、血瘿、肉瘿、气瘿、石瘿之异。"

《医心方》又云："三种瘿，有血瘿，可破之。有息肉瘿，可割之。有气瘿，可具针之。"

《古今医鉴》："瘿有五种，其肉色不变者，谓之肉瘿；其筋脉现露者，谓之筋瘿；若赤脉交络者，名曰血瘿；若随忧恼而消长者，名曰气瘿；若坚硬而不可移者，名曰石瘿。"

《万病回春》："坚硬不可移者，名曰石瘿。皮色不变者，名曰肉瘿。筋脉露结者，名曰筋瘿。赤脉交结者，名曰血瘿。随忧愁消长者，名曰气瘿。"

《医宗金鉴》："瘿有五种：肉色不变者，为肉瘿，其筋脉现露者，名筋瘿；若赤脉交络者，名血瘿；随喜怒消长者，名气瘿；坚硬推之不移者，名石瘿。"

《杂病源流犀烛》曰："筋脉呈露曰筋瘿（宜玉壶散、破结散），赤脉交络曰血瘿（宜化瘿丹、四物汤合用），皮色不变曰肉瘿（宜人参化瘿丹），随忧愁消长曰气瘿（宜白头翁丸、消瘿散、海带丸），坚硬不可移曰石瘿（宜破结散）。"

《验方新编》云："其种有五：肉色不变为肉瘿，筋脉现露为筋瘿，筋脉交络色紫赤者为血瘿，随忧恼消长为气瘿，坚硬不消为石瘿。"

清代钱峻《经验丹方汇编》载："坚硬不可移者，名曰石瘿；皮色不变者，名曰肉瘿；筋脉露结者，名曰筋瘿；赤脉交结者，名曰血瘿；随忧愁消长者，名曰气瘿。"

《经验良方全集》："方书瘿有五：肉色不变为肉瘿；筋脉现露为筋瘿；筋瘿交络为血瘿；随忧恼消长为气瘿；坚硬不移为石瘿。"

《简明医彀》："瘿有五：曰肉、筋、血、气、石。"

《济世全书》："瘿有五种：其肉色不变者，谓之肉瘿；其筋脉现露者，谓之筋瘿；若赤脉交络者，名血瘿；若随忧恼而消长者，名气瘿；若坚硬而不移者，名曰石瘿。"

《医方集宜》："瘿名有五，肉色不变谓之肉瘿；筋脉现露谓之筋瘿；

赤脉交络谓之血瘿；随怒而消长谓之气瘿；坚硬而不移谓之石瘿。"

《三因极一病证方论》："坚硬不可移者，名曰石瘿；皮色不变，即名肉瘿；筋脉露结者，名筋瘿；赤脉交络者，名血瘿；随忧愁消长者，名气瘿。"

《类证治裁》："瘿有五：筋瘿者，筋脉呈露，宜玉壶散、破结散。血瘿者，赤脉交络，宜化瘿丹合四物汤。肉瘿者，皮色不变，宜人参化瘿丹。气瘿者，随忧思消长，宜白头翁丸、消瘿散、归脾丸。石瘿者，坚硬不移，宜破结散。"

《冯氏锦囊秘录》："凡侵大侵长，坚硬不可移者，名曰石瘿。皮色不变，即名肉瘿，筋脉露结，名曰筋瘿。赤脉交结者，名曰血瘿。随忧愁消长者，名曰气瘿。"

《罗氏会约医镜》："凡长大坚硬不移者，名曰石瘿；皮色不变，名曰肉瘿；筋脉露结，名曰筋瘿；赤脉交结者，名曰血瘿；随忧愁消长者，名曰气瘿。"

《外科心法要诀》："瘿有五种：肉色不变者为肉瘿；其筋脉现露者，名筋瘿；若赤脉交络者，名血瘿；随喜怒消长者，名气瘿；坚硬推之不移者，名石瘿。"

《外科大成》："瘿者，筋骨呈露，血瘿者，赤脉交结，肉瘿者，皮色不变，气瘿者，随喜怒而消长，石瘿者，坚硬不移。此五瘿也。"

《疡医大全》又曰："筋骨呈露曰筋瘿，属肝。赤脉交结曰血瘿，属心。皮色不变曰肉瘿，属脾。忧喜消长曰气瘿，属肺。坚硬不移曰石瘿，属肾。"

《彤园医书（外科）》瘿有五种："肉色不变者为肉瘿；筋脉突露者为筋瘿；赤脉交络者，为血瘿；随喜怒消长者为气瘿；坚硬不移者为石瘿。"

一、肉瘿

【古今释义】

肉瘿为瘿的一种，出自《三因极一病证方论》卷十五，曰："皮色不变，名肉瘿"，主要表现为颈部单个或多个肿块，状若覆碗，皮色不变，软如棉，硬如馒，久不溃破，可伴有性急多汗，心悸胸闷之病症。《古今医统大全》亦曰："五瘿者，一曰肉瘿，其肉色不变，软硬中和。"相当于现代医学的甲状腺腺瘤、结节性甲状腺肿、甲状腺囊肿、甲状腺纤维肉瘤等。其特点是颈前喉结一侧或两侧结块，质地柔软或坚实、表面光滑、按之不痛，能随吞咽而上下移动，发展缓慢。

本病好发于青年或中年人，尤多见于20～40岁女性。其发病原因目前尚不十分明确，中医学认为平素忧思郁怒，湿痰凝结是主要病因。一般预后良好，但有部分患者采用保守治疗效果不佳，或伴有甲状腺功能亢进，或肿块质地坚硬，疑有癌变者，宜及时手术治疗。

【病因病机】

本病多因肝郁脾虚，脾气不行，气滞痰结颈部所致。

《医宗金鉴》外科卷曰："脾主肌肉，郁结伤脾，肌肉浇薄，土气不行，逆于肉里，致生肉瘿。"

【治则治法】

本病内治宜行气开郁，化痰散结。

《医宗金鉴》外科卷曰："肉瘿、肉瘤，宜理脾宽中、疏通戊土、开郁行痰、调理饮食，加味归脾丸主之。"

《彤园医书（外科）》曰："脾主肌肉，郁结伤脾，肌肉娇薄，土气不行，逆于肉里，致生肉瘿、肉瘤。宜理脾宽中，行痰开郁，疏戊土调饮食，主以归脾丸，加香附、乌药、贝母、合欢树根皮，共研细末，面糊小丸常服自效。"

治疗应慎用攻法：《古今医统大全》言："其间肉瘿、石瘤攻治尤所不可。"

治疗亦可采用外治法，如割除或针灸法。

《太平圣惠方》和《普济方》均说："有息肉瘿，可割之。"

《洞天奥旨》曰："古云瘿有三种：一血瘿，一肉瘿，一气瘿。血可破，肉可割，气可针。"

【方　药】

《严氏济生方》治石瘿、气瘿、筋瘿、血瘿、肉瘿等证。方药："海藻（洗）、龙胆、海蛤、通草、昆布（洗）、贝母（去心，二分）、矾（枯）、松萝（各三分）、麦曲（四分）、半夏（二分，汤泡）。上为细末，酒服方寸匕，日三。忌甘草、鲫鱼、猪肉、五辛、菜诸杂等物。"

清代朱时进《一见能医》载破结散治肉瘿："治石瘿、气瘿、血瘿、肉瘿、马刀瘰疬。方药：海藻（酒洗）、龙胆草（酒洗）、通草、枯矾、海蛤粉（煅）、川贝母（去心）、昆布（酒洗，各三钱）、神曲（炒，四钱）、半夏曲（二钱）、松罗茶（三钱）。为细末，每二钱热酒调，食后服，日二次。忌甘草、鱼、鸡、五辛生冷。有人于项上生疬，大如茄子，潮热不食，形瘦日久，百方不效，后得此方，去松萝，加真桑寄生一倍服，三五日后，其疮软而散，热退而愈，屡医数人皆效。"

《类证治裁》人参化瘿丹治疗肉瘿："以化瘿丹加人参，蜜丸。"

二、气瘿

【古今释义】

气瘿，瘿的一种，出自《三因极一病证方论》曰："随忧愁消长者，名气瘿。"指颈前肿物生长，皮色如常，按之柔软，可随喜怒而大小。《圣济总录》曰："瘿之初结，胸膈满闷，气筑咽喉，噎塞不通，颈项渐粗，囊结不解，若此之类，皆瘿初结之证也。"相当于地方性甲状腺肿。

【病因病机】

肺主气，劳伤元气，腠里不密，外寒搏之，或情志内伤，水土因素，致肺气郁闭，而生气瘿。亦可因气郁痰结，或饮用低劣质水而成，

【治则治法】

本病治疗宜开宣肺气，行气开郁，慎用攻伐，并适时采用针灸。

《医宗金鉴》曰："肺主气，劳伤元气，腠里不密，外寒搏之，致生气瘿、气瘤，宜清肺气、调经脉、理劳伤、和荣卫，通气散坚丸主之。"《刺

灸心法要诀》云："膻中穴，主治哮喘、肺痈、咳嗽、气瘿等证。"

《古今医统大全》曰："其间肉瘿、石瘤攻治尤所不可，惟气瘿粉瘤之类，可以服药而痊。医此者慎毋轻忽也。"

对于针灸，脓成可针，脓未成则慎用针法，防止出血不止。《外科备要》云："脓熟固宜针，然亦有忌用针者。如气瘿壅肿而绵软不痛，血瘿焮肿而肉累成块，血瘤软硬间杂、红丝纠缠，骨瘤疙瘩叠起，推之不移以及顽毒紫硬、痰气结核、阴分瘰疬之类，骨节近节之处，冬月闭藏之时，皆忌用刀针。若误用之，血出不止，口不得敛而立危矣。"又如清代唐黉的《外科选要》曰："又有气瘿肿而绵软不痛者，血瘿肿而内叠成块者，顽毒结之日久，皮腐肉紫，根硬四边红丝缠绕者，以及结核之症，渐大渐痛渐腐者，以上四症，俱不可轻用针刀掘破。若妄用之，定然出血不止者立危。"并可用灸法，清代吴亦鼎《神灸经纶》曰："中封，治气瘿，兼灸膻中七壮。"

【方　药】

《外台秘要》古今录验疗气瘿方："问荆（一两）、羖羊靥（五具去脂炙）、白蔹、椒目、甘草（炙各一分）、小麦曲末（二两熬）。上六味捣筛为散，羊靥一种，别捣为末，相和好浆浸，更捣作丸如小枣大，一服五丸，无禁。"

又："羊靥一百枚，暖汤浸去脂炙，大枣二十枚去皮，作丸服。忌慎如常药法。"

又："领取羊靥一具，去脂含汁，汁尽去皮，日一具，七日含便瘥。"

又疗瘿海藻散方："海藻（十分洗）、昆布（一两洗）、海蛤（一两研）、通草（一两）、菘萝（洗）、干姜、桂心（各二两）。上七味下筛，酒服一钱匕，日三。（出第四十一卷中肘后无干姜有白蔹）。"

《医心方》治人气瘿方："松萝（二两）、海藻（三两）、通草（二两）、半夏（三两洗一遍）、桂心（二两）、海蛤（三两）、昆布（三两）、干姜（六两）、茯苓（二两）、细辛（三两）、桔梗（二两），上十一味，捣筛为散，以酒服一方寸匕，日三。又方：炒盐薄之。"

《玉箱方》治三十年瘿及瘰疬方："海藻（八两）、贝母（二两）、土瓜根（二两）、麦面（二分），四味，作散，酒服方寸匕，日三。"

《外台秘要》疗瘿气，胸膈满塞，咽喉项颈渐粗。昆布丸方："昆布（二两，洗去咸汁）、通草（一两）、羊靥（二具，炙）、海蛤（一两，研）、马尾海藻（一两，洗去咸汁），上五味，蜜丸如弹子，细细含咽汁。忌生菜、热面、炙肉、蒜、笋。"

又治："昆布（八分，洗）、干姜（六分）、犀角（六分，屑）、吴茱萸（四分）、人参（八分）、马尾海藻（四分，洗）、葶苈子（六分，熬）、杏仁（八分，去皮尖，熬），上八味捣筛，蜜丸如梧子，空腹以饮服。忌生冷、粘食、陈臭等。余忌同前。"

疗气妨塞方："昆布（三两，洗）、菘萝、通草、柳根须（各三两，近水生者），上四味捣筛，蜜丸如弹丸大，以海藻汤浸，细细含之，咽尽勿停。忌举重生嗔忧悲等。"

疗瘿细气方："昆布（十二分洗）、马尾海藻（十分洗）、杏仁（八分）、通草、麦门冬（去心）、连翘（各六分）、干姜、橘皮（各六分）、茯苓（八分）、松萝（三两），上十味捣末，以袋盛含之，乃以齿微微嚼药袋子，汁出入咽中，日夜勿停，有问荆加四分佳。忌嗔及劳、油腻黏食。"

苏子膏疗气瘿："腊月猪脂一升、苏子、桂心、大黄、当归、干姜、橘皮、蜀椒、各三分，上八味切，以水六升，煮取二升，去滓，纳猪脂，消尽服瘥。忌生葱。"

治气瘿法："平旦手挽瘿令离项，掐其下根，脉断愈。一日一度掐，易愈者七日，如难瘥者三七日愈。"

又方："昆布（二两，洗）、海藻（二两，洗）、龙胆草（一两）、马刀（半两，炙）、海蛤（半两，研）、大黄（一分）、熏黄（半两），上七味捣，蜜丸如梧子大，破除日以绵裹一丸含咽津，朝暮空腹服。忌五辛、猪肉。"

又方："海藻（二两洗），上一味，以淳酒四升渍二宿，漉去滓，细细暖含咽之，尽即更造，取差为度。"

必效主气瘿方："白头翁（半两）、昆布（十分，洗）、海藻（七分，洗）、通草（七分）、玄参、连翘（各八分）、桂心（三分）、白薇（六分），上八味捣筛，蜜丸如梧子五丸。若冷用酒服禁蒜、面、猪、鱼、生葱。"

《外台秘要》治疗瘿在咽喉初起，游气去来阴阳气相搏，遂停住喉中前不去，肿起如斛罗，诸疗不瘥。小麦汤方："小麦（三升）、昆布（二两，洗，去咸）、厚朴（炙，一两）、橘皮、附子（炮）、海藻（洗，各二两）、生姜（五两）、半夏（洗，五两）、白前（三两）、杏仁（一百枚，去尖皮），上十味切以水一斗，煮取三升半，分五服。相去一炊顷。忌猪肉、饧、羊肉、冷水。"

《备急千金要方》治石瘿、气瘿、劳瘿、土瘿、忧瘿等方："海藻、海蛤、龙胆、通草、昆布、礜石（一作矾石）、松萝（各三分）、麦曲（四分）、半夏（二分），上九味，治下筛，酒服方寸匕，日三。禁食猪、鱼、五辛、生菜，诸难消之物。十日知，二十日愈。"

又方："昆布、松萝、海藻（各三两）、海蛤、桂心、通草、白薇（各二两），上七味，治下筛，酒服方寸匕，日三。"

又方："海藻、海蛤（各三两）、昆布、半夏、细辛、土瓜根、松萝（各一两）、通草、白薇、龙胆（各二两），上十味，治下筛，酒服方寸匕，日二，不得作重用方。"

又方："昆布二两，洗切如指大，醋渍含咽，汁尽愈。"

又方："海藻（一斤）、小麦曲（一斤），上二味，以三年醋一升，溲面末，曝干，往反醋尽，合捣为散，酒服方寸匕，日三服。忌努力。疗三十年瘿瘤。"

又方："菖蒲、海蛤、白薇、续断、海藻、松萝、桂心、蜀椒、倒挂草、半夏（各一两）、神曲（三两）、羊靥（百枚），上十二味，治下筛，以牛羊髓脂为丸如梧子，日服三丸。"

《圣济总录》治气瘿初作，白前汤方："白前、昆布（洗去咸，炙干）、厚朴（去粗皮，生姜汁炙）、陈橘皮（汤浸，去白，切，炒）、附子（炮裂，去皮、脐）、海藻（洗去咸，炙干）、半夏（汤洗七遍）、杏仁（汤浸，去皮尖，双仁，炒）、甘草（炙，锉各一两）、小麦（醋浸一宿，曝干三合）。上十味，锉如麻豆，每服三钱匕，水一盏半，生姜一枣大拍碎，煎至八分去滓，食后温服，日三。"

治气瘿初作，海藻散方："海藻（洗去咸，炙干）、龙胆、海蛤（研）、木通（锉）、昆布（洗去咸，炙干）、礜石（煅研）、松萝（各半两）、小麦面（一两）、半夏（汤洗七遍，半两）。上九味，捣罗为散，每服一钱匕，温酒调下，日三，不拘时。"

治气瘿初结，昆布散方："昆布（洗去咸，炙干）、海藻（洗去咸，炙干，各三两）、松萝（一两）、海蛤、木通（锉）、白蔹、肉桂（去粗皮，各二两），上七味，捣罗为散，每服二钱匕，温酒调下，日三，不拘时。"

治瘿气，二靥散方："猪羊靥（各十对，水洗去脂膜切焙）、海藻（洗去咸炙干）、海带（各一两）、丁香、木香、琥珀、麝香（研，各一两）、真珠（半两，研）。上九味，捣笋为散，每服一钱匕，热酒一盏调下，垂头卧少时。"

治咽喉不利，项颈渐粗，将成瘿瘤。羊靥丸方："羊靥（二七枚，炙黄，切）、人参（一两半）、昆布（洗去咸，炙干，三两）、木通（锉）、海藻（洗去咸，炙干，各一两）、海蛤（研）、杏仁（汤浸，去皮尖、双仁，炒）、恶实（微炒，各二两）。上八味，捣罗为末，炼蜜和丸，如梧桐子大，每服十五丸至二十丸，米饮下，日再。"

治咽喉气闷，胸膈满塞，项颈渐粗。通气丸方："木通（锉）、海藻（洗去咸，炙干）、海蛤（研，各一两）、昆布（洗去咸，炙干，三两）、羊靥（二七枚，炙黄，切）。上五味，捣罗为末，炼蜜和丸，如弹子大，每服一丸，含化。"

治咽喉噎塞，冷气上筑，妨闷渐成瘿气。昆布丸方："昆布（洗去咸，炙干）、杏仁（去皮尖，双仁，炒，研）、犀角（镑）、吴茱萸（汤洗，焙干，炒）、海藻（洗去咸，炙干，各二两）、人参（二两半）、干姜（炮）、葶苈子（纸上炒，各一两）。上八味，捣研为末，炼蜜和丸，如梧子大，每服二十丸，米饮下，日三。"

治咽喉噎闷成瘿。海藻丸方："海藻（洗去咸，炙干）、槟榔（锉）、昆布（洗去咸，炙干）、诃黎勒皮、文蛤（研，各三两）、半夏（汤洗七遍）、生姜（切焙，各二两）、小麦（米醋浸三宿，曝干三合）、海蛤（研二，两）。上九味，捣研为末，炼蜜和丸，如弹子大，每服一丸，含化日三。"

治咽喉气噎塞，成气瘿。紫苏膏方："紫苏子（炒）、桂（去粗皮）、大黄（锉，炒）、当归（切，焙）、干姜（炮，各半两）、陈橘皮（汤浸，去白，焙，一两）、蜀椒（去目并闭口，炒出汗，一分）、猪脂（腊月者煎去滓，半斤）。上八味，咀七味如麻豆大，先以水六升，煎至二升，绵滤去滓，纳猪脂再煎成膏，取涂瘿上，日二夜一，以瘥为度。"

治瘿气初结，喉中壅闷，渐渐肿大。琥珀丸方："琥珀（研）、大黄（锉，炒，各一两）、昆布（洗去咸，焙，半两）。上三味，捣罗为细末，炼蜜和丸，如梧子大，每日空心及晚食后，以温酒下二十丸。"

治瘿气胸膈壅塞，咽喉渐粗，宜服大效。羚羊角丸方："羚羊角屑（一两）、昆布（一两，洗去咸）、桂心（一两）、木通（一两，锉）、川大黄（一两，锉碎，微炒）。上五味，捣罗为末，炼蜜和丸，如梧子大，每服不计时候，以粥饮下二十丸。"

又方："羊靥（一百枚，去脂，炙）、大枣（二十枚，去皮核）。上二味，同杵作丸，桐子大，每服水下七丸。"

《扁鹊心书》消瘿散治气瘿多服取效，血瘿不治："全蝎（三十枚，去头足）、猪羊靥（即膝眼骨，各三十枚，炙枯）、枯矾（五钱）。共为末，蜜丸梧子大。每服五十丸，饴米糖拌吞或茶任下。"

又疗气瘿方："羊靥一具，去脂，含汁尽去之，日一具，七日含，便瘥止。"

《汤液本草》论连翘："治疮、疡、瘤、气瘿起、结核，有神。与柴胡同功，但分气血之异耳。与鼠粘子同用，治疮疡别有神功。"

《本草纲目》治项下气瘿："自然铜贮水瓮中，逐日饮食，皆用此水，其瘿自消。或火烧烟气，久久吸之，亦可。又治：针砂入水缸中浸之，饮食皆用此水，十日一换砂，半年自消散。"

《滇南本草》论紫背双叶草："二果，果上有须，气味甘、辛、苦，性寒、平。无毒，主治肌肤如柴，能生血和血，肥肌健脾理中，久服延年益寿，亦治噎食、转食反胃，养脾生精润肺；小儿疳疾目盲，化痰、定喘，安神，亦治气瘿、食瘿，痰结成袋，或因水生瘿袋，嚼之即散。"

《普济方》治气瘿初作，白前汤："白前、昆布（洗去咸味，炙干）、厚朴（去粗皮，生姜汁炙）、杏仁（汤浸，去皮尖双仁，炒）、陈橘皮（汤浸，去白，晒干，切细）、附子（炮制，去皮脐）、海藻（洗去咸味，炙干）、半夏（汤洗七次）、甘草（炙锉，各一两）、小麦（醋浸一宿曝干，三合）。上锉如麻豆，每服三钱匕，水一盏半，生姜一片，枣一大枚，拍碎，煎至八分，去滓，食后温服，日三次。治气结颈项，蓄聚不散成瘿。杏仁丸：杏仁（去皮尖双仁，炒令黄）、连壳（各一两）、海藻（洗去咸味，焙，一两一分）、诃黎勒（煨，去核，二两半）、昆布（洗去咸味，焙）、木香（各二两）、蔓荆实（揉去皮）、羊靥（炙，各一两）、槟榔（锉）、陈橘皮（去白，焙干，各半两）。上为末，炼蜜和丸如梧桐子大，每服三十丸，空心米饮下，仍常含化一丸。"

治因气成瘿："海藻（洗去咸味焙）、海带、昆布（洗去咸味，焙）、木通（锉）、甘草（各一两）、诃子、薄荷（各半两）、杏仁（汤浸，去皮尖双仁，煎），上为细末。炼蜜和丸如鸡头子大。嚼化。忌油腻盐物。"

必效主气瘿方一名白头翁丸兼治气瘤："白头翁（半两）、昆布（十分，洗去咸味，焙）、海藻（七分，洗去咸味，焙）、通草（七分）、玄参连壳子（各八分）、桂心（三分）、白蔹（六分）。上捣筛为末。炼蜜和丸如梧桐子大。每服五丸。用酒调服。忌蒜面、猪肉、鱼及生葱等物。"

治气结喉中，蓄聚不散欲成瘿："白茯苓（去黑皮，三两）、半夏（汤洗去滑）、生姜（切焙，各二两）、昆布（洗去咸，焙）、海藻（洗去咸，各五两）、桂（去粗皮）、陈橘皮（去白，焙，各一两）。上为末，炼蜜和丸如杏仁大。含化一粒。细细咽津。令药不绝。"

治咽喉气噎塞成气瘿："紫苏膏：紫苏子（炒）、桂（去皮）、大黄（锉炒）、当归（切焙）、干姜（炮，各半两）、陈橘皮（汤浸，去白，焙，一两）、蜀椒（去目并合口者，炒令出汗，一分）、猪脂（腊月者，煎去滓，半斤）。上为末，炼蜜和丸如麻豆大。先以水六升，煎至二升，绵滤去滓，以猪脂白煎成膏，取涂瘿上，日夜各一次，以瘥为度，忌生葱。"

治气瘿初结，喉中壅闷，不治即渐肿。昆布丸："昆布（洗去咸味，焙）、诃黎勒皮、槟榔（各一两）、松萝（半两）、干姜（半两，炮锉）、桂心（半两）、海藻（一两，洗去咸味，焙）、木通（二两，锉）。上为末，炼蜜和丸如梧桐子大，每于食前，煎好酒温下二十丸。"

矾蝎散治瘿气："白矾（一两，生令细）、全蝎（半两），上将矾为末，用耳锅一个，将蝎用麻黄包了，线扎定，将矾分作两处，一半在底，一半在上，全蝎在中心，用瓦片子盖定，再用盐泥固济，候干，用热火二斤，煅一斤，将取出，为细末，每服一钱，入麝香少许，将獖猪靥一个，切，入药内，用湿纸包五七重，火煨熟，取出，临卧时细嚼，津液送下。"

海带丸治瘿气久而不消："海带、南贝母、青皮、陈皮。上各等分，为细末。炼蜜和丸如弹子大，食后噙化一丸。"

海藻溃坚丸治瘿气盛大，久而不消："海藻（洗去咸味）、海带、昆布（洗去咸味各一两）、青盐（半分）、广术（半两）。上为细末，炼蜜和丸如指尖大，每服一丸，噙化而下。"

治一切瘿已结成，将溃未溃时："用皂角刺四两，牵牛子四两，洗净，扫阔砖石上铺定，皂角刺糁牵牛子在上，燃火烧之，火成，速以盆碗合之，候冷，勿使成灰，为末，每服一钱半或二钱，饭饮调下。"

又方："昆布（一两，洗去咸味）、海藻（一两，洗去咸味）、诃黎勒皮（一两）、枳壳（半两，麸炒去瓤）。上为末，炼蜜和丸如杏核大，常含一丸，以津咽。"

又方："琥珀（一两）、大黄（一两，锉，微炒）、昆布（半两，洗去咸味）。上为末，炼蜜和丸如梧桐子大，每日空心及晚食后，温酒下二十丸，一方又名琥珀丸。"

又方："槟榔（三两）、海藻（二两，洗去咸味）、昆布（三两，洗去咸味）。上为细末，炼蜜和丸如小弹子大，每日常含一丸，徐徐咽津，一名槟榔丸，忌盐。"

又方："海藻（洗去咸味）、海带、海螵蛸。上等分为细末，酒煮，空心服。"

又方："海藻为末，露一宿，清晨不须洗面，旋汲井花水调，面东礼拜，面东服，每日如此服之，至半月如已消减。不可再服。则瘥必矣。"

又方："羊靥一具，去脂含汁，汁尽去皮，日一具，七日含便瘥。"

又方："平旦手挽瘿，令离项，掏其下根脉断愈，一日一度掏，易愈者七日。难愈者三七日。"

《证治准绳·疡医》用白头翁丸治气瘿、气瘤："白头翁（半两）、昆布（十分，洗）、通草、海藻（洗，各七分）、连翘、玄参（各八分）、桂心（三分）、白蔹（六分）。上为细末，炼蜜和丸，如梧桐子大。每服五丸，用酒送下，忌蒜、面、生葱、猪、鱼。"

另有藻药散治气瘿："海藻（酒洗，一两）、黄药子（二两，万州者佳）。上为末，置掌中，以舌时时舐，以津咽下，消三分之二，止药。先须断厚味，戒酒色。（按：《本草》黄药子，主诸恶肿，疮瘘；《斗门方》以浸酒，疗项下瘿气。《医学纲目》及丹溪，误作黄柏，盖柏、药字相近，又误柏为连，则其失愈远矣。）"

另有二海丸治气瘿："海藻、昆布（各酒洗，晒干）。上等分为末，炼蜜丸杏核大。稍稍咽汁，又用海藻洗净，切碎，油醋熟，作常菜食之。"

另有针砂方治气瘿："针砂浸于水缸中，平日饮食皆用此水。十日一换针砂，服之半年，自然消散。"

又有破结散治石瘿、气瘿、血瘿、肉瘿、马刀、瘰疬等证："海藻（酒洗净）、龙胆草（酒洗）、海蛤粉、通草、贝母（去心）、矾石（枯）、昆布（酒洗净）、松萝（各三钱，今以桑寄生代，效）、麦曲（炒，四钱）、半夏曲（二钱）。上为细末，每服二钱，热酒调食后服。忌甘草、鲫鱼、鸡肉、五辛、生果。有人于项上生病，大如茄子。潮热不食，形瘦日久，百方不效。后得此方，去松萝加真桑寄生一倍，服五日后，其疮软而散，热退而愈。屡医数人皆效。"

《彤园医书（外科）》用十全流气饮治气瘿肉瘤，皮色不变："香附、陈皮、赤茯苓、乌药、当归、川芎、白芍（各一钱）、炒青皮、甘草、木香（各五分），姜枣引，日三服。"

另有通气散坚丸治气瘿气瘤："人参、桔梗、当归、川芎、花粉、条芩、法半夏、陈皮、胆星、茯苓、香附、海藻、枳壳、石菖蒲、甘草节（等分）。研末，薄荷汁糊为小丸。姜汤每下二钱，日三服。"

《广利方》疗瘿结气方："昆布（二大两，暖水洗去咸味，寸切）、小麦（三大合）。以水二大升，煮取小麦熟，择取昆布空腹含三五斤，津液细细咽之，日再含。"

《济世全书》曰："若夫脂瘤、气瘿之类，则当用海藻、昆布软坚之药治，如东垣散肿溃坚汤亦可，多服庶得消散矣。"

《类证治裁》以白头翁丸治疗气瘿："白头翁（五钱）、昆布（一钱）、通草、海藻（各七分）、连翘、元参（各六分）、白蔹（五分）、桂心（三分）。蜜丸，酒下。"

又有消瘿散："海马（酒炙）、海带、海藻、海红蛤（煅）、海螵蛸、昆布、石燕（各一两），为末，茶清下。"

《三因极一病证方论》治石瘿、气瘿、劳瘿、土瘿、忧瘿等证："海藻（洗）、龙胆、海蛤、通草、昆布（洗）、矾石（枯）、松罗（各三分）、麦曲（四分）、半夏。上为末，酒服方寸匕，日三。忌鲫鱼、猪肉、五辛、生菜、诸杂毒物。十日知，二十日愈。"

【医　案】

失荣、气瘿、委中毒三病，先哲以为难治，余亦未得其治。尝视桥本驿工匠某，左颈下发如瘤者，因论价者曰：此气瘿，恐数日后出血至死。果如其言。又视同病者，不过四五日迸血而死。如委中毒，膝胫渐肉脱，骨尖黑蚀，恶汁出而死。世医动谓治此病审之时毒，就足胫而漫肿者耳。和州一妇人患失荣，疮未翻肉，而口噤难饮食，试用五宝丹，肿稍减，口能食，而遂死。又一人与猛升汞丹，大瞑眩而病颇瘥，后再发至不起。（《先哲医话》卷上）

王左，肩膊肿大如盆，名曰气瘿，难治之症也，治宜调营顺气：潞党参（二钱）、云茯苓（三钱）、生白术（一钱）、全当归（二钱）、大白芍（二钱）、大川芎（八分）、陈广皮（一钱）、仙半夏（一钱）、制香附（一钱五分）、淡昆布（二钱）、淡海藻（二钱）、红枣（四枚）、生姜（二片）。外用冲和膏。

孙左，痰气凝于肉里，右臂膊发为气瘿，肿大如盆，不易调治。拟养营流气，而化痰瘀：全当归（二钱）、大白芍（二钱）、大川芎（八分）、大生地（三钱）、杭菊花（一钱五分）、紫丹参（二钱）、制香附（一钱五分）、川续断（三钱）、柏子仁（三钱）、小金丹（陈酒化服，一粒）（《丁甘仁医案》卷八）

三、筋瘿

【古今释义】

筋瘿是瘿的一种，出自宋代陈言《三因极一病证方论》，曰："夫血气凝滞，结瘿瘤者，虽与痈疽不同，所因一也，瘿多着于肩项，瘤则随气凝结，此等皆年数深远，浸大浸长……筋脉露结者名筋瘿。"表现为结喉部的瘿块上筋脉暴露盘曲，形如蚯蚓者。相当于甲状腺肿，伴有明显颈部血管怒张者。《世医得效方》云："筋络露结，名筋瘿。"

本病多由气瘿、肉瘿发展而来，颈部肿块多较大，甚至下垂至肩如袋，患者面部青紫浮肿，颈部和胸前青筋暴露，盘根扭曲，甚至结如蚯蚓，伴呼吸困难，咽下不适，声音嘶嗄，严重者可引起阵发性窒息现象。《仁斋直指方论（附补遗）》曰："气血凝滞，结为瘿瘤。瘿则忧恚所生，多着于肩项，皮宽不急，槌槌而垂是也。瘤则随气留住，初作梅李之状，皮嫩而光，渐如杯卵是也。……其筋脉呈露者，谓之筋瘿。"陈实功曰："瘿瘤非阴阳正气结肿，乃五脏瘀血，浊气痰滞而成也。瘿者，阳也。色红而高突，或蒂小而下垂。瘤者，阴也。色白而漫肿，亦无痒痛，人所不觉。"

【病因病机】

本病多因怒而伤肝，火旺血燥或五脏瘀血，浊气痰滞而成。

《三因极一病证方论》云："夫血气凝滞，结瘿瘤者，虽与痈疽不同，所因一也。瘿多着于肩项，瘤则随气凝结，此等皆年数深远，浸大浸长……筋脉露结者名筋瘿。"

《彤园医书》曰："肝主筋，怒气伤肝则火盛，血燥筋失所养致生筋瘿、筋瘤。"

【治则治法】

《外科心法要诀》《外科备要》与《彤园医书》均说："宜清肝解郁，养血舒筋……"

【方 药】

《外科心法要诀》《外科备要》与《彤园医书》治筋瘿均以清肝芦荟丸："当归、生地酒浸，捣膏，白芍酒炒、川芎各二两，黄连、青皮、海蛤、牙皂甘草节昆布酒芦荟各五钱。"

《类证治裁》治疗筋瘿方："玉壶散：海藻、海带、昆布（俱洗）、雷丸（各一两）、青盐、广皮（各五钱），陈火酒为丸，含化。"

又方："破结散：即海藻溃坚汤去松萝茶，加桑寄生三钱，蜜丸，葱白汤下三十丸，或酒下。"

明代赵宜真《秘传外科方》治疗筋瘿方："破血散：海藻（洗）、龙胆、海蛤、通草、贝母（去心，各三钱）、昆布、矾石（枯）、松萝（各三钱）、麦曲、半夏（各一钱），总为细末，每服二钱，南酒温调服之。忌一切毒物及甘草、鸡、鱼、五辛、生冷、果木等物，忌食方效。"

四、血瘿

【古今释义】

血瘿是瘿的一种，出自《三因极一病证方论》，曰："夫血气凝滞，结瘿瘤者，虽与痈疽不同，所因一也，瘿多着于肩项，瘤则随气凝结，此等皆年数深远，浸大浸长，坚硬不可移者，赤脉交络者，名血瘿。"表现为结喉部的瘿块上血脉交结显露。相当于西医学的颈部血管瘤或甲状腺血性囊肿。《外科正宗》云："赤脉交结曰血瘿。"《本草汇言》云："瘿气瘤气，乃气血凝滞也，瘿多生于肩项，瘤则随气留结……赤脉交结者，名曰血瘿。"《古今医鉴》详细描述为："夫瘿瘤，皆因气血凝滞，结而成之，瘿则喜怒所生，多著于肩项，皮宽不急，捶捶而垂是也；瘤则随留住，初作如梅李之状，皮嫩而光，渐如杯卵是也，若赤脉交络者，名曰血瘿。"

本病较少见，女多于男，发病年龄大多在30～50岁，与季节无明显关系。相当于西医学的颈部血管瘤或甲状腺血性囊肿。

【病因病机】

本病由心火血热所致。

《医宗金鉴·外科心法要诀》《彤园医书》与《外科备要》均认为："心主血，暴戾太甚，则火旺逼血沸腾，复被外邪所搏，致生血瘿。"

【治则治法】

本病治疗宜清心凉血，滋阴降火；慎用攻决和针灸。

《彤园医书》曰："心主血，暴戾太甚则火旺，逼血沸腾，复被外邪所搏，致生血瘿、血瘤，宜养血凉血，抑火滋阴，安心神，调血脉。又曰："血瘿焮肿而内累成块，血瘤软硬间杂红丝纠缠，骨瘤疙瘩叠起，推之不移，以及顽毒紫硬，痰气结核，阴分瘰疬之类，骨节近筋之处，冬月闭藏之时，皆忌用刀针。"《外科心法要诀》曰："宜养血凉血，抑火滋阴，安敛心神，调和血脉，芩连二母丸主之。"《类证治裁》言："血瘿者，赤脉交络，宜化瘿丹合四物汤。"

治疗应慎用攻决，《三因极一病证方论》云："五瘿皆不可妄决破，决破则脓血崩溃，多致夭枉。"

【方　药】

《妇人大全良方》治妇人血瘿、单腹肿方："大腹皮、防己、木通、厚朴（姜制）、栝蒌、黄芪、枳壳（麸炒）、桑白皮（炙）、大黄（蒸）、陈皮、青皮、五味子（各等分）。上㕮咀，每服秤一两，水一碗，煎至六分盏，去滓，入酒一分温服，不以时候。"

《严氏济生方》治疗血瘿方："破结散：海藻（洗）、龙胆、海蛤、通草、昆布（洗）、贝母（去心，二分）、矾（枯）、松萝（各三分）、麦曲

（四分）、半夏（二分，汤泡）。上为细末，酒服方寸匕，日三。忌甘草、鲫鱼、猪肉、五辛、菜诸杂等物。"

《类证治裁》治疗血瘿方："化瘿丹：海藻、海带、昆布、海蛤（俱洗焙）、泽泻、连翘（各五钱）、猪靥、羊靥（各十枚，即猪羊囊中之卵）。又方：四物汤：地黄、白芍、当归、川芎。"

《外科心法要诀》治疗血瘿方："芩连二母丸：黄芩、黄连、知母、贝母去心、当归、白芍酒炒、羚羊角镑、生地、熟地、蒲黄、地骨皮、川芎各一两，生甘草五钱。"

【灸　法】

《世医得效方》治诸瘿："灸大空穴三七壮。又灸肩髃左右相当宛宛处。男左十八壮，右十七壮；女右十八壮，左十七壮。穴在肩端两骨间陷者宛宛中，举臂取之。又灸两耳后发际，共百壮。"

五、石瘿

【古今释义】

石瘿出自《备急千金要方》，曰："石瘿、泥瘿、劳瘿、忧瘿、气瘿，是为五瘿。"五瘿之一，以颈前肿块坚硬如石，推之不移，凹凸不平为主要表现的恶性肿瘤。好发于40岁以上的妇女，本病较常见，约占全身恶性肿瘤的1%。相当于西医的甲状腺癌。

【病因病机】

本病多因情志内伤、痰湿、瘀血所致。情志内伤，肝气郁结，脾失健运，痰湿内生，气郁痰浊结聚不散，气滞则血瘀，积久瘀凝成毒，气郁、痰浊、瘀毒三者痼结，上逆于颈部而成。

因于气郁痰凝血瘀者，如《三因极一病证方论》曰："夫血气凝滞，结瘿瘤者，虽与痈疽不同，所因一也。瘿多着于肩项，瘤则随气凝结。此等皆年数深远，浸大浸长，坚硬不可移者，名曰石瘿。"

因于情志内伤者，如《仁斋直指方论》曰："夫气血凝滞，结为瘿瘤。瘿则忧恚所生，多着于肩项，皮宽不急，槌槌而垂是也。瘤则随气留住，初作梅李之状，皮嫩而光，渐如杯卵是也……坚硬而不可移者，谓之石瘿，瘿之名有五者此也。"

《古今医鉴》又曰："夫瘿瘤，皆因气血凝滞，结而成之。瘿则喜怒所生，多著于肩项，皮宽不急，捶捶而垂是也；瘤则随留住，初作如梅李之状，皮嫩而光，渐如杯卵是也。瘿有五种……若坚硬而不可移者，名曰石瘿。"

清代吴谦更提出了劳欲伤肾致病，《外科心法要诀》和《彤园医书》均说："肾主骨，恣欲伤肾，肾火郁遏，骨无荣养，致生石瘿、骨瘤。"

【治则治法】

本病多因情志内伤，痰浊、瘀毒三者痼结，上逆于颈部而成。痰凝毒聚证，治宜化痰软坚，消瘿解毒；痰郁气结证，治宜舒肝理气，化痰散结；毒热蕴结证，治宜清肝解郁，散结化毒；瘀热伤阴证，治宜和营养阴。石瘿一经确诊，即宜早期行根治性切除术。

【方　药】

《圣济总录》说："将患人男左女右，以绳量手中指，从指端齐绳头向下至指下横纹上，截绳头中屈，从横纹直下。点绳头，灸七壮，五年以后，量加壮数，须三月三日午时下灸，无不瘥者，石瘿难愈，气瘿易治。"

《严氏济生方》治石瘿方："破结散：海藻（洗）、龙胆、海蛤、通草、昆布（洗）、贝母（去心，二分）、矾（枯）、松萝（各三分）、麦曲（四分）、半夏（二分，汤泡），上为细末，酒服方寸匕，日三。忌甘草、鲫鱼、猪肉、五辛、菜诸杂等物。"

《类证治裁》曰："石瘿者，坚硬不移，宜破结散。"

《外科心法要诀》曰："石瘿海藻玉壶汤主之。"又曰："海藻玉壶汤：海藻（洗）、陈皮、贝母（去心）、连翘（去心）、昆布、半夏制、青皮、独活、川芎、当归、甘草节各一钱，海带（洗）五分。"

《一见能医》治石瘿方："小麦面（一升）、海藻（一两）、特生礜石（十两），上三味，以三年米醋渍小麦面，曝干，各捣为散合和，服一方寸匕，日四五服，药含极乃咽之。禁姜、五辛、猪、鱼、生菜、大吹、大读诵、大叫语等。"

又方："昆布、松萝、海藻（各三两）、海蛤、桂心、通草、白蔹（各二两）。上七味，治下筛，酒服方寸匕，日三。"

又方："海藻、海蛤（各三两）、昆布、半夏、细辛、土瓜根、松萝（各一两）、通草、白蔹、龙胆（各二两）。上十味，治下筛，酒服方寸匕，日二，不得作重用方。"

又方："昆布二两，洗切如指大，醋渍含咽，汁尽愈。"

又方："海藻（一斤）、小麦曲（一斤），上二味，以三年醋一升，溲面末，曝干，往反醋尽，合捣为散，酒服方寸匕，日三服。忌努力。"

又方："菖蒲、海蛤、白蔹、续断、海藻、松萝、桂心、蜀椒、倒挂草、半夏（各一两）、神曲（三两）、羊靥（百枚）。上十二味，治下筛，以牛羊髓脂为丸如梧子，日服三丸。"

【针　灸】

《普济方·针灸》治诸瘿："将患人男左女右，以绳量手中指，从指端齐绳头向下至指下，横文上截绳头中屈，从横文直下点绳头，灸七壮，五年以后，量加壮数，须三月三日午时下灸，无不瘥者，石瘿难愈。"

六、瘿瘤发

【古今释义】

瘿瘤发出自《外科启玄》，曰："发于脊之正中，近于大椎（穴在第一椎上陷中，三阳督脉所发）、陶道（穴在项大椎节下间，督脉足太阳经之会，俯而取之自得）、身柱（穴在第三椎节下间，俯而取之，三穴之端），俱督脉所络之处，甚利害，急早托之。"指生于颈项后部之有头疽。

【病因病机】

《外科启玄》曰："瘿瘤发此是阳维之海，督领百脉，若生痈疽，乃督脉不能统督之意，故凶。"

【治则治法】

《外科启玄》曰："甚利害，急早托之。"

【方　药】

《外科启玄》载："治宜用托里消毒散。"余证治参见痈疽条。

七、夹瘿

【古今释义】

夹瘿出自《痘疹全集》，曰"夹瘿一证，多属痘毒痰结而成，或结于项颈，或结于耳后，或结于腋下。"指即瘰疬成串，结于颈项、耳后，或结于腋下，大者如桃，小者如李。

【病因病机】

本病多为痰气凝结而成。如《痘疹全集》曰："夹瘿一症，多属痘毒痰毒凝结而成。"

【治则治法】

初起多无症状，次日症状加重，以攻伐为主。日久脓溃，则元气亏耗，治宜培补元气，兼消痰托毒。

《冯氏锦囊秘录》："初起则症候如常，次必身烙烦渴，而变凶危。然痘在三四日而瘿作焉，则毒随痘泄，脓随痘灌，自可挽全而无害，故治宜攻痘为主。倘瘿在红肿将脓，而痘随标焉，则毒脓一溃，元气嚣漓，其痘焉能表暴充灌乎？治法惟宜培元补托，兼与消痰解毒为主。若在七八之期，痘已黄蜡而瘿作焉，则虽溃无妨，但血气重耗之后，大宜保护元气，佐以消痰解毒耳。"

【方　药】

《冯氏锦囊秘录》："治痘初起即发瘿者，治宜托里。如木通、桔梗、生地、甘草、蝉蜕、芍药、荆芥等药，缺一不可，若芩连等药，及耗烁之剂，俱不可用。若痘发在三四日而作瘿者，则毒随痘泄，毒随痘灌，自可挽全而无害，宜服三消散。倘斯时红肿，将脓一溃，则元气泄，而痘浆必不能充灌；乘未溃时，急用黄芪卫元汤补之。若痘至七八日，灌浆时而发瘿者，冲和饮子主之。若痘疮苔蜡色而作瘿者，宜消毒兼保元气；溃后宜生肌玉红膏贴之。"

第二节 痰 毒

【古今释义】

痰毒出自《丁甘仁医案》，曰："锁喉痰毒，漫肿疼痛，根盘红。"颈痈、腋痈、胯腹痈亦可归入痰毒。相当于急性化脓性淋巴结炎。

【病因病机】

中医学认为本病发病初为感受风热湿毒或风痰交阻，气血被毒邪壅塞于皮肉之间，继而炼液成痰，痰毒互阻，结块而肿；化脓期为痰热结聚，热胜肉腐成脓，溃后邪去正复，或邪虽外泄，而气血尚未通畅，若兼脾胃火毒上攻者，多数起于颈之两旁及颔下，若兼肺胃炽热，则多数发于结喉之处。《丁甘仁医案》言："此因郁火所致，或痰饮日久而化毒，也或风温痰热，蕴结上焦。"

西医学认为本病主要病原菌为溶血性链球菌和金黄葡萄球菌等，颈部的淋巴结炎多源于口咽部的炎症扩散，如牙龈炎、扁桃体炎、腮腺炎、口腔炎等。足趾间的感染，如足癣常是下肢淋巴结炎的诱因；上肢、胸壁、背部和脐以上腹壁的感染可引起腋下淋巴结炎；下肢、脐以下腹壁、会阴、臀部的感染，可发生腹股沟淋巴结炎。

【治则治法】

本病治疗宜清热解毒，软坚散结。

《丁甘仁医案》："风温痰热，蕴结上焦，拟辛凉清解。"

【方 药】

清代黄凯钧《友渔斋医话》载："土贝母外科用治痰毒。"

《疡科心得集》曰："牛蒡解肌汤，治头面风热，或颈项痰毒，风热牙痛等证"。

【外 治】

清代凌奂撰《外科方外奇方》曰："白围药：天花粉（三两）、生南星

（四两）、生半夏（四两）；一法又白蔹（一两）、白（一两）、白芥子（二两）为细末。用酸醋调涂，治一切痰毒最效验。"

又如意散："生南星、生大黄、生半夏、朴硝共为末，姜汁调治痰毒。"

第三节　痰　核

【古今释义】

痰核出自《医学正传》，曰："大凡结核在颈在项，或在臂在身，如肿毒不红不痛不作脓者，多是痰注不散，名曰痰核。"《医碥》曰："头面颈项身之中，下有结核，不红不痛，不硬不作脓，皆痰核。"《类证治裁》亦曰："结核经年，不红不痛，坚而难移，久而渐肿疼者，为痰核，多生耳项肘腋等处。"

《慎斋遗书》曰："痰核，即瘰疬也，可参见瘰疬条。"《医宗金鉴》认为其为舌疾之一曰："症见舌上生疮，舌体活动不灵，强硬而痛。"

【病因病机】

本病多因脾弱不运，湿痰结聚于皮下而成，或少阳经郁火所结。

《医学正传》曰："多是痰注不散。"

《杂病广要》："凡人身中有结核，不痛不红，不作脓者，皆痰注也。"

《医碥》："脾肺气逆，痰滞于内。"

【治则治法】

肿核小且静止者，可不做治疗，有的可以自消，不能自消者也无碍。若形态较大，影响外观，或有眼睑重坠感，或有溃破趋势者，当治疗。自古以来多以手术为主，但也有不少单用药物治疗之记载。若用药物治疗可以消散者，则不必强求手术。

中药内治可分二种证型，即无火症之痰湿阻结与有火症之火重于痰型。治当化痰散结或清热散结。

《医学入门》曰："治宜以清痰和气为主。生于身体上部者多挟风热，生于下部者则多挟湿热。"《医碥》曰："脾肺气逆，痰滞于内，顺气消痰自愈。亦有郁怒伤损肝脾，血病结核者，宜养血清肝火。"

也有与风寒相搏，阻于经络者，外可用热敷。《外科证治全书》云："凡流注痰核、鹤膝、肢体肿块，或风寒袭于经络，筋挛骨痛，及跌扑损伤，用之止痛散血，热敷患处熨之，肿痛即止。"

外治法应分病邪深浅，浅则易治，深者难治。《外科证治全书》曰："大者称恶核，小者称痰核。初起坚硬不痛，与石疽之起相同。然其寒凝甚痼，毒根最深却不黄丸煎服，至消乃止。大忌开刀，开则翻花难治。如有翻花者，用大蟾破腹刺数孔，连肠杂盖患口，拔毒软肛。内服温补托毒消痰之剂犀黄丸收功。如孕妇惟用阳和汤服之。"

【方　药】

《丹溪治法心要》治大人、小儿，或在项上，或在颈，在胫，在臂。"问其平日好食何物，吐下后用药散结。在头项，僵蚕、炒大黄、酒浸青黛、胆星为末，蜜丸噙化。在颔颊下生痰核，二陈汤加连翘、防风、川芎、皂角刺、酒芩、苍术、僵蚕。"

《医学正传》曰："大凡结核在项在臂在身，如肿毒不红不痛不作脓者，多是痰注不散，名曰痰核，用二陈汤加酒炒大黄、连翘、桔梗、柴胡煎服。"

《外科证治全书》治痰核初起："贝母、生姜汤下。又犀黄丸治乳岩、瘰、痰核，横、流注、肺痈、肠痈等证。"

又用紫元丹治："一切阴疽、阴发背、失荣、乳岩、恶核、石疽、贴骨、流注、龟背、痰核等证。凡初起皮色不异，或微痛，或不痛坚硬漫肿，俱可用此消之。"

《外科证治全书》用小金丹治："一切阴疽、流注、痰核、瘰、乳岩等证。"

《疡医大全》秘传太乙万灵膏："治一切痈疽发背，七十二般疖，三十六种疔毒，无名肿毒，痰核。又大红膏治瘰痰核，结块不分新久，但未穿破者并效。"

　　《类证治裁》痰核丸："硼砂、沉香、贝母、百草霜、钟乳粉、陈苓、术、草、苏叶、鹅管石、石膏、白糖和丸。"

　　又痰核酒："都管草根（三升）、兔耳、一枝箭、白果、紫花地丁（各一斤）、威灵仙（二两）。"

　　《杂病广要》曰："凡人身中有结核，不痛不红，不作脓者，皆痰注也，以僵蚕、酒大黄、青黛、牛胆南星各等分，炼蜜为丸含化。颈项下结生痰核，以二陈汤加酒大黄、连翘、桔梗、柴胡、栝蒌仁主之。臂生痰核作痛，以二陈汤加连翘、防风、川芎、皂角刺、苍术主之。"

第八章　免疫系统肿瘤

第一节　失　荣

【古今释义】

失荣又名"失营"，首见《素问·疏五过论》，曰，"帝曰：凡未诊病者，必问尝贵后贱，虽不中邪，病从内生，名曰脱营；尝富后贫，名曰失精。"失荣是发生于颈部、耳后的岩肿，与现代医学所说的颈部淋巴转移癌或恶性淋巴瘤类似。本病常发于颈部或耳前后，初期状如栗子，顶突根深，按之坚硬如石，推之不移，无红热疼痛，经半年至一年左右，肿块渐大，始觉隐痛，逐渐溃烂，溃后渗出臭秽血水，硬肿更甚，疮口高低不平，形似岩穴，疼痛彻心。《外科真诠》："初起状如痰核，推之不动，坚硬如石，皮色不变，日渐长大……若病久已经溃烂，色现紫斑，渗流血水，胬肉高突，玩硬不化，形似翻花瘤症。"《外科集腋》曰："失荣……其患生于肩髃之上。初起微肿，皮色不变，渐次坚大，破烂紫斑，渗流血水，或肿泛如莲。越坚越溃，皆属难治。"

《外科证治全书》曰："失荣，生于肩之上，耳之前后，初起肿核皮色如常，日渐长大，坚鞭如石，推之不移，按之不痛，半载一年方作阴痛。……若经久溃，气血衰弱，形体瘦削，破烂紫斑，渗流血水或肿泛如莲，秽气熏人，愈久愈大，越溃越坚者，俱属败证不治。"

《外科正宗》亦云："多生肩之已上，初起微肿，皮色不变，日久渐大，坚硬如石，推之不移，按之不动，半载一年方生阴痛，气血渐衰，形容瘦削，破烂紫斑渗流血水，或肿泛如莲；秽气熏蒸，昼夜不歇，平生疙瘩，愈久愈大，越溃越坚，犯此俱为不治。予立二方，曾治数人，虽不获全愈，而不夭札速死者，诚缓命药也。又言：失荣，肿坚硬如岩凸，强阴失道症，形状要分别。妇人之乳岩，此中一例决，未破肉棱，已溃流臭血，如此几般症，古今无治。说疮有数百种，难以都陈，曰惟在一点心，何须三寸舌，学者若精灵，万事皆通彻，此为粗糙歌，可讥亦可阅。"

相当于西医的颈部原发性恶性肿瘤和恶性肿瘤颈部淋巴转移，如淋巴肉瘤、何杰金病及鼻咽癌、喉癌的颈淋巴结转移和腮腺癌等。多发于 40 岁以上的男性，属古代外科四大绝症之一。

【病因病机】

失荣因情志所伤，肝郁络阻，痰火凝结而成。颈部为足少阳、足阳明经循行之处。由于情志不畅，忧思郁怒，脾伤气滞，运化失常，水湿停留，聚而为痰；肝失条达，气机不舒，郁久化火。脾与胃、肝与胆互为表里，痰火凝结于少阳、阳明经脉，发于颈部则阻隔经络而生失荣。溃后破烂出血，外耗于卫，内夺于营，气血耗极，终成败证。

由忧思哀怒，气郁血凝所致。如《外科真诠》曰："（失营）由忧思哀怒，气郁血逆，与火凝结而成。"《外科心法要诀》曰："失荣耳旁及项肩，起如痰核不动坚，皮色如常日渐大，忧思怒郁火凝然，日久气衰形削瘦，愈溃愈硬现紫斑，腐烂浸淫流血水，疮口翻花治总难。"

又有因营血亏虚，肝郁化火所致。《疡科心得集曰》："失营者，由肝阳久郁，恼怒不发，营亏络枯，经道阻滞，如树木之失于荣华，枝枯皮焦故名也。生于耳前后及项间，初起形如栗子，顶突根收，如虚痰疬瘤之状，按之石硬无情，推之不肯移动，如钉着肌肉者是也。不寒热，不觉痛，渐渐加大；后遂隐隐疼痛，痛着肌骨，渐渐溃破，但流血水无脓，渐渐口大内腐，形似湖石，凹进凸出，斯时痛甚彻心，胸闷烦躁，是精神不收，气不摄纳也；随有疮头放血如喷壶状，逾时而止。体怯者，即时而毙；如气强血能来复者，亦可复安。若再放血，则不能久矣。"

《张氏医通》亦曰："夫脱营者，营气内夺。五志之火煎迫为患，所以动辄烦闷喘促。五火交煽于内，经久始发于外，发则坚硬如石。原夫脱营之病，靡不本之于郁。若郁于脏腑，则为噎膈等证。此不在脏腑，病从内生，与流注结核乳岩，同源异派……详脱营失精，经虽并举，而死生轻重悬殊。脱营由于尝贵后贱，虽不中邪，精华日脱。营既内亡，瑕复外聚，攻补皆为扼腕。良工无以易其情志也。失精由于先富后贫，虽不伤邪，身体日减，内虽菀结，外无瑕聚，投剂略无妨碍。医师得以施其令泽也。然二者之病，总关情志，每每交加，而有同舟敌国，两难分解之势。故毓仁以失营二字括之。"

因日久气血衰败所致，《外科正宗》曰："（失荣）多生肩之以上，初起微肿，皮色不变，日久渐大，坚硬如石，推之不移，按之不动；半载一年，方生阴痛，气血渐衰，形容瘦削，破烂紫斑，渗流血水；或肿泛如莲，秽气蒸蒸，昼夜不歇，平生疙瘩，愈久愈大，越溃越坚；犯此俱为不治……失荣症生于耳前及项间，初如痰核，久则坚硬，渐大如石，破后无脓，惟流血水，坚硬仍作，肿痛异常，乃百死一生之症。"

清代时世瑞《疡科捷径》曰："失荣诚是失荣缘，耳后多生颈项前。初起如痰坚不动，溃时皮色愈刚坚。绵延日久形消瘦，若是翻花难许痊。"

【治则治法】

失荣初期治宜益气养营，和荣散坚；溃后宜健脾益气，服归脾汤加味。

清代周学海《脉义简摩》曰："治小儿脑后耳后多核者，此太阳、少阳之气不达，常病寒热，气与液搏结而成，所谓恶核失荣也。亦由于先天不足，宜外治以散之，内服生津补血之剂以清之。愈后，须用温补以助肾气。核多者，不宜种痘，以其气结也。"

《张氏医通》载："推其主治，在始萌可救之际，一以和营开结为务。而开结全赖胃气有权，方能运行药力。如益气养营之制，专心久服，庶可望其向安。设以攻坚解毒，清火消痰为事，必至肿破流水，津复外渗，至此日进参、芪，徒资淋沥。"

《疡科心得集》载："此证为四绝之一，难以治疗。若犯之者，宜戒七情，适心志；更以养血气、解郁结之药，常常服之，庶可绵延岁月，否则促之命期已。"

清代汪蕴谷《杂证会心录》曰："失荣则坚久隐痛，皮色如故，数载乃亡也，其见症之不同，治法之各异，安可不细辨乎。初起宜六味归芍汤，久久服之，救其根也，病久隐痛，阴亏者宜左归加生脉汤，补其元也，阳亏者，宜十全大补汤，培血气也。虽然，六欲不遂，损伤中气，枯于外而及于内，耗其气而伤其形，如妇人之乳岩，男妇之瘰疬，皆精血亏而真元败，大筋短而小筋挛，其症岂草根木皮所能胜任哉，若经谓陷脉为瘤，失荣相肖，但此乃经脉为病，脏气安然，观其所发，皆非关节之处，可以验其轻重矣，病本难疗，而立论以救之，一片婆心，和盘托出。"

【方　药】

《外科正宗》曰："飞龙阿魏化坚膏治失荣症及瘿瘤、乳岩、瘰疬结毒初起，坚硬如石，皮色不红，日久渐大，或疼不疼，但未破者，俱用此贴。用蟾酥丸药末一料，加金头蜈蚣五条，炙黄去头足研末，同入熬就，乾坤一气膏二十四两化开搅和，重汤内顿化，红绢摊贴，半月一换，轻者渐消，重者亦可停止，常贴保后无虞矣。"

《杂证会心录》治失荣以左归饮："茯苓（一钱五分）、山药（二钱）、甘草（一钱，炙）、枸杞子（二钱）、熟地（二三钱或加至一二两）、山萸肉（一二钱，畏酸者少用），水二钟，煎七分，食远服。"

《外科心法要诀》治失荣，调和荣血，散坚开郁，用和荣散坚丸："川芎、白芍（酒炒）、当归、茯苓、熟地、陈皮、桔梗、香附、白术（土炒，各一钱）、人参、甘草（炙）、海藻、昆布、贝母（去心，各五钱）、升麻红花（各三钱）、夏枯草（熬汤，再加红蜜四两，再熬成膏，一斤）。共研细末，夏枯草膏合丸，如梧桐子大，每服三钱，食远白滚水送下。身热，加黄芩、柴胡；自汗、盗汗，去升麻，倍人参，加黄芪；饮食无味，加藿香、砂仁；饮食不化，加山楂、麦芽；胸膈痞闷，加泽泻、木香；咳嗽痰气不清，加杏仁、麦冬；口干作渴，加知母、五味子；睡眠不宁，加黄柏、远志、枣仁；惊悸健忘，加茯神、石菖蒲；有汗恶寒，加薄荷、半夏；无汗恶寒，加苍术、藿香；妇人经事不调，加延胡索、丹皮；腹胀不宽，加厚朴、大腹皮。"

又用阿魏化坚膏："用蟾酥丸药末一料，金头蜈蚣五条，炙黄去头足，共研匀；将太乙膏二十四两，重汤炖化，离火入前药末，搅冷为度，每用时以重汤炖化，用红绢摊贴，半月一换，轻者渐消，重者亦可少解，常贴可保不致翻花。"

《外科大成》曰："失荣症生于肩项耳前耳后等处，初起如痰核，日久渐大，坚硬如石，推之不动，按之不移，一年半载方生阴痛，气血渐衰，形容削瘦，破烂紫斑，渗流血水，或如泛莲，兼多秽气，愈久愈大，越溃越坚，此由先得后失，六欲不遂，随痰失道，郁火凝结而成，乃百死一生之症，宜内服和荣散坚丸，外贴飞龙阿魏化坚膏，虽不获全愈，而不致夭亡，诚缓命之至药也。"

又治失荣症，及乳岩、瘿瘤、瘰疬、结毒，初起已成，但未破者，用此贴之。飞龙阿魏化坚膏："蟾酥丸药末一料，加金头蜈蚣五条，炙黄去头足末，研匀，用西圣膏二十四两，顿化，入前末药，搅匀，以红绢摊贴，半月一换，轻者渐消，重者亦可停止，常贴可以保后无虞。"

《外科问答》人参养荣汤："人参、黄芪、当归、白术、炙甘草、桂心、陈皮各一钱，熟地、五味、茯苓各七分，白芍钱半，远志五分，加姜枣水煎服。"

又天王补心丹："人参、玄参炒、丹参炒、生地黄四两洗净、远志炒、桔梗各五钱，白茯苓五钱，五味炒、当归酒洗、麦冬炒、天冬炒、柏子仁炒、酸枣仁炒各一两，上为细末，炼蜜为丸，每两分作十丸，金箔为衣，每服一丸，灯心枣汤化下，食远临卧服，或作小丸亦可。"

《疡科捷径》治失荣，用滋营散坚汤："人参、归身、海粉、红花、桔梗、熟地、白芍、川贝、陈皮、炙草、白术、川芎、云苓、香附、昆布、升麻、生姜、红枣。"

《医宗金鉴》治失荣症坚硬如石，不热不红渐肿渐大者，服和营散坚丸："归身、熟地、茯神、香附、人参、白术、橘红各二两，贝母、南星、酸枣仁、远志、柏子仁、丹皮各一两，龙齿（一对，煅）、芦荟各八钱，朱砂六钱为衣。上为细末，炼蜜丸桐子大，每服八十丸，食后用合欢树根皮煎汤送下，患者若改往从新，淡薄甘命，其中有得愈者，十中一二，否则难脱然也。"

许克昌在《外科证治全书》中曰："凡初起皮色不异，或微痛，或不痛，坚硬漫肿，俱可用此消之。紫元丹：当归、独活、红花、羌活、秦艽、穿山甲（焙）、川断、牛膝、延胡索、川郁金、香附、苍术、杜仲、川乌姜汁制、草乌姜汁制、麻黄去根节炒制、乳香、制没药、全蝎各一两，骨碎补四两去毛炒，蜈蚣十条炙，蟾酥五钱酒化拌药，共为细末。番木鳖一斤半（麻黄、绿豆煎水浸透，去皮心，入麻油内煎老黄色取起，拌土炒筛，去油，另为末）。上将制过木鳖末同前药末各对半和水法为丸，每服八分，身弱者五六分，临卧热陈酒送下，出汗避风，如冒风发麻姜汤、热酒可解。服法：每间一两日再服，凡红肿痛毒及孕妇忌此。如失荣、恶核、石疽等证初起，毒根深固者，须更兼紫元丹闲服，方能全消。"

【医　案】

一妇人中年肥胖，生渴三载，右手食指麻痒月余，后节间生一小泡，随后本指渐肿疼胀不堪，视之原泡处已生黑斑，半指已变紫黑，此亢阳之极，乃成脱疽。诊之脉洪大数而有力，此与肥人相反，如再黑色上延，坏人迅速。询问此妇，先居富室，无嗣，每纵膏粱，架烘炉炭，又兼多服种子热药，中年丧夫，家业尽被嗣人侵费，致久怀忧郁，后与寡母同栖，身躭寂寞，此先富后贫，所愿不得，又为失荣症也。辞不可治，彼妇母子再三哀恳，予亦无之奈何，乃遵孙真人治法，在肉则割，在指则切，此外无他，彼愿从之。先用人参养荣汤，随用软绢条尺许裹黑色尽处，好肉节上以渐收紧扎之，庶不通行血络，次用利刀放准，依节切下，将手随浸甘草温汤中片时，其血不大多，其疼亦不大甚。患者曰：惟心之惧，不知而下，以神力之佑也。予曰：所嫌者切而不痛，此为气血筋骨俱死，此物虽脱，其症未可得愈。每以八味丸料加人参麦冬大剂煎服，先救肾水，次扶脾胃，间用金液戊土丹，以解药毒，后三日所扎指上渐渐放松，以通血脉，搽贴红黑二膏，生肉止痛，次后手背手掌日渐发肿，势恶之甚，惟不黑色，此内毒已出之故，仍用神灯照法兼以猪蹄汤淋洗，后又肿，上皆出数头流去脓血不计其许，两月外方得原肿稍退，脓秽稍减，又以参术膏、人参养荣汤兼服半年外方妥，其妇虽活，五指失矣。（《外科正宗》卷二上部疽毒门）

第二节 恶 核

【古今释义】

恶核出自《肘后备急方》，曰："恶核病者，肉中忽有核如梅李，小者如豆粒，皮中惨痛，左右走，身中壮热恶寒是也。此病卒然如起，有毒入腹杀人，南方多有此患。"以肢体出现无痛性瘰疬肿块，胁下肿块，或有发热等为主要表现的癌病类疾病，亦相当于西医恶性淋巴瘤。《医学衷中参西录》曰："似即鼠疫之恶核"，即似患鼠疫之淋巴结肿大，指痰核之形大者。《外科全生集》卷一曰："大者恶核，小者痰核。"

【病因病机】

本病因气机郁结，或精气亏虚，温毒内伏，瘀痰凝滞所致。《诸病源候论》言恶核肿候："恶核者，内里忽有核，累累如梅李，小如豆粒，皮肉燥痛，左右走，身中卒然而起。此风邪挟毒所成，其亦似射工，毒初得无常处，多测测痛，不即治毒入腹，烦闷恶寒即杀人，久不瘥则变作瘘。"

《备急千金要方》曰："恶核病者，肉中忽有核累累如梅李核，小者如豆粒，皮肉瘆痛，壮热，索恶寒是也。与诸疮根瘰疬结筋相似，其疮根瘰疬，因疮而生，是缓无毒，恶核病卒然而起，有毒，不治入腹，烦闷杀人，皆由冬月受温风，至春夏有暴寒相搏，气结成此毒也。"

【治则治法】

本病治疗针对病因采用梳理气机，补肾填精，清热解毒、滋阴生津，辅以软坚散结。

【方 药】

《肘后备急方》曰："宜服五香连翘汤，以小豆傅之立消，若余核，亦得傅丹参膏。恶肉病者身中忽有肉，如赤小豆粒突出，便长如牛马乳，亦如鸡冠状，亦宜服漏芦汤，外可以烧铁烙之，日三烙，令稍燋，以升麻膏傅之。五香连翘汤：木香、沉香、鸡舌香各二两，麝香半两，熏陆一两夜干，紫葛、升麻、独活、寄生、甘草炙、连翘各二两，大黄三两，淡竹沥三升，十三物以水九升煮减半，内竹沥三升，分三服大良。"

又有"丹参膏疗恶肉、恶核、瘰疬风：丹参、蒴藋各二两，秦艽、独活、乌头、白及、牛膝、菊花、防风各一两，莽草叶、踯躅花、蜀椒各半两，十二物切以苦酒二升渍之一宿，猪膏四斤俱煎之，令酒竭勿过燋，去滓以涂诸疾上。"

《千金翼方》治江南毒气恶核射工暴肿生疮，用五香散方："甲香、熏陆香、青木香、羚羊角、丁香、犀角、鳖甲炙、升麻、乌药、黄芩、黄蘗、黄连、甘草各四两、吴茱萸三分。上十四味捣筛为末，中射工毒及诸毒皆水服，方寸匕日三，以鸡子白和涂肿上，干则易之，兼以水和少许洗肿上"。

《备急千金要方》用野葛膏主射工恶核卒中恶毒方："野葛二升、巴豆去皮、乌头蜀椒各五合，附子、丹砂、茵芋各一两，雄黄、大黄、踯躅各二两。右十味捣筛为散，以不中水猪膏十斤煎（三上三下，去滓），内丹砂雄黄末搅至凝，以核大摩病上，勿近眼，凡合名膏，皆不用六畜，妇人小儿见之。"

又五香连翘汤治一切恶核瘰痈疽恶肿患背方："青木香、沉香、丁香、薰陆香、麝香、射干、升麻、独活、寄生、连翘、通草各二两，大黄三两。右十二味㕮咀，以水九升煮，取四升内竹沥二升，更煮取三升，分三服取快利。"

又曰："恶核病者……但服五香汤主之，又以小豆末傅之，亦煮汤渍时时洗之，消后以丹参膏傅之，令余核尽消。凡恶核似被射公毒，无常定处，多恻恻然痛，或时不痛，人不痛者便不忧，不忧则救迟，救迟即杀人。是以宜早防之，尤忌鱼、鸡、猪、牛、马、驴等肉。其疾初如粟米或似麻子，在肉里而坚似疱，长甚速，初得多恶寒，须臾即短气，取吴茱萸五合作末，水一升和之，绞取汁顿服，以淬傅上，须臾服此汁，令毒散止，即不入腹也，入腹则致祸矣，切慎之。"

《外科证治全生》言恶核治法："大者名恶核，小者名痰核，与石疽初起相同，然其寒凝甚结，毒根最深，却不易溃，未溃之前，忌贴凉膏，忌服凉药，内服阳和丸，犀黄丸可消，亦有以大田螺捣烂敷涂消之者，大忌开刀，开则翻花起肛，口用大蟾破腹刺数孔，连肚杂盖患处，拔毒软肛，内服温补托毒消痰之剂，犀黄丸尽可收功，丸内有麝香孕妇勿服。"

【医 案】

洞庭秦卜年，项腋恶核十二处，服连翘昆布等药病重，又被刺破烂，经三载始来就医，以阳和汤、犀黄丸，轮服半月，十中愈八，喜甚，带药而回，路见凉粉买食，至家又食冷水油面，次日二便皆闭，第五日死，此病者自不惜命，故记以为病者之戒。（《外科证治全生》）

南濠客叶南高之弟耳下并患恶核一，被医穿生管后大如杯，以阳和汤小金丹轮服，未溃者全消，彼问管可易愈否，余曰：消管甚易，管消即敛，倘将敛，一经走泄，管即复生，愈期难订，其弟真诚果即敛。（《外科证治全生》）

昔严州一通判，忘其名，母病发背，祈祷备至。夜梦吕真人服青衣告之曰：公极孝，故来相告以方，更迟一日，不可疗矣。通判公急市药，治之即愈。用栝蒌五个，取子细研，乳香五块，如枣子大，亦细研，加白沙蜜一斤，同煎成膏。每服二三钱，温酒化下。大治发背诸恶疮，日进二服，无不立效。（清·魏之琇《续名医类案》卷五十一）

恶核瘰疬，此患由风热毒邪与血气相抟，郁结成核，如贯珠于耳项之间，肿硬白色，摇夺不动而有根者，便是瘰疬或溃烂成恶毒，如用药多有不效，不妨于用灯火至易而至效，余亦曾患此，用灯燋两次即愈，今故以灯火燋法垂于身之背面图，如瘰在左则，燋左边，瘰在右则燋右边，前自颈上耳脚，下起离六分地一点一点，下乳次过胁上至肺愈穴，到颈上耳后止，在瘰上周围亦燋，第二次照原路空处补之便愈。若只有核而摇得动者便不是瘰疬，初起红肿便是痈疽，不可作瘰疬治。（《幼科铁镜》卷五）

如失荣恶核石疽等证，初起毒根深固者，须更兼紫元丹（通用五十一）闲服，方能全消，凡详见于各部中，宜同参用。（《外科证治全书》卷一）